腭裂与腭咽
功能障碍的语音治疗

Speech Therapy in Cleft Palate and Velopharyngeal Dysfunction

主　编　Ginette Phippen

主　译　李 盛

U0294727

参译人员　（按姓氏笔画排序）

丁明超　空军军医大学第三附属医院

万　勤　华东师范大学

王雨晨　南京医科大学口腔医学院

王晓萌　广西医科大学口腔医学院

尹　恒　四川大学华西口腔医学院

杜一飞　南京医科大学口腔医学院

李　盛　南京医科大学口腔医学院

李精韬　四川大学华西口腔医学院

邱　秋　南京医科大学口腔医学院

汪彬昺　南京医科大学口腔医学院

张　平　南京医科大学口腔医学院

赵雪霓　University of Nebraska-Lincoln

姜成惠　南京医科大学口腔医学院

袁　华　南京医科大学口腔医学院

人民卫生出版社

Speech Therapy in Cleft Palate and Velopharyngeal Dysfunction edited by Ginette Phippen

English edition originally published by J&R Press Ltd.Chinese edition published by People's Medical Publishing House with written permission from J&R Press Ltd.

图书在版编目（CIP）数据

腭裂与腭咽功能障碍的语音治疗 /（英）吉内特·菲彭（Ginette Phippen）主编；李盛主译 . —北京：人民卫生出版社，2018

ISBN 978-7-117-26986-5

Ⅰ. ①腭… Ⅱ. ①吉…②李… Ⅲ. ①裂腭 – 修复术

Ⅳ. ①R782.2

中国版本图书馆 CIP 数据核字（2018）第 134030 号

人卫智网	www.ipmph.com	医学教育、学术、考试、健康，购书智慧智能综合服务平台
人卫官网	www.pmph.com	人卫官方资讯发布平台

腭裂与腭咽功能障碍的语音治疗

主　　译：李　盛
出版发行：人民卫生出版社（中继线 010-59780011）
地　　址：北京市朝阳区潘家园南里 19 号
邮　　编：100021
E - mail：pmph @ pmph.com
购书热线：010-59787592　010-59787584　010-65264830
印　　刷：三河市尚艺印装有限公司
经　　销：新华书店
开　　本：710×1000　1/16　印张：21
字　　数：388 千字
版　　次：2018 年 10 月第 1 版　2018 年 10 月第 1 版第 1 次印刷
标准书号：ISBN 978-7-117-26986-5
定价（含光盘）：89.00 元

打击盗版举报电话：**010-59787491**　**E-mail：WQ @ pmph.com**
（凡属印装质量问题请与本社市场营销中心联系退换）

作者名录

Catherine Catterall

Cert. MRCSLT; BMedSci (Hons) Speech Science, University of Sheffield, 2001.

Zoe Gordon

Cert. MRCSLT; BSc (Hons) Speech and Language Therapy, University of Wales Institute, Cardiff, 1999.

Benedicta Isaac-Kumar

Fiona Jeyes

Cert. MRCSLT; Post Graduate Certificate in Cleft Palate Studies, University of Sheffield.

Leda Koutsoulieri

Cert. MRCSLT; BA Psychology; BSc (Hons) Clinical Communication Studies, City University, London; MSc Speech and Cleft, University of Sheffield.

Carrie Luscombe

Cert. MRCSLT; BA (Hons) Linguistics and Language Pathology from Reading University in 2000; MSc Speech and Cleft, University of Sheffield.

Lucy McAndrew

Cert. MRCSLT; BSc (Hons) Speech Sciences, University College London 1994; Postgraduate Certificate in Cleft Palate Studies, Sheffield; MSc Speech and Cleft (in progress).

Ginette Phippen

Cert. MRCSLT; BSc Clinical Language Science, Leeds, 1989; Postgraduate Cleft

Palate Studies, Homerton College, Cambridge, 2003; Doctorate in Clinical Practice, University of Southampton, 2013.

Helen Piggott

Cert. MRCSLT; graduated from Birmingham with BSc (Hons) in 1985.

Sandra Treslove

Cert. MRCSLT; B.A. (Hons) Drama, Hull; MSc Speech and Language Therapy, City University; Post Graduate Certificate in Cleft Palate Studies, University of Sheffield.

中文版序

腭裂治疗的根本目的是恢复患儿的语音功能。正常语音对常人有多重要,恐怕我们是很难理解的,但是一旦丧失这种功能,对常人的生活质量和心理的影响是难以估量的,交流困难有可能从心理上摧毁一个人的全部潜质。这是难以用其他功能替代的功能,这就是为什么国内外同行的研究反复证明,面对唇腭裂患者时,家属和旁人常将外貌作为最先要求解决的问题,而对患儿或患者本人却无一例外地将语音功能恢复摆在首位。

未专业从事唇腭裂治疗的医护人员都很难理解这种先天畸形语音治疗的难度,更何况其他非医护人员。所以,腭裂患者的语音评估与治疗长期得不到重视和普遍支持也就不足为奇了。只有那些长期从事唇腭裂患儿序列治疗并深深热爱这一专业,急患者所急的医护人员,才会开始创造条件,去帮助患者,影响更多的同行医护人员去探索和发展中国腭裂语音的诊断与治疗。以南京医科大学附属口腔医院口腔颌面外科的唇腭裂治疗组李盛医师为首的团队,就是这样一群甘愿奉献与探索中国腭裂患者语音相关问题解决的创业者之一。

从专业角度而言,没有语音师做配合的腭裂手术绝不可能成为高水平的腭裂外科治疗,也不可能获得高水平的临床研究成果。因为,现今腭裂手术效果的优劣,以及术式的改进主要取决于语音师对腭咽闭合情况的评估和建议,没有语音师的反馈难以了解腭咽闭合功能中存在的问题与规律。

李盛医师正是敏锐地看到了语音师在腭裂序列治疗中的重要性和我国腭裂语音治疗专业书籍的匮乏,所以组织本单位语音师共同将这本国际知名的唇腭裂治疗中心的腭咽闭合评估与语音治疗专著,引入国内并翻译出版。我非常欣赏他们这种甘做铺路石的行为,并为他们克服各种固有专业的局限,反复斟酌,力求使本书达到易读与实用的敬业精神所感动。

尽管目前在我国卫生技术行业目录里,还没有专门设置腭裂语音师这一职业岗位,但这丝毫不影响这些有志之士,从医师、护理甚至非医学专业工作岗位汇集而来,他们通过自学和互学,以及进修等方式,使腭裂语音评估与治疗这一专业,已经在祖国大地上生根发芽、开花和结果。这些必将极大地促进我国腭裂临床序列治疗水平的提高,最终造福广大腭裂患者及其家庭。

祝愿此书的翻译出版能为我国语音师提供新的良师益友,丰富既往的理论与实践,拓宽专业新的发展空间。

石冰

四川大学华西口腔医院

2018 年 8 月 2 日   成都

致谢

本书编者谨对以下支持本书编撰的人们表达我们的谢意：

● 作为本书案例的腭裂患者及其家庭，我们由衷地希望本书的完成能惠及他们。

● 为本书的编撰出谋划策并绘制"说话气泡"的人们。

● Cindy Williams，作为言语语言治疗师助理，利用自己大量时间完成了本书图片的编排。

● J & R 出版社的 Rachael 和 Jim Wilkie。

● 索尔兹伯里和牛津 Spires 唇腭裂中心的同事们。

● 索尔兹伯里语音语言治疗部门的同事们给予的鼓励和支持。

● Simon Spencer 为本书提供的美术编辑工作。

● Steve Clark 与 Mike Osborn 为本书 CD 编排了音乐内容。

● SDH 图书馆的 Jo Laing 承担的文献搜索工作。

● 索尔兹伯里 NHS 信托基金会与牛津 NHS 信托基金会对本书编辑的支持。

最后，对所有支持和帮助本书编撰的朋友们及他们的家庭致以我们的感谢。

序言

　　现代唇腭裂的治疗模式需要由外科、护理、心理、正畸和语音语言治疗等多个专业学科合作解决这一复杂问题，这一治疗过程往往从患儿出生前就开始，一直延续到成年早期。早期腭裂的治疗主要是解决患儿的喂养问题，以及在患儿一周岁以内修补腭裂裂隙并随访语音和听力的发育情况。

　　学习说话是幼儿成长过程中最重要的内容。听力和交流能力的不足会直接影响患儿的受教育情况以及远期的就业前景。腭裂会对语音的发育产生重要影响，对腭裂的早期诊治是避免长期语言问题困扰的关键。对一少部分患者来说，语音治疗可能会延续较长时间。本书的编撰就是对语言治疗中的问题以及腭裂相关的腭咽闭合不全的治疗提供指导和帮助。同时，本书对非腭裂的腭咽功能障碍以及其他获得性畸形的治疗也能提供帮助。

　　本书由 Spires 腭裂中心编写，适于本专业的临床医师使用，也可用于对相关专业人员的培训。

Stephen Robinson
Spires 腭裂中心医疗督导
牛津　索尔兹伯里

20世纪60年代的语音治疗印象

那年我才9岁。每个周三的下午都要去医院接受语音训练,在妈妈考取驾照之前,通常都是爸爸开车送我。

中午放学,我会向老师请假并解释下午不能回来上课。到了医院以后,在休息等候区可以看到其他有腭裂的孩子,之前我还以为只有我是这样的。大家都安静地坐着并不说话,妈妈倒是和别的妈妈们聊着天,我就只有等着。

我们就这样坐着直到P夫人叫到我们进去。我总是很害怕P夫人,她是个凶巴巴的高个子女人,戴着一副艾德娜女爵士的眼镜,头发总是挽成一个发髻。她总是带着我复习一些发音,"S-S-S"对我来说是比较困难的,她总是会找一些类似的单词让我重复,比如"sing,swing,swim",或干脆就一直"S-S-S"这么练习下去。

我也会有语音训练的家庭作业。妈妈会跟我坐在一起,从一本练习书中找出各种单词和句子来带着我练习。这些书被妈妈保存了超过50年,练习过的地方会被画上一颗红星,如果按照P夫人的标准,我的练习有进步,就会被标记上一颗银星或金星。

我从来不觉得是在享受语音训练的过程,但是这个训练对我以后的生活着实有益。P夫人严格的训练并不是我喜欢的,但确实是我需要的。如今,我知道已经有更好的语音训练方式。P夫人的方式常常打击我的信心,而这正是年轻人,尤其是罹患腭裂的年轻人所缺乏的。

John S

PS:我喜欢那些被我说出来的词汇,我喜欢去参与晚餐后的聊天。我也曾被邀请在我朋友和我伴郎的葬礼上致辞,这对我并非易事,但是我都会努力说好每一句话。

编者前言

Ginette Phippen

　　语言,作为交流的一种形式,是生活的核心技能。世界卫生组织把生活技能定义为一种积极适应的行为,可以让个体有效地应对日常生活的需要和挑战,而交流又是世界卫生组织提出的十种促使儿童和青少年健康成长的生活技能中最为基本的一项。

　　编撰本书有两个动机。首先,是一对父母给我们的启示,为了给他们四岁的儿子争取到正规的语音治疗和训练,他们宁愿每次驱车一个多小时来到专门的唇腭裂中心。他们曾经在附近的社区接受语音和语言的治疗,孩子的母亲形容那个社区治疗中心是"他们真的很爱护哈里,但是……"这个"但是"的意思是社区的语音师其实并不了解腭裂是怎么回事,因此这位母亲对那个社区的语音语言治疗并无信心,担心无法解决她儿子的问题。

　　第二个原因就是我们参加的两年一度的临床工作网络培训,我们以语音治疗团队的模式对 Spires 地区的社区医院进行推介。这个培训过程使我确信团队协作的必要和价值。这些社区的语音语言治疗中心都知道要为孩子们提供治疗,但是对腭裂的了解水平却参差不齐。

　　本书的编写就是为了这些治疗中心的工作人员在治疗腭裂以及腭咽功能障碍患儿时提供支持。在内容编排上,本书从腭裂以及腭咽功能障碍的概述开始,逐步过渡到确诊与干预,尤其是与腭咽功能障碍有关的诊断和评估。接下来的内容是腭裂和腭咽功能障碍有关的听力和嗓音问题。在此基础上,本书提出了早期干预的证据和具体的标准化的治疗模式。语音治疗中的一部分内容将强调应用心理语言疗法。其他一些具体的治疗方法,如口部定位方法(oral placement approach),主动性鼻擦音(active nasal fricatives),腭电图(electropalatography),鼻音的治疗(therapy for nasal speech)将专门予以论述。在本书的最后部分将着重论述团队协作在语音治疗中的作用,尤其针对一些特殊病例、喂养困难的患儿以及与腭裂和腭咽功能障碍有关的综合征的患儿。

　　本书的编写成员都是腭裂与腭咽功能障碍专业领域的语言和语音治疗师。读者可能会发现他们的写作风格各异,但是都会在理论和实践之间把握平衡,并提供指导意见和资料资源。

　　最后,本书还介绍了腭裂和腭咽功能障碍患者应对交流困难的经验和做法。能达成这一目标,有赖于文献的回顾以及接受过语音治疗的患者的分享。John S 在前言中分享了他对 20 世纪 60 年代语音治疗的印象。在本书编排中的"发言气泡"中是应邀参加我们"说说来参加语音训练的感受"的孩子、年轻人以及他们的父母对大家说的话。尽管难以避免地存在偏见和误区,这也丰富了大家对语言和语音治疗的印象。

目录

第一章　腭裂简介

Ginette Phippen

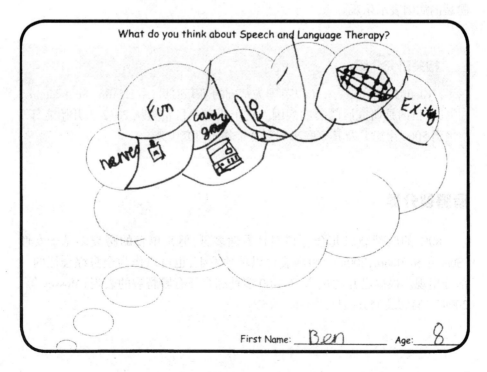

本章目的

简要介绍唇裂与腭裂,包括发生率与病因、分类以及初期手术的时间。

发病率与病因

在英国,每年大约有1‰的新生儿罹患唇裂和(或)腭裂(CRANE database,2009)。"裂"的字面意思是分开、分裂(CLAPA,2009),可以表现为一侧或两侧的唇裂和(或)腭裂。世界范围内看,唇腭裂的发病率在1‰~2.69‰,是发病率最高的出生缺陷。唇腭裂的发病原因尚不清楚,一般认为是由多重因素所导致(Watson,2001)。腭裂发生的胚胎学和遗传学研究中的异质性能够很好地说明其病因的复杂性。Spriestersbach 等(1973)曾经总结认为,单发的腭裂与唇裂的病因不尽相同,而且环境因素似乎只与腭裂发生明显相关。在他们的综述中,Spriestersbach 等报道了遗传因素(即染色体缺陷和基因突变)和环境因素(即止吐药和抗癫痫药,以及叶酸缺乏)的作用以及二者之间可能存在的相互作用。近年来,Stanier 和 Moore(2004)陆续报道了唇腭裂有关的基因和基因信号通路,同时他们也承认研究这一复杂情况的困难,但是也对查明唇腭裂的病因表示乐观。

○ **相关研究介绍**

Cleft Collective 是一个以英国为基础的研究项目,由 Healing Foundation 资助,目的是研究唇腭裂的病因。这个研究项目希望从 2012 年开始能募集到 5000 个患儿及其家庭参与到这个临床研究中来。

唇腭裂分类

80% 的唇腭裂患儿会有腭裂且男性多见,但是单发的腭裂多见于女性(Stanier 和 Moore,2004)。唇腭裂可以单独发生,也可以作为全身综合征的一部分出现。根据已知的报道,有 400 多种综合征有唇腭裂的表现(Mossey 等,2009)。唇腭裂的分类见图 1-1。

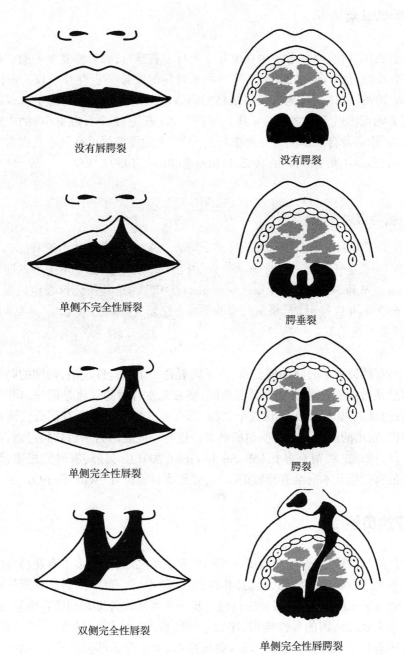

没有唇腭裂

没有腭裂

单侧不完全性唇裂

腭垂裂

单侧完全性唇裂

腭裂

双侧完全性唇裂

单侧完全性唇腭裂

图 1-1 唇腭裂的分类

唇腭裂手术

在英国,唇裂修复术一般在患儿 3 个月左右施行,腭裂修复术一般在患儿 6~9 个月施行(Watson,2001)。关于手术时间的安排一直存在争议。Rohrich (2000,1996)曾讨论过为了获得最佳的语音效果而早期手术与为了减少颌骨发育影响而推迟手术之间的矛盾。早期手术(患儿 12 个月或更小)的支持者们认为,语言发育的本质是一种学习的行为,因此需要尽早恢复患儿正常的解剖结构(Russel 和 Grunwell,1993;Estrem 和 Broen,1989)。

○ **相关研究介绍**

为了解决这个早期和推迟手术的矛盾,英国、斯堪的纳维亚和巴西等几家唇腭裂中心正在进行一项临床随机对照研究:腭裂一期手术的时机 (Timing of Primary Surgery for Cleft Palate,TOPS)。这项研究旨在比较分别在 6 个月和 12 个月时,采用同样的手术方法修复腭裂的患儿,在 3~5 岁时的语音发展情况。

不管腭裂手术时间如何安排,由于腭裂是一个结构性缺陷,初期的腭裂修复术总是希望能充分恢复软腭的功能,使患儿发音时的气流是通过口腔而不是通过鼻腔。如果无法实现这个目标,那么患儿发音时就会有部分气流从鼻腔漏出,发出的声音就带有明显的鼻音。这有可能是因为术后软腭过短,或动度不佳,抑或上腭留有穿孔(Mercer 和 Pigott,2001)。另外,有研究报道,至少 20% 的腭裂患儿术后会有鼻腔的漏气,导致明显的鼻音(Witt 等,1997)。

治疗的负担

在英国,唇腭裂患儿在接受一期的修复手术之后,会有多个专业科室的医师对患儿进行长期的随访,随访的时间从一期术后一直延续到青春期甚至成年。随着患儿成长,有时需要施行进一步的手术来改善患儿的语音效果,或需要手术来处理余留的骨性畸形,比如牙槽突裂等。此后,患儿到了青少年期,可能还需要手术改善鼻子的形态(鼻成形术)和整个面部的轮廓(正颌手术)。最后,患儿还要接受耳鼻喉科、听力专科、语音和语言治疗、正畸科、心理专科或其他一些相关专业的随访和治疗,这些对患者及其家庭来说都是比较沉重的负担。

📖 **推荐阅读**

Watson A.C.H., Sell D.A. 和 Gruntwell P. (2001)(Eds), *Management of Cleft Lip and Palate*.London:Whurr Publishers.

📓 **网上资源**

Cleft Lip and Palate Association (CLAPA) at http://www.clapa.com

CLEFT COLLECTIVE at http://www.cleftcollective.org.uk

（李盛 译）

参考文献

CLAPA (2009). Understanding cleft lip and palate [online]. Available at: http://www.clapa.com/medical/cleft_lip_article/107/

CRANE database (2009). Annual Report. Available at: https://www.crane-database.org.uk.

Estrem, T. & Broen, P. (1989). Early speech production of children with cleft palate. *Journal of Speech, Language, and Hearing Research, 32*, 12–23.

McLeod, N.M.H., Arana-Urioste, M.L. & Saeed, N.R. (2004). Birth prevalence of cleft lip and palate in Sucre, Bolivia. *Cleft Palate-Craniofacial Journal, 41*(2), 195–198.

Mercer, N.S.G. & Pigott, R.W. (2001). Assessment and surgical management of velopharyngeal dysfunction. In A.C.H. Watson, D.A. Sell & P. Grunwell (Eds), *Management of Cleft Lip and Palate*. London: Whurr Publishers.

Mossey, P.A. et al. (2009). Cleft lip and palate. *The Lancet, 374*(9703), 1773–1785.

Rohrich, R.J., Rowsell, A.R., Johns, D.F., Drury, M.A., Grieg, G., Watson, D.J. & Poole, M.D. (1996). Timing of hard palatal closure: A critical long-term analysis. *Plastic and Reconstructive Surgery, 98*(2), 236.

Rohrich, R.J., Love, E. J., Byrd, H.S. & Johns, D.F. (2000). Optimal timing of cleft palate closure. *Plastic and Reconstructive Surgery, 106*(2), 413–422.

Russell, J. & Grunwell, P. (1993). Speech development in children with cleft lip and palate. In P. Grunwell (Ed.), *Analysing Cleft Palate Speech* (pp.6–18). London: Whurr Publishers.

Spriestersbach, D.C., Dickson, D.R., Fraser, F.C., Horowitz, S.L., McWilliams, B.J., Paradise, J.L. & Randall, P. (1973). Clinical research in cleft lip and cleft palate: The state of the art. *The Cleft Palate Journal, 10*, 113.

Stanier, P. & Moore, G.E. (2004). Genetics of cleft lip and palate: Syndromic genes contribute to the incidence of non-syndromic clefts. *Human Molecular Genetics, 13*(s1), R73–R81.

Watson, A.C.H. (2001). Embryology, aetiology and incidence. In A.C.H. Watson, D.A. Sell & P. Grunwell (Eds), *Management of Cleft Lip and Palate*. London: Whurr Publishers.

Witt, P.D. et al. (1997). Surgical management of velopharyngeal dysfunction: Outcome analysis of autogenous posterior pharyngeal wall augmentation. *Plastic & Reconstructive Surgery, 99*(5), pp.1287–1296; discussion 1297–1300.

第二章　腭咽功能障碍

Carrie Luscombe

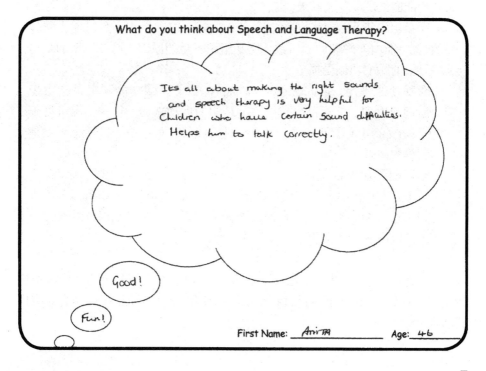

本章目的

本章将定义腭咽功能障碍的概念,介绍腭咽功能障碍与腭裂的关系以及其他影响软腭功能的情况。本章将介绍腭咽功能障碍的特征,伴随的症状,并讨论腭咽功能障碍对患者生活质量的影响。

什么是腭咽功能障碍

Velo,是指软腭或腭帆;pharyngeal,是指咽。把二者结合起来,就是指在言语和吞咽过程中从腭到咽的闭合机制。当这一机制发挥不足或存在缺陷时,就称为腭咽功能障碍(velopharyngeal dysfunction,VPD)。

在文献中有很多词汇被用来描述受损的腭咽闭合功能和机制。作者们会使用意义相近或比较泛指的定义来指代各种腭裂或非腭裂导致的腭咽功能不全,比如腭咽闭合不全或腭咽功能障碍。

○ 名词

以下名词是由 Trost-Cardamone(1989)提出,从病因学的角度来解释腭咽功能的紊乱。

腭咽组织不足(velopharygeal insufficiency):腭咽组织不足可能由腭裂导致,也可能由非腭裂原因所致。腭咽组织不足的原因是腭或咽壁的结构缺陷导致的腭咽功能受损。

腭咽功能不足(velopharygeal incompetence):腭咽功能不足是指由于神经肌肉或生理功能紊乱导致的腭咽结构的运动减弱。这种情况可见于(腭咽)局部麻痹、(腭咽结构)失用以及构音障碍,可以是先天性也可以是后天获得的结果。

学习型腭咽闭合不全(velopharygeal mislearning):学习型腭咽闭合不全包括个别发音的鼻漏气或代偿性的发音,比如主动性的鼻擦音以及由于听力损害继发的腭咽部的综合征。这种情况不是由于腭咽部的结构性缺陷或神经肌肉功能异常所导致。

"腭咽功能障碍"是一个比较泛指的词汇,由于在英国各个腭裂中心中比较通用,所以我们在本书编撰过程中也统一使用"腭咽功能障碍"作为标准指代名词。

腭咽功能障碍的病因

造成腭咽功能障碍（VPD）的原因可以是结构性的，也可以是神经功能或机制性的，或由后天错误的学习所导致。表 2-1 列出了造成腭咽功能障碍的常见原因。在有些患者，腭咽功能障碍可能由多个原因的联合作用引起，比如腭裂（结构性）和失用（神经性）可以同时在同一个腭裂患者上表现出来。腭裂是腭咽功能障碍最常见的结构性原因（Johns 等，2003）。如果腭咽功能障碍不是由腭裂引起，我们通常会加上一个前缀来表示：非腭裂性腭咽功能障碍（non-cleft VPD）。在英国，这个词通常用来指代没有腭裂时软腭的结构或功能问题，这包括由各种非腭裂的原因所导致的腭咽功能障碍，这些原因包括脑性瘫痪、卒中、创伤性脑损伤以及各种神经退行性变化的情况。

表 2-1　腭咽功能障碍的病因

腭咽功能障碍的病因：腭裂与非腭裂	
结构性 ● 腭裂 ● 软腭过短 / 鼻咽腔宽大 ● 腺样体切除术后 ● 其他切除手术术后（如肿瘤）	**机制性** ● 扁桃体过大 ● 网状腭咽弓
神经性 ● 脑神经损伤 / 功能障碍 ● 构音障碍（肌张力减弱） ● 运动障碍（肌肉运动不协调）	**构音错误** ● 发音错误（主动性鼻擦音） ● 听力损伤

转自 Peterson-Falzone（2006）

腭裂腭咽功能障碍

未经修复的腭裂，无论完全裂、黏膜下裂或隐匿性黏膜下裂，都会导致一定程度的腭咽功能障碍。这是因为患者软腭存在形态或功能上的缺陷，无法正常地将气流引入口腔和鼻腔而发出清晰的声音。

○ **名词**

　　完全性腭裂（cleft palate）：软腭裂隙可以表现为软腭微小的缺陷，也可以是直达切牙孔的全层裂开。

黏膜下腭裂（SMCP）：发生在软腭的明显的缺陷，但是口鼻腔没有相通，具有以下几个显著特征：

● 腭垂分叉。

● 在软腭缺少正常肌肉组织的部分，口腔黏膜衬里变薄，可以看到透明带且呈现淡蓝色。

● 硬腭后缘可以扪及切迹。

隐匿性黏膜下裂：仅在软腭的鼻腔面存在肌肉束的缺陷，只能通过鼻咽纤维镜检查发现，不具备黏膜下隐裂的特征。

参照本书第三章，口腔检查与腭隐裂的确诊。

在婴儿期接受腭裂修复术后，大约 20% 的患儿还将出现腭咽功能障碍（Witt 等，1997）。这有可能是因为腭裂修复术后软腭过短，或软腭动度不好，或有腭瘘的存在（Mercer 和 Pigott，2001）。腭瘘是腭裂修复术后残留的穿孔，腭咽功能障碍有时难以区别是由腭瘘引起还是与软腭功能障碍有关。Isberg 与 Henningson（1985）认为，腭瘘确实是腭咽功能障碍的一个原因，因为在有些患者，把腭瘘暂时关闭就能呈现出比腭瘘开放时更好的腭咽功能。

另有一些腭裂患者随着年龄增长也会发生腭咽功能障碍，主要原因如下：

● **腺样体萎缩**，这是腺样体正常的增龄性变化，通常发生在患儿 6~16 岁（Mason 等，1980）。

● **腭咽腔的变化**，即腭咽腔体积随着年龄增加而增大。

目前，有多少孩子受到这些因素的影响还不确定，因为腺样体萎缩对语音的影响与软腭长度有相似的作用（Morris 等，1990；Van Demark 等，1988）。有了这个概念，我们就有必要对腭裂的孩子进行持续的语音随访，监测腭咽功能障碍发生的情况。

有时，在有些腭裂孩子的腭咽功能障碍状况即使是经过进一步的咽成形术也还是会一直持续存在（Witt 等，1998）。本书第四章将讨论持续存在的腭咽功能障碍的评估与处理。

非腭裂腭咽功能障碍

非腭裂腭咽功能障碍与患者的学习型腭咽功能障碍或其他多个因素有关，可以是结构性的，机制性的或神经功能性的（表 2-1），因此对非腭裂腭咽功能障碍做出明确诊断通常比较具有挑战性。

结构性和机制性原因:扁桃体与腺样体

如图 2-1 所示,扁桃体位于舌腭弓与咽腭弓之间的扁桃体隐窝内,腺样体位于鼻腔后方的咽后壁,在软腭与咽后壁接触点或其上方,通常在口腔检查时不易发现。在儿童早期,腺样体体积逐渐增大,到 7 岁左右开始逐渐萎缩,到成年时基本上已经彻底消失(Mason 等,1980)。

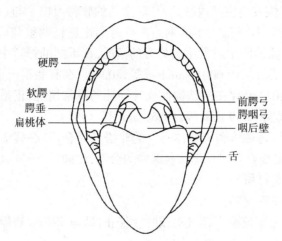

硬腭
软腭
腭垂
扁桃体
前腭弓
腭咽弓
咽后壁
舌

图 2-1 口腔,显示扁桃体的位置

○ **名词**

扁桃体与腺样体:是位于口腔后部的淋巴组织,可以对抗细菌与病毒的侵袭。

扁桃体肥大会影响发音时的共鸣和腭咽功能。在有些情况下,健康的扁桃体也有增大或向后移位进入口咽腔,这对发音时口鼻腔的共振以及发音也有不良影响(Henningson 和 Isberg,1988;Shprintzen 等,1987),如下所示。

在以下情况中,将有可能发生语音相关的症状:

● 异常的口腔共鸣,通常是指"含土豆音"。这是因为扁桃体进入咽腔,使原本较大的共鸣腔缩小,影响了口腔共鸣的效果,呈现出"消音"的结果。

● 高鼻音和(或)鼻漏气。扁桃体的上极有可能插入软腭与咽后壁之间,妨碍腭咽闭合的完成,由此导致程度较轻或不连续的腭咽功能障碍,提示有必要行扁桃体摘除术。

● 低鼻音。扁桃体减少鼻腔后份的空间体积,从而减弱了鼻腔的共鸣。

● 元音异常。由于元音的正常发生很大程度上依赖于口腔的共鸣,肥大的扁桃体会改变口腔的共鸣,进而影响患者正常发出元音。

● 辅音异常。扁桃体肥大的患者为了能充分打开气道,通常会有舌前伸的现象,进而影响患者正常发出辅音。

增大的(肥大的)腺样体会使患者出现低鼻音(鼻腔堵塞),提示需要手术摘除肥大的腺样体。有些患儿在接受了腺样体摘除术后会出现腭咽功能障碍,这是咽腔结构发生突然改变的原因,患儿的软腭习惯了与腺样体接触而不是与咽后壁接触,这种增大了的咽腔需要时间来进行调整和适应(Witzel 等,1986)。在腺样体摘除术后发生高鼻音的情况,在不同的报道中有不同的发生率,从 1∶1500 至 1∶10 000(Saunders 等,2004)。在有些情况下,腺样体摘除术可能会揭示出已经存在的结构性或神经性的异常情况,正是这些异常情况造成了腭咽功能障碍(Witzel 等,1986;Croft 等,1981)。

还有一些与扁桃体和腺样体有关的非语音综合征,在病史回顾时结合体格检查就能确定是否需要耳鼻喉科医师的会诊,比如:

● 孩子是否打鼾?

● 孩子呼吸音重吗?

● 孩子有无半夜醒来并气喘或呼吸停止,即睡眠呼吸暂停? 孩子白天有无昏睡迹象?

● 孩子有无咀嚼和吞咽困难?

● 孩子是否经常咽喉感染?

● 孩子有无中耳疾病?

结构性原因:腭咽比例不调

腭咽比例不调是指软腭的长度与咽腔的深度不协调,伴有或不伴有黏膜下腭裂。导致这种情况可能的原因有:硬腭过短,软腭过短或者咽腔增大。除了这些先天性因素,腺样体摘除或扁桃体摘除术后留下的深大的咽腔也是原因之一。同样,在这一区域切除的良性或恶性肿瘤也会引起腭咽闭合不充分与腭咽功能障碍的一系列症状。

咽腔异常加深的情况也可以见于颈椎先天性畸形的患者,如 Klippel-Feil 综合征(Helmi 和 Pruzansky,1980)。如果两个或更多的颈椎的后突发生融合,或一节或多节颈椎向后移位,将牵拉咽后壁向后,形成一个异常加深的咽腔。另一个原因是异常变平的颅底角度,同样会使咽后壁向后移位。

神经性原因:轻度瘫痪

有报道称,软腭单独或与口咽肌肉同时发生的轻度瘫痪(运动损伤)有可能是暂时（Walter 等，2012）或永久持续的状况（Dworkin 和 Johns Donnell，1980）。在有些病例是有先天性的原因如颅神经损伤，有时迷走神经损伤也是原因之一，比如 22q11 缺失综合征或 Worster-Drought 综合征（见第十二章）。另外，有些病例是由于受到后天疾病或外伤的原因导致构音障碍并伴发软腭无法运动或动度减弱，以及不完全的腭咽功能。

构音障碍

和早期的学者们 Darley，Aronson 以及 Brown 一样，Duffy 在 1995 年描述了与构音障碍有关的腭咽功能的一些特征，总结归纳如下：

● 迟缓型构音障碍：腭咽功能障碍决定于受损部位。高鼻音，不准确的辅音，鼻漏气，短辅音。在一些单侧的病例中，软腭在发音时被牵向非麻痹侧。

● 麻痹型构音障碍：高鼻音，压力性辅音比别的构音障碍更严重；易于呕吐，但是发音时的软腭运动迟缓且运动幅度较小。

● 运动失调型构音障碍：异常共鸣少见。不常发生高鼻音，有可能反映出患者腭帆功能与发音姿势之间存在时序问题。口腔检查通常没有异常发现。

● 运动功能减退型构音障碍：非鼻辅音时鼻腔气流增加，发音时腭咽运动缓慢。

● 运动过度型构音障碍：腭咽部肌阵挛，可能对语音没有影响。

● 单侧上位运动神经元构音障碍：梅奥诊所的统计中，单侧上位运动神经元构音障碍会给 11% 的构音障碍患者造成高鼻音。

● 混合型构音障碍：梅奥诊所的统计中，这部分情况约占所有构音障碍患者的 34%，最常见的是迟缓型和麻痹型混合表现。语音问题的具体表现，包括腭咽功能障碍，根据患者各种构音障碍的混合表现不同而不同。

神经性原因：发育性言语障碍

○ 名词

发育性言语失用（developmental verbal dyspraxia，DVD）：虽然目前尚无确切定义或一致的诊断标准，但对发育性言语失用的特征有一些共识：在语言运动的计划和执行过程中存在不足。

更多细节讨论可以参考：发育性言语失用 RCSLT 政策性声明，2011。

腭咽功能障碍可以是运动障碍性语音和综合征的一个特征，包括鼻腔共鸣和气流受到的干扰。由于可能存在发音过程中神经运动的计划和执行过程中的不足,因此腭咽闭合的机制也可能受到影响(Weiss 等,1987)。

学习型腭咽闭合不全

这主要是指在没有结构性的或神经系统问题的前提下,在发音时腭咽结构错误开闭造成的问题。1975 年,Peterson 把鼻漏气归为擦音和塞擦音导致的构音错误,不论是腭裂术后的患儿还是没有罹患腭裂的孩子中都会发生。早期生理性的腭咽功能障碍的病史或波动性的听力损失都有可能是造成患者发生"学习型"腭咽闭合不全的生理基础。然而,难以解释的是有些孩子虽然没有这些生理问题却也发生这种构音错误的情况。任何擦音和塞擦音都可能错误地发成主动性的鼻擦音。比较典型的辅音 /s/ 和 /z/ 最易于受到影响,这与 /f v ʃ tʃ dʒ z/ 类似。至于塞擦音,在孩子的言语发育过程中习得的较晚,常常能正确发出,但是若 /s/ 习得的较早,就有可能错误发出。

最后,对罹患有听力损害的病例,听力的明显下降会使其无法建立鼻音 - 非鼻音的对比,从而发生习惯性的异常共鸣。

伴随腭咽闭合功能障碍的语音特征

共鸣

过高或者过多的鼻腔共鸣是腭咽功能障碍最显著的特征,尤其是在发元音和半元音时(Grunwell 和 Sell,2001)。声音的共鸣可以描述为声带震动导致声音的放大(Witzel,1995)。共鸣可以表明在发音时口鼻腔内气压的平衡(Britton,2004)。在一些严重的高鼻音,在英语中的爆破音 /b d g/ 发音时听起来就像是鼻音 /m n g/(Sell 等,1994)。

鼻腔漏气

除了异常的共鸣,腭咽闭合功能障碍还可以引起异常的鼻腔气流。当腭咽闭合不完全时,气流通过鼻腔形成可闻及鼻漏气和鼻湍流并伴随着口腔辅音(D'Antonio 和 Scherer,1995)。气流可能完全通过鼻腔或口鼻腔都有气流通过,这取决于腭咽部开放时间的长短和气体的压力大小。

鼻漏气有时可以被听到,就像气流通过鼻腔产生的摩擦声。有时鼻漏气无法闻及,但是可以通过雾镜试验来检查得知(Peterson-Falzone 等,2006)。

当腭咽口比较小时,发音时可以听到独特的气体湍流声(Kummer 等,1992)。这常常伴随爆破音和擦音的发音(Sell 等,1994),对听众是个很大的干扰(McWilliams 等,1990)。现在这种情况通常被统称为鼻湍流,以前也被称为喷鼻息,鼻沙沙音和鼻擦音(Grunwell 和 Sell,2001)。

鼻 / 面扭曲

这是一种说话者下意识的补偿性行为。说话者努力限制鼻孔和其他面部肌肉来抑制从鼻腔漏气(Grunwell 和 Sell,2001)。这种面部表情的扭曲可以看做是解剖结构的限制或腭咽部构音错误表现的一部分。这种扭曲有各种不同的程度:鼻翼外展,鼻子扭曲的范围可以包括鼻孔和上唇,面部扭曲的范围可以包括面中份,甚至面上份。

语音的产生

腭咽功能障碍导致口腔内气压不足,无法满足发出口腔辅音的要求(Theodorus 和 Thompson-Ward,1998)。患者发出的声音被相应的鼻音取代,如 [mol]代替 ball,[nol]代替 dall,或经由口腔发出比较弱化的[bol]和[dol]。

代偿性发音也可能发生在没有腭咽闭合功能障碍的患者,这就是英语辅音的非英语实现方式(Wyatt 等,1996)。这是一种通过语音习得的过程中学习得来的非正常的发音方式,形成一种"功能性地代偿,以弥补由腭咽闭合障碍造成的结构上的不足" 的发音方式(Peterson-Falzone,2006)。以下列出的一些辅音(代偿性发音)都是在腭咽闭合功能障碍时发生的非口腔辅音。

声门爆破音

声门爆破音的产生是由于声带突然内收和释放,一般是替代爆破辅音。荧光摄像技术显示,在发出声门爆破音时,腭咽腔没有运动或仅有很少运动。

咽塞音和擦音

咽塞音是在发音时,舌背向后移动与咽部接触,形成压力后气流突然释放所致。咽擦音是当舌背向咽部移动时限制了气流通过而引起。

鼻擦音

有些情况下,所有的塞音 / 擦音会被鼻腔清辅音完全代替(所有的气流全部从鼻腔流出)。

腭咽闭合功能障碍伴随的其他问题

鼻腔反流 / 回流

腭咽闭合功能障碍的患者可能会有液体或食物进入鼻腔的经历(Marsh,2009),这通常见于食物质地类似于巧克力或酸奶时。反复发作的或慢性的鼻窦炎也是鼻腔回流的一个表现,这也是由于食物和饮料经常进入鼻腔所致。

当鼻腔回流向上延伸到咽鼓管并进入中耳时,还可能引起持续的中耳积液(Devani 等,1999)。

嗓音障碍

除了辅音发音困难,腭咽闭合功能障碍的患者还易于发生嗓音障碍(Bzoch,1989;Wyatt 等,1996)。Leder 与 Lerman(1985) 以 及 Warren(1986)建议患者通过喉内收和增加呼吸压力来补偿腭咽闭合功能障碍造成的气体流失。另有些研究者假想认为,这种嗓音障碍是由于发音过程中发生功能亢进的情况所引起,如咽和声门塞音、喉擦音和喉塞音,以及舌体位置靠后(Tanimoto 等,1994;Kido 等,1992)。与一般发音困难的患者类似,我们很难在腭咽闭合功能障碍与发声困难建立起直接的联系。更多有关嗓音障碍的分类,诊断和处理技巧参见第六章。

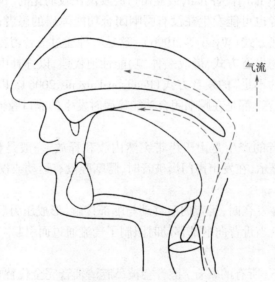

图 2-2   鼻擦音时的发声与气流流向

📖 *推荐阅读*

Aronson 和 Bless(2009);Sherwell(2009);Hartnick 和 Boseley(2008);Hunt 和 Slater(2003);Colton,Casper 和 Leonard(2006);Andrews 和 Summers(2002);Mathieson(2001)。

压力性腭咽功能障碍

这不是个常见的问题,但却是各个唇腭裂中心的挑战。1970 年,Weber 和

Chase 报道了一个病例,有个双簧管演奏者在持续十多分钟的表演之后,出现了鼻腔漏气的现象。他们描述这种情况为"压力性腭咽闭合不全",即所需要的腭咽闭合的持续能力超过了腭咽闭合机制的最大限度。据估计,演奏者在柔和地吹奏长号时,口内的气体压力就能达到平时说话时压力的 30 倍以上(Dibbell 等,1979)。对于专业音乐家来说,这种压力性的腭咽功能障碍的表现有时比较显著,需要仔细评估和处理。

📖 *推荐阅读*

Evans 等(2009);The role of the soft palate in woodwind and brass playing.International Symposium on Performance Science.

腭咽功能障碍的影响

尽管鼻腔内食物和饮料的反流、鼻面部表情的扭曲都可以作为腭咽功能障碍的特征,但不管是不是腭裂患者,腭咽功能障碍最重要的问题还是对语音的影响。听众可以发现患者明显的高鼻音,使得发音气息变弱、不清晰并难以理解。此外,口腔压力性辅音可能受限,而代偿性的发音会有明显异常。

被广泛接受的一个观点是,无论孩子还是成年人,高鼻音常常会导致患者生活质量的负面影响(Barr 等,2007;Deary 等,2003;Lallh 和 Rocher,2000)。生活质量(Quality of Life,QoL)被世界卫生组织定义为:

> "不同文化和价值体系中的个体与他们的目标、期望、标准以及
> 关心的事情有关的生存状态。"
> Group,W.H.O.Q.O.L.,1993,p.153.

健康相关的生活质量(health related quality of life,HRQOL)一般被认为是生活质量范畴内比较宽泛的部分,通常定义为一定的健康状况(或对健康的干预情况)对个体的影响(Petersen,2003)。在健康相关生活质量中的客观部分(健康状态)内容一般关注个体的生理体征、功能和活动有无受限,而主观方面(幸福感)一般关注个体的感觉、关注的事件以及担心的情况(Eiser 和 Morse,2001)。

证据是什么?

⭕ 相关研究介绍

Barr 等(2007)曾经提出腭咽闭合不全相关生活质量量表(VPIQOL)。

他们试图去研究 5~17 岁的腭咽闭合不全患儿的生活质量有无变化,以及
患儿与家长的生活质量的感知之间有无差异。他们先是在对照组分别使
用通用生活质量量表(儿童生活质量目录,第 4 版)和腭咽闭合不充分相
关生活质量量表进行研究。他们发现,腭咽闭合不全患儿及其家长都表现
出生活质量的负面影响,关键内容如下:

在腭咽闭合不全组中,语音受限是腭咽闭合不全生活质量量表中受影
响最明显的参数。

腭咽闭合不全患儿及其家长认为"鼻音明显""难以被听懂"和"说话
不正常"影响很大,而"陌生人难以听懂自己说话"的影响最大。此外,家
长们的选项还有"在学校里说话难以被听懂""在电话中交谈也难以被听
懂""孩子在不被听懂的时候会有挫败感和(或)放弃继续交流的努力"以
及"我很关心孩子的鼻音情况"。

Damiano 等(2007)也报道称,语言能力和审美问题是影响唇腭裂患儿生
活质量的重要影响因素,这种影响在患儿即将进入青春期(8~12 岁)时表现尤
为明显。类似地,Hunt 等(2006)的研究也发现,8~21 岁的唇腭裂患儿或成人
比没有罹患唇腭裂的对照组成员更不快乐。Broder 等(1992)在研究中发现,
患儿对语言能力的满意度随着年龄增长而增加,Richman(1983)也报道,患者
对语言能力的满意度表现出一定的与年龄相关的变化。

最近,Berger 和 Dalton(2011)在其研究中发现,对语言问题的感知是影响
患儿自我调节能力有关的重要因素:

"良好的自我调节来自于更加积极的社会体验,来自母亲的更好
地引导,对容貌更满意的程度,对语言问题更少的感知,面对问题时
更少的回避策略(社交退缩和回避)以及身为女性的特点"。p.88

2009 年,Markham 报道称,通过对一组有语言和交流需求并且关注自身生
活质量的患儿的研究后发现,家庭关系、同伴关系、同伴的排斥、嘲笑、欺辱、玩
耍、学校发挥的功能和融入学校的过程,都是这些患儿生活中重复的主题。这
些与活动和参与等概念有关的领域都是衡量生活质量的中心内容。他们的研
究成果后来成为国际功能、残疾与健康分类(ICF)框架的一部分,这个框架由
世界卫生组织发布,旨在把活动与参与等特征与肢体结构和功能结合在一起,
试图让人们关注这些问题带来的影响而不仅仅只是知道这种身心机能的失
调。2004 年,McLeod 报告了他们的一些基础研究工作结果,他们把这些概念
用于言语损伤,有关的定义见表 2-2。

表 2-2　与语音、语言和交流技巧有关的活动和参与的概念

活动	参与能力
可理解（语音清晰）	能够参与家庭日常生活和事务
参与对话的能力	与同伴建立联系的能力
表达自己需要和想法的能力	与社区互动的能力
能够阅读和拼读	能够达成某种目标

无论言语的损伤是永久或短暂的，它对患者的自我形象或患者交流的意愿的影响无法预料。普遍认同的观点是，同一类和同一程度的言语损伤可以造成不同的影响，而不同种类和不同程度的言语损伤有可能对患者参与社会活动的努力造成同样的影响。很明显，有很多其他因素影响着患者在多大程度上受到言语损伤的影响。正如 Havstam 和 Lohmander（2011）所说，这些研究的言外之意在于，任何对腭咽闭合功能障碍的评估都应包括对患者本人以及对"交流性参与活动"的影响。他们同时指出，患者的高鼻音情况不必与其严重程度相关联，在有些患者，相对轻微的鼻音或不准确发音会导致患者的自卑，使其较少地参与到教育活动和社交活动中去。

（李盛　译）

参考文献

Barr, L., Thibeault, S., Harlan Muntz, M. & de Serres, L. (2007). Quality of life in children with velopharyngeal insufficiency. *Archives of Otolaryngology – Head & Neck Surgery, 133*, 224–229.

Berger, Z.E. & Dalton, L.J. (2011). Coping with a cleft II: Factors associated with psychosocial adjustment of adolescents with a cleft lip and palate and their parents. *The Cleft Palate-Craniofacial Journal, 48*(1), 82–90.

Britton, L. (2004). Speech and language difficulties associated with cleft palate. In V. Martin & P. Bannister (Eds), *Cleft Care: A Practical Guide for Health Professionals on Cleft Lip and/or Palate* (pp.95–103). Wiltshire: APS.

Broder, H.L., Smith, F.B. & Strauss, R.P. (1992). Habilitation of patients with clefts: Parent and child ratings of satisfaction with appearance and speech. *The Cleft Palate-Craniofacial Journal, 29*(3), 262–267.

Bzoch, K. (1989). *Communicative Disorders Related to Cleft Lip and Palate, 3rd Edn.* Boston: Little, Brown. In R. Wyatt, D. Sell, J. Russell, A. Harding, K. Harland & E. Albery (1996), Cleft palate speech dissected: A review of current knowledge and analysis. *British Journal of Plastic Surgery, 49*, 143–149.

Croft, C., Shprintzen, R. & Ruben, R. (1981). Hypernasal speech following adenotonsillectomy.

Archives of Otolaryngolology – Head and Neck Surgery, 89(2), 179–188.

Damiano, P., Tyler, M., Romitti, P., Momany, E., Jones M., Canady, J. & Murray, J. (2007). Health Related Quality of Life among preadolescent children with oral clefts: The mother's perspective. *Pediatrics, 120*(2), 283–290.

D'Antonio, L. & Scherer, N. (1995). The evaluation of speech disorders associated with clefting. In R. Shprintzen & J. Bardach (Eds), *Cleft Palate Speech Management: A Multidisciplinary Approach* (pp.176–220). St Louis, MO: Elsevier Mosby.

Darley, F., Aronson, A. & Brown, J. (1969a). Clusters of deviant diagnostic patterns of dysarthria. *Journal of Speech and Hearing Research, 12*, 462–496.

Darley, F., Aronson, A. & Brown, J. (1969b). Differential diagnostic patterns of dysarthria. *Journal of Speech and Hearing Research 12*, 246–269.

Darley, F., Aronson, A. & Brown, J. (1975). *Motor Speech Disorders*. Philadelphia: WB Saunders.

Deary, I., Wilson, J., Carding, P. & Mackensie, K. (2003). The dysphonic voice heard by me, you and it: Differential associations with personality and psychological distress. *Clinical Otolaryngology & Allied Sciences, 28*, 374–378.

Devani, P., Watts, R. & Markus, A.F. (1999). Speech outcome in children with cleft palate: Aerophonoscope assessment of nasal emission. *Journal of Cranio-Maxillofacial Surgery, 27*(3), 180–186.

Dibbell, D., Ewanowski, S. & Carter, W. (1979). Successful correction of velopharyngeal stress incompetence in musicians playing wind instruments. *Plastic and Reconstructive Surgery, 64*, 662–664.

Duffy, J. (1995). *Motor Speech Disorders: Substrates, Differential Diagnosis, and Management, 2ⁿᵈ Edn*. St Louis: Elsevier Mosby.

Dworkin, J.P. & Johns Donnell, F. (1980). Management of velopharyngeal incompetence in dysarthria: A historical review. *Clinical Otolaryngology & Allied Sciences, 5*(1), 61–74.

Eiser, C. & Morse, R. (2001). Can parents rate their child's health related quality of life? Results of a systematic review. *Quality of Life Research, 10*, 347–357.

Group, W.H.O.Q.O.L. (1993). Study protocol for the World Health Organization project to develop a Quality of Life assessment instrument (WHOQOL). *Quality of Life Research, 2*, 153–159.

Grunwell, P. & Sell, D. (2001). Speech and cleft palate/velopharyngeal anomalies. In A. Watson, D. Sell & P. Grunwell (Eds), *Management of Cleft Lip and Palate*. London: Whurr Publishers.

Havstam, C. & Lohmander, A. (2011). Communicative participation. In S. Howard & A. Lohmander (Eds), *Cleft Palate Speech Assessment and Intervention* (pp.305–312). Chichester: Wiley-Blackwell.

Helmi, C. & Pruzansky, S. (1980). Craniofacial and extracranial malformations in the Klippel-Feil syndrome. *Cleft Palate Journal, 17*(1), 65–88.

Henningson, G. & Isberg, A. (1988). Influence of tonsils on velopharyngeal movements in children with craniofacial anomalies and hypernasality. *American Journal of Orthodontics and Dentofacial Orthopedics, 94*, 253–261.

Hunt, O., Burden, D., Hepper, P., Stevenson, M. & Johnson, C. (2007). Parent reports of psychosocial functioning among children and adults with cleft lip and palate. *Cleft Palate Craniofacial Journal, 43*, 598–605.

Isberg, A. & Henningson, G. (1985). Influence of palatal fistulae on velopharyngeal movements: A cineradiographic study. *Plastic and Reconstructive Surgery, 79*, 535–530.

Johns, D., Rohrich, R. & Awada, M. (2003). Velopharyngeal incompetence: A guide for clinical evaluation. *Plastic and Reconstructive Surgery, 112*, 1890–1898.

Kido, N., Kawano, M. & Tanokuchi, F. (1992). Glottal stop in cleft palate. *Studia Phonologica, 26*, 34–41.

Kummer, A., Curtis, C., Wiggs, M., Lee, L. & Strife, J. (1992). Comparison of velopharyngeal gap size in patients with hypernasality, hyponasality and nasal emission and, or nasal turbulence (rustle) as the primary speech characteristic. *Cleft Palate-Craniofacial Journal, 29*, 152–156.

Lallh, A. & Rochet, A. (2000). The effect of information on listeners' attitudes toward speakers with voice or resonance disorders. *Journal of Speech Language and Hearing Research, 43*, 782–795.

Leder, S. & Lerman, J. (1985). Some acoustic evidence for vocal abuse in adult speakers with repaired cleft palate. *The Laryngoscope, 95*, 837–840.

McLeod, S. (2004). Speech pathologists' application of the ICF to children with speech impairment. *International Journal of Speech-Language Pathology, 6*, 75–81.

McWilliams, B., Morris, H. & Shelton, R. (1990). *Cleft Palate Speech, 2nd Edn*. Philadelphia, Toronto: BC Decker.

Markham, C., Van Laar, D., Gibbard, D. & Dean, T. (2009). Children with speech, language and communication needs: Their perceptions of their quality of life. *International Journal of Language & Communication Disorders, 44*(5), 748–768.

Marsh, J.L. (2009). Velo-pharyngeal dysfunction: Evaluation and management. *Indian Journal of Plastic Surgery: Official Publication of the Association of Plastic Surgeons of India, 42* (Suppl), S129.

Mason, R., Turvey, T. & Warren, D. (1980). Speech considerations with maxilliary advancement procedures. *Journal of Oral Surgery, 38*, 752–758.

Mathieson, L. (2001). *Greene and Mathieson's The Voice and Its Disorders, 6th Edn*. London: Whurr Publishers.

Morris, H.L., Wroblewski, S.K., Brown, C.K. & Van Demark, D.R. (1990). Velar-pharyngeal status in cleft palate patients with expected adenoidal involution. *The Annals of Otology, Rhinology, and Laryngology, 99* (6 Pt 1), 432.

Petersen, P. (2003). The World Oral Health Report 2003. Continuous improvement of oral health in the 21st century – the approach of the WHO Global Oral Health Programme. World Health Organization, 2003. Available at: http://www.who.int/oral_health/media/en/orh_report03_en.pdf. Accessed December 31, 2012.

Peterson, S. (1975). Nasal emission as a component of the misarticulation of sibilants and affricates. *Journal of Speech and Hearing Disorders, 40*, 106–114.

Peterson-Falzone, S., Trost-Cardamone, J., Karnell, M. & Hardin-Jones, M. (2006). *The Clinician's Guide to Treating Cleft Palate Speech.* St. Louis: Elsevier Mosby.

RCSLT. (2011). Developmental Verbal Dyspraxia: Policy Statement, RCSLT London.

Richman, L.C. (1983). Self-reported social, speech, and facial concerns and personality adjustment of adolescents with cleft lip and palate. *Cleft Palate Journal, 20(2)*, 108–112.

Saunders, N., Hartley, B., Sell, D. & Sommerlad, B. (2004). Velopharyngeal insufficiency following adenoidectomy. *Clinical Otolaryngology Allied Science, 29*, 686–688.

Sell, D., Harding, A. & Grunwell, P. (1994). A screening assessment of cleft palate speech: "GOS.SP.ASS" (Great Ormond Street Speech Assessment). *European Journal of Disorders of Communication, 29*, 1–15.

Shprintzen, R., Sher, A. & Croft, C. (1987). Hypernasal speech caused by tonsillar hypertrophy. *International Journal of Pediatric Otolaryngology, 14*, 45–56.

Tanimoto, K., Henningsson, G., Isberg, A. & Ren, Y.F. (1994). Comparison of tongue position during speech before and after pharyngeal flap surgery in hypernasal speakers. *Cleft Palate-Craniofacial Journal, 31*, 280–286.

Theodorus, D. & Thompson-Ward, E. (1998). Treatment of dysarthria. In B.E. Murdoch (Ed.), *Dysarthria.* Cheltenham: Stanley Thornes Ltd.

Trost-Cardamone, J. (1989). Coming to terms with VPI: A response to Loney and Bloem. *Cleft Palate Journal, 26*, 68–70.

Van Demark, D.R., Hardin, M.A. & Morris, H.L. (1988). Assessment of velopharyngeal competence: A long-term process. *Cleft Palate Journal, 25(4)*, 362–373.

Walter, V., Nisa, L. & Leuchter, I. (2012). Acute isolated velopharyngeal insufficiency in children: Case report and systematic review of the literature. *European Archives of Oto-Rhino-Laryngology, 269*, Online publication 09/10/2012. http://link.springer.com.eresources.shef.ac.uk/search?query=VELOPHARYNGEAL&facet-publication-title=%22European+Archives+of+Oto-Rhino-Laryngology%22&search-within=Journal

Warren, D. (1986). Compensatory speech behaviours in individuals with cleft palate: A regulation/control phenomenon? *Cleft Palate Journal, 23*, 251–260.

Weber, J. & Chase, R. (1970). Stress velopharyngeal incompetence in an oboe player. *Cleft Palate Journal, 7*, 858–861.

Weiss, C., Gordon, M. & Lillywhite, H. (1987). *Clinical Management of Articulatory and Phonologic Disorders.* Baltimore: Williams and Wilkins.

Witt, P.D., Myckatyn, T., Marsh, J.L., Grames, L.M. & Dowton, S.B. (1997). Need for velopharyngeal management following palatoplasty: An outcome analysis of syndromic and nonsyndromic patients with Robin sequence. *Plastic and Reconstructive Surgery, 99*, 1522–1534.

Witt, P.D., Myckatyn, T. & Marsh, J.L. (1998). Salvaging the failed pharyngoplasty: Intervention outcome. *The Cleft Palate-Craniofacial Journal, 35(5)*, 447–453.

Witzel, M., Rich, R., Margar-Bacal, F. & Cox, C. (1986). Velopharyngeal insufficiency after adenoidectomy: An 8 year review. *International Journal of Pediatric Otorhinolaryngology,*

11, 15–20.

Witzel, M. (1995). Communicative impairment associated with clefting. In R. Shprintzen & J. Bardach (Eds), *Cleft Palate Speech Management: A Multidisciplinary Approach*, (pp.37–166). Boston: Elsevier Mosby.

World Health Organization (WHO). (2001). ICF: International Classification of Functioning, Disability and Health. Geneva, Switzerland: WHO.

Wyatt, R., Sell, D., Russell, J., Harding, A., Harland, K. & Albery, E. (1996). Cleft palate speech dissected: A review of current knowledge and analysis. *British Journal of Plastic Surgery, 49*, 143–149.

参考书目

Andrews, M. & Summers, A. (2002). *Voice Treatment for Children and Adolescents*. San Diego CA: Singular Thomson Learning.

Aronson, A. & Bless, D. (2009). *Clinical Voice Disorders, 4ᵗʰ Edn*. New York: Thieme.

Colton, R., Casper, J.K. & Leonard, R. (2011). *Understanding Voice Problems: A Physiological Perspective for Diagnosis and Treatment, 4ᵗʰ Edn*. Philadelphia, PA: Lippincott Williams & Wilkins.

Evans, A., Ackermann, B. & Driscoll, T. (2009). The role of the soft palate in woodwind and brass playing. International Symposium on Performance Science. Utrecht, The Netherlands: European Association of Conservatoires, pp.267–272.

Hartnick, C. & Boseley, M. (2008). *Paediatric Voice Disorders*. San Diego, CA: Plural Publishing.

Howard, S. & Lohmander, A. (2011). *Cleft Palate Speech Assessment and Intervention*. Chichester: Wiley-Blackwell.

Hunt, J. & Slater, A. (2003). *Working with Children's Voice Disorders*. London: Speechmark.

Sherwell, C. (2009). *Voice Work: Art and Science in Changing Voices*. Chichester: John Wiley and Sons Ltd.

第三章 评估
第一节 口腔检查

Fiona Jeyes

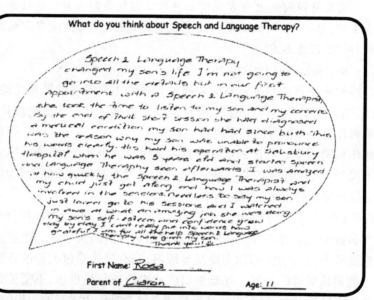

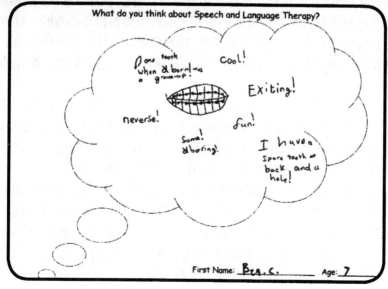

本章目的

　　本章重点讲述口腔检查以及口腔检查对于评估患儿语音障碍的重要性。通过介绍如何识别黏膜下腭裂来说明口腔检查的过程。

言语语言治疗师为什么需要检查患儿口腔？

　　有发音障碍的患者常规需要进行口腔颌面部检查。如果患者语音不清,难以理解,就需要对发音机制进行检查,确保没有影响发音的解剖性因素存在。

　　Stenglehofen（1999）p.26.

　　口腔检查的目的是确定有无阻碍发音系统正常发音的异常结构。然而,在英国,当遇到发音不清的患儿,即使医师曾经接受过声学理论教育,口腔检查也不再作为初步检查的必要内容。

　　每年到腭裂中心就诊的这些语言发展缓慢的患儿,大部分可被发现存在黏膜下腭裂。令人担忧的是,这些患儿之前并没有被明确诊断,因为他们一直就诊的保健医师并没有发现这些异常。

　　口腔检查只需几分钟,然而一旦有了诊断结果,口腔检查往往会被医师忽视。大多数的患儿并不害怕张嘴,尤其是面对自信的医师他们更愿意张大嘴巴。想要成为自信的医师你需要反复练习,只有当你看过大量的正常口腔结构你才能辨认异常的情况。基础的口腔检查应该只是视诊,不需要将任何检查工具放入患儿口内,只有当你怀疑腭部有异常时你才需要进一步的检查。

　　对于已经进行过腭裂整复术的患儿来说口腔检查也是必需的。口腔检查可以提供详细的信息,如软腭活动情况,在牙槽或硬腭处是否有腭瘘等。当语音治疗师看到腭裂修复不完善的患儿,发现哪些组织结构阻碍了患儿的正常发音就显得非常重要。

　　口腔检查结果应结合患儿的实际情况。任何一个患儿都可能有黏膜下腭裂,即使他可以正常发爆破音和摩擦音,正常共鸣时也没有气流从鼻腔流出。如果患儿处于以下变化期,如腺样体萎缩、进入青春发育期,除了及时建议家长转诊以外,言语语言治疗师不能提供任何有效的干预手段。

　　口腔检查可以使你更加明确患儿是如何协调使用发音器官以及如何有效地控制发音器官的运动。你可以看到他们是如何将牙齿咬合以及如何将嘴唇自然地闭合,这些有价值的信息将有助于你评估他们的发音能力,你也可了解喂养史(如婴儿期母乳喂养),同时也可以了解当前的饮食情况。

　　CD资源:相关结果可参考清单,见CD资源。

○ **口腔检查器械**（图 3-1-1）

口腔检查并不是无菌操作,但是要保证操作前后手和器械的清洁。

● **灯光** 有许多类型的笔式手电筒,有一次性的,也有重复使用的,携带方便,容易清洁。最好能携带两支笔式电筒,因为当你使用时,患儿可以玩耍另一支。玩具制造商那里也会有一些新奇的手电筒,它不仅有明亮的光线而且有吸引患儿的外观。如果你能让患儿坐在房间里使用自然光也是一个不错的做法。

依据视诊结果,有时可能还需要:

1. **手套** 如果你要把手指放入患儿的口腔里,手套是必需的。
2. **压舌板** 木质压舌板物美价廉,密封包装,干净卫生。
3. **反光镜** 可以检查鼻部的漏气情况(如牙科口镜或塑料反光镜)。

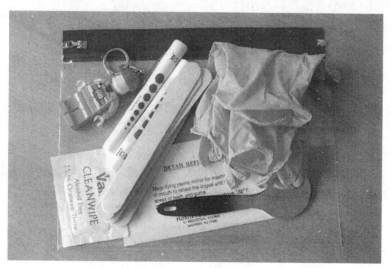

图 3-1-1 口腔检查器械

检查过程

在开始口腔检查前要确保患儿舒服地坐在父母腿上或椅子上,或把患儿放在他们习惯的位置上。父母会惊喜地看到患儿乐意被检查,当不舒服会时他们会做出反应。口腔检查操作过程越简单,就越能发现你所需要的信息。

在进行口腔检查之前,通过观察患儿你就能获得许多信息:

● 颌面部是否对称协调?

- 如果有口呼吸，是否有鼻阻塞？（检查眶下是否有蓝色阴影；是否有鼻黏膜肿胀导致鼻道缩窄；是否有低鼻音）
- 在玩耍和讲话时能否控制口水？
- 活动是否正常？能否完成你的指令动作？

唇

1. 上下唇能否闭合？
2. 微笑时是否对称？
3. 能否撅嘴？

如果他们不能完成其中的一个或几个动作，就需要思考可能的原因。做过唇裂整复术的患儿有可能由于上唇太短太紧不能与下唇接触；有鼻道阻塞的患儿不愿意闭口，因为闭口后不能呼吸；肌无力患儿不能使唇部肌肉收缩，为了弥补闭合不足，他们会用牙齿咬住下唇，或轻微地闭口，也有可能是解剖结构影响了唇部的位置以及闭合功能。

你掌握的信息可以帮助制定哪些目标音作为首要检查目标。

舌

1. 没有下唇的帮助能否将舌体伸出口腔？伸出的舌体是否位于正中？是静止不动还是在不停地运动？如果是运动你看到的是哪种运动方式？
2. 能否非常容易地将舌体从口角一侧移动到另一侧？
3. 舌尖能否舔到上唇甚至鼻尖？

舌体运动是否对称？是否需要很大力量的控制才能保持舌体运动的对称？如果发现患儿舌系带过短，要考虑是不是有影响？

○ **注释**

舌系带过短：关于舌系带过短对语音的影响有一些相关研究（Kummer，2005），婴儿在出生时常常会处理过短的舌系带，以避免母乳喂养受到影响（Messner 等，2000）。

大体上看，文献提示大多数人并不会因为舌系带过短而影响发音。但是，如果有舌体运动障碍，或患儿有特定的卷舌音发音困难，那么就应该考虑舌系带手术（Messner 和 Lalakea，2002）。

有一点非常重要，就是患儿父母一定要了解手术可以改善哪些发音，不能认为舌系带手术可以纠正所有的发音困难或语言障碍。

牙齿

1. 乳牙列,混合牙列还是恒牙列?
2. 咬合关系怎么样? 正常咬合关系? 前牙开𬌗或Ⅲ类错𬌗畸形?
3. 牙齿处于什么条件下? 如果牙齿被拔除,拔除有多久?
4. 牙弓是什么形态?

○ **名词**

前牙开𬌗指上下前牙切端的垂直距离。

Ⅱ类错𬌗畸形是指上颌骨或上颌牙严重覆盖于下颌骨或下颌牙,有一个非常大的覆盖距离。

Ⅲ类错𬌗畸形是指上颌骨或上颌牙位于下颌骨或下颌牙的后面,下颌牙反覆盖上颌牙,下颌骨前突。

通常来讲,牙齿并不是影响患儿发音的主要原因,门牙会阻挡舌体前伸,但是没有门牙是另一种不同的舌体运动体验。腭裂患儿通常牙弓狭窄,影响舌体的位置,如果牙齿扭转或在错误的位置萌出,会阻碍舌体运动进而影响发音。

硬腭

1. 腭部是否完整? 如果有腭瘘,请描述它的位置及形状,是否与鼻腔相通? 患儿本人或父母是否清楚口鼻相通? 是否有气体可以通过? 进食时是否有食物通过腭瘘进入鼻腔? 如果牙槽嵴处有腭瘘意味着患儿为了有效地发音将不得不回缩舌体,这样做的后果就是产生腭音或软腭音的替代音。

2. 腭部是什么形态? 如果是非常高耸而狭窄的腭穹窿,舌体运动将受到限制,因为舌体将产生塑形力来适应腭部形态。

腭部的表面形态解剖不是非常重要,缝隙或皱襞比较常见。有些人在软硬腭交界处会有凹陷。

软腭

1. 当患儿发"啊"音时他/她的软腭运动如何? 两侧软腭能否对称灵活地上抬? 软腭能否移动? 咽侧壁是否一起移动?
2. 软腭黏膜颜色是否正常? 有无充血?
3. 腭垂形态是否正常?

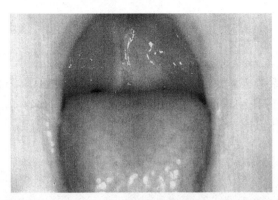

图 3-1-2   腭部正中的凹陷提示软腭的肌肉没有在中线处汇合而是向前错位附着于硬腭

正常情况下,发声时软腭会形成圆顶样结构,不易看到肌肉走行的位置、腭部的黏膜呈粉红色且半透明,所有结构都正常,大多数的人腭部正中会有一条明显的白线,这是正常表现。

当检查软腭时你会看到扁桃体,肥大的扁桃体会限制软腭的移动,同时会阻塞气道,为了保证气道通畅,患儿会不由自主地将舌体前伸。

请注意腭部有时会呈现蓝色、菲薄的半透明区域,这些区域意味着两侧的肌肉没有在中线处融合,有时候你可以看到两侧的肌肉束从软腭后端向硬腭走行呈现 ^ 形。

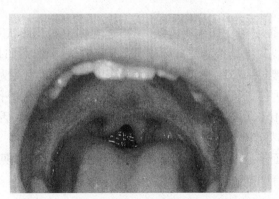

图 3-1-3   腭垂裂开,透明带,肥大的扁桃体

清楚地看到腭垂并不容易,在检查前请做好准备:

1. 将患儿放平,准备好光源。

2. 要求患儿练习发"啊"音,然后让患儿看着天花板对着你张大嘴巴发"啊"音,同时可以使用压舌板按压舌体后部方便检查。

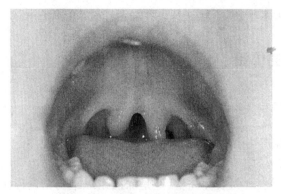

图 3-1-4　腭垂裂开,中线处半透明黏膜,轻微∧印记

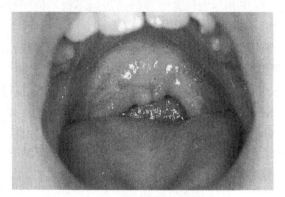

图 3-1-5　依然称为腭垂裂开

3. 腭垂是一个整体还是裂开? 如果是一个完整的腭垂你能否看到末端?

4. 有时黏膜下腭裂只是在腭垂上表现一凹陷,并不是完全地裂开(图 3-1-3 至图 3-1-5)。

○ **注意事项**

腭垂裂开/黏膜下腭裂的发生率

腭垂裂开是惊人地常见,通常无临床症状。早期在丹佛(Stewart 等,1972)的一项研究涉及 10 836 个小学生,检查发现其中 100 个腭垂裂开,9个黏膜下腭裂(腭裂外科医师再一次检查确诊),其他的研究表明白种人腭垂裂开的发病率为 1%~2%。

如果你发现任何下述表现,需要马上戴上手套,沿着硬腭中线向后直至软腭触诊,如果你平稳缓慢向后触诊患儿一般不会被窒息或作呕,你要一直触诊到最后一颗牙齿水平,感觉软硬腭边界是否光滑或有无凹陷?

黏膜下腭裂的体征

- 腭垂裂开
- 透明带
- 硬腭凹陷
- 肌肉的错位附着

黏膜下腭裂表现为表面完整,但是深面组织结构错位连接。对大多数患儿来说,黏膜下腭裂也会造成和腭裂一样的发音障碍。通常这些患儿均有母乳喂养困难史,一些患儿尽力母乳喂养但是最后不得不使用奶瓶,停止母乳喂养对患儿和父母都是一种解脱。

发音表现为腭咽闭合不全语音,压力性辅音弱化或代偿性发音,这些音相互混杂难以辨别和听清。例如,有些患儿使用声门停顿音来代替所有的辅音,但是也有一些患儿不表现鼻音,因为他们压根就没有尝试用口发音。

在黏膜下腭裂患儿当中,一部分可以表现为正常的发音和言语,一部分通过克服异常的组织结构也可以表现出接近正常的发音。因此,至关重要的是,语音语言治疗师在开始进行治疗之前必须确保患儿上腭没有结构性缺陷,否则就无法保证治疗的顺利和成功。

○ **病例报告:Joel**

言语语言治疗师第一次见到 Joel 时他才 5 岁 4 个月。学校的老师总是关心他那极不清晰的发音,尽管他的发音有困难,但是他在阅读方面做得非常好。

他有外耳道感染病史,经常在全科医师那里就诊,母亲关心他的发音多年,但是,对于他为什么不能清楚地发音,医师给出了不同的答案,却从没有医师建议他进行语音语言治疗。

在他们交谈过程中,言语语言治疗师发现 Joel 并不能听懂她讲话,只是通过读取唇部活动来猜测她要表达的意思。

尽管 Joel 的妈妈可以理解他所说的大部分内容,但是对于言语语言治疗师来说几乎不可能理解他要表达的意思。

评估结果
- 可以讲完整的音节结构。

- 经常发辅音 /m/ 和 /n/（无软腭鼻音）。
- 在任何音节的位置都没有口腔爆破音或摩擦音。
- 在任何音节的最后位置经常发声门停顿音。
- 言语语言治疗师认为有时候 Joel 听起来有轻度鼻音。
- 鼻腔没有空气流动或鼻腔共鸣。

　　言语语言治疗师进行了口腔检查,唇、舌、牙均未见明显异常,硬腭基本完整,但是在软腭处可见一较宽的裂隙。

　　Joel 的言语语言治疗师可能会认为不一定非要行口腔检查,因为他已经在其他医师那里就诊多次。代偿性发音模式可以使他在讲话时并没有明显的鼻音或没有气流从鼻腔流出,当把小镜子放在鼻孔下并不会看到镜面有雾气,因为他不使用口腔辅音,所以没有气流通过鼻腔。

　　令人高兴的是,Joel 的言语语言治疗师在 Joel 第一次就诊时就检查了他的口腔并发现了他的腭裂问题,同时建议他及时到当地腭裂服务中心接受治疗。

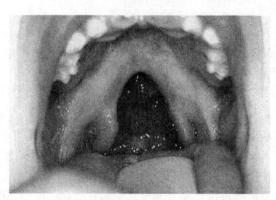

图 3-1-6　Joel 现在 10 岁,在进行腭裂修复术和中耳置管后发音非常清楚。他曾经接受过语音语言训练,主要是学习如何正确发音,从发爆破音到发摩擦音。他曾经一度发一些软腭音仍十分困难,需要使用一种新的发音方法去发出这些音节(参见第七章)

○ 病例报告:Ned

　　Ned 随着家人到处搬家,他已经在很多国家生活过,直到 9 岁才来到腭裂中心,他的病史非常复杂,没有一个完整的病历记载。

Ned 早产后有一段困难时期,由于鼻腔液体反流导致牛奶喂养异常艰难,固体食物勉强好一些,在两岁时做过中耳置管,但是听力问题依旧存在。开口讲话比较晚,需要进行相当长时间的语音语言治疗。

在 5~7 岁 Ned 接受过密集的语音治疗,Ned 除了发音不清还伴有运动障碍,注意力缺陷多动症和哮喘,目前在服药治疗。

Ned 的儿科医师建议他到耳鼻喉科就诊,耳鼻喉科医师检查过他的口腔后建议他来腭裂中心就诊。

在腭裂中心做了语音治疗评估工作。

评估结果:

● 除了 /l→j/ 以外可以清楚地发所有音。

● 所有的元音都有高鼻音,辅音较弱。

● 部分音节发声时会伴随鼻涕和鼻漏气。

● 雾镜测试显示,当发开音节和闭音节元音时有气流从鼻孔流出。

● 当堵住鼻孔时,爆破音和摩擦音的发音会得到改善。

口腔检查

● 腭垂裂开。

● 软腭中间较薄,呈现蓝色。

● 表面肌肉异常附着。

● 硬腭切迹。

● 腭部较短(或较深的咽腔)。

具有这些特征可以明确诊断为黏膜下腭裂。实际上,Ned 在检查过程中发现了上述所有表现。

腭裂整复术 6 个月后,Ned 的发音清晰度基本恢复正常,他的母亲说 Ned 在学校愿意与别人交流,而且明显更加自信。

Ned 的发音不清可以追溯到婴儿期,言语语言治疗师和他以及他的家人一起努力克服困难,这种由于组织结构发育异常导致的发音不清通常很难被发现。

如果在开始进行语音评估之前把口腔检查作为常规检查的一部分,那么 Ned 和他的家人可能就不需要承受这么多年发音不清的困扰。

○ 病历报告:Maia

Maia 在 2 岁 6 个月时被当地的言语语言治疗师转介到腭裂中心,她最初是由于语言发育迟缓而就诊,她会利用一切可用的方法与人交流,是一个很好的交流者。

Maia 的听力状况不明,她的母亲总是觉得 Maia 会混淆相近的发音,如 bite/bike。

评估结果

Maia 的言语语言治疗师注意到她不发口腔辅音,而经常发鼻化元音,当鼓气时可以明显听到鼻漏气。

Maia 有心形的舌体和短而圆的双耳,言语语言治疗师不能看到她的腭部。

腭裂中心的言语语言治疗师最初的评估记录如下:

● Maia 不能进行母乳喂养,但是可以奶瓶喂养,进食时总会有牛奶从鼻孔溢出。断奶很顺利。生长发育较同龄人要晚。

● Maia 是个安静的孩子,不怎么讲话,直到两岁才开始咿呀学语。

● Maia 用 /m, n/ 来使元音鼻音化,并且会在音节末尾发出摩擦音。

● 元音发音良好,不论是音调还是重音,尽管没有辅音但是很容易听懂。

● 口腔检查显示面部所有肌肉的肌张力均较低,包括嘴唇。

● 尽管努力用嘴唇掩盖,但是前牙区仍然可见开殆,上下唇不能轻松闭合,可看到活动的舌体。

● 可见腭垂裂开,腭部活动度较差,呈Λ形,不能触及硬腭边缘。

腭裂医师证实是 Maia 是黏膜下腭裂,她现在等待手术治疗。由于她的面部特征,同时也被安排进行 22q11 缺陷综合征的筛选(见第十二章)。

Maia 还需要进行语音治疗,学习如何用口腔发音,当腭裂手术完成后,她还需要学习如何利用新的器官条件进行发音。

📖 *推荐阅读*

Peterson-Falzones, S., Trost-Cardamone, J., Karnell, M.and Hardin-Jones, M.(2006).The Clinician's Guide to Treating Cleft Palate Speech.St Louis:Elsevier Mosby.

Sommerlad.B.C., Fenn, C., Harland, K., Sell, D., Birch., M.J., Dave R., Lees M.& Barnett, A.(2004).Submucous cleft palate:A grading system and review and review of 40 consecutive sunmucous cleft palate repairs.Cleft palate-Craniofacial Journal 41(2),114-123.

Shprintzen, R.J.and Bardarch, J.(1995).Cleft Speech Management:A Multidisciplinary Approach.St.Louis:Elsevier Mosby.

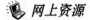 网上资源

http://speech-language-therapy.com/Caroline Bowen

（张平　译）

参考文献

Kummer, A. (2005). Ankyloglossia: To clip or not to clip? That's the question. *ASHA Leader, 10*(17), 6–7, 30.

Messner, A.H., Lalakea, M.L., Aby, J., Macmahon, J. & Bair, E. (2000). Ankyloglossia: Incidence and associated feeding difficulties. *Archives of Otolaryngology – Head & Neck Surgery, 126*(1), 36.

Messner, A.H. & Lalakea, M.L. (2002). The effect of ankyloglossia on speech in children. *Archives of Otolaryngology – Head & Neck Surgery, 127*(6), 539–545.

Stenglehofen, J. (1999). *Working with Cleft Palate*. Oxford: Winslow Press.

Stewart, J.M., Ott, J.E. & Lagace, R. (1972). Submucous cleft palate: Prevalence in a school population. *Cleft Palate Journal, 9,* 246–250.

第三章　评估
第二节　语音评估

Ginette Phippen，Sandra Treslove

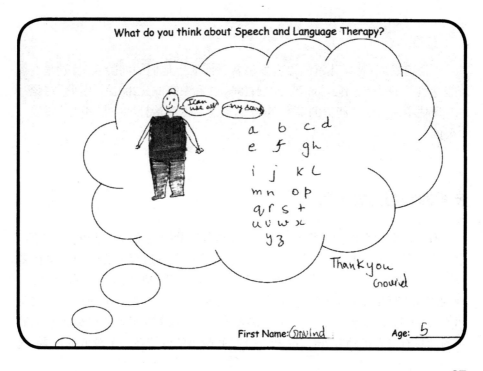

本章目的

- 描述腭裂及腭咽功能障碍患者语音评估的框架。
- 提供发现和描述共鸣异常、鼻漏气以及腭裂语音特征相关的快速
参考。
- 腭裂语音障碍的评估以及对于治疗决策的影响。

介绍

对腭裂患者的语音描述,通常包括构音、清晰度、共鸣和嗓音等多个方面,同时还包括共鸣相关的仪器检查(Kuehn 和 Moller,2000)。

Great Ormond Street 语音评估(GOS.SP.ASS)(Sell,Harding 和 Grunwell,1999)是目前欧洲常用的腭裂语音评估框架。GOS.SP.ASS 包括以下几部分内容:

- 共鸣
- 鼻漏气和鼻湍流
- 声母构音和腭裂语音(CSCs)

此外,还包括面部扭曲,发音时的面部表情,口腔检查和嗓音(图 3-2-1)。

○ **注释**

语言发展:腭裂儿童的语言发展常常滞后于他们的同龄人,特别是在表达性语言方面(Persson 等,2012;Russell 和 Harding,2001)。因此,在语音评估中加入语言能力的筛查,对于腭裂患者的诊治计划的制订是非常重要的。

发音的腭咽闭合机制

有关腭咽闭合的相关机制,包括软腭和咽后壁的相关研究已经较为丰富。电视摄像技术和内镜相关研究已经明确,尽管在发音过程中腭咽闭合存在多样性,然而肌肉的运动导致软腭提升并后缩,与喉部的肌肉运动一起,最终实现软腭和咽后壁形成封闭(Moon 和 Kuehn,2004)。这一机制出现在大多数英语发音中,封闭口腔,不让气流从鼻腔漏出去,从而实现正确的口鼻腔共鸣的平衡。只有当发鼻辅音 /m/,/n/ 和 /ŋ/ 时,软腭仍然保持在一个较低的位置,气

流在鼻腔形成共鸣。在某些其他语言中,在发某些元音时,也可能出现不完全的腭咽闭合情况。无论是怎样的方言、口音或语言,在会话过程中,都需要有快速、自动、协调的软腭运动来实现所需要的共鸣平衡(Bzoch,2004)。

共鸣评估

　　"鼻音"通常是指发音过程中,鼻腔有过多或过少的气流共鸣(Sell 等,1999)。对于所有的发音者来说,都有一股声学能量从肺部呼出,到达声带,再从声带进入口腔和鼻腔(Jones,2006)。听者就感知为共鸣,表现为嗓音的质量。

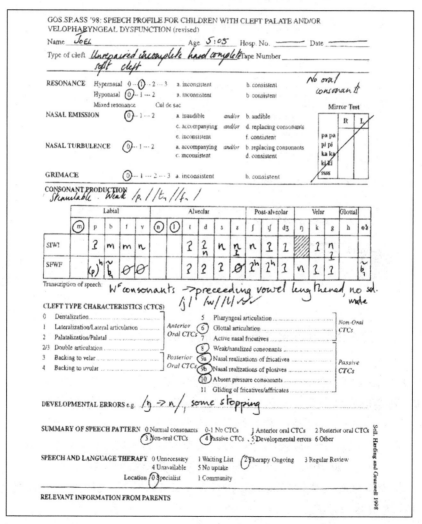

图 3-2-1　Great Ormond Street 语音评估系统(后页续)

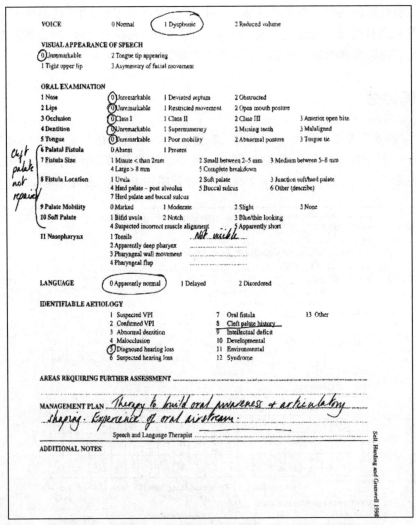

图 3-2-1   Great Ormond Street 语音评估系统（续前页）

从过高鼻音到过低鼻音是一个连续的共鸣变化。如果有过多的气流进入鼻腔，就会形成高鼻音。相反，如果鼻腔共鸣过少，就会形成过低鼻音的音质（Sweeney，2011）。过高鼻音和过低鼻音在临床上都会影响说话者的语音清晰度。但是，过低鼻音通常被认为对语音清晰度的影响较小，因为过低鼻音通常只会影响鼻音（如，/m/，/n/ 和 /ŋ/ 等）。而过高鼻音则会影响所有的元音，导致声母发音弱化或被替代（Harding 和 Grunwell，1996），也被认为对听者的感知产生更为负面的影响。

⊙ **CD 资源**

　　共鸣快速评估　共鸣快速评估是为耳鼻喉科医师及社区言语语言治疗师设计的快速指南,包括在 CD 资料库中的可以影印的表格。该项评估也将指导言语语言治疗师进行鉴别诊断和考虑后续是否要转介进行腭咽闭合功能的评估。

快速共鸣评估		
引导患儿说(目标音):	患儿说(实际发音):	提示结果
Mummy,mummy,mummy Nanny,nanny,nanny	Bubby,bubby,bubby Daddy,daddy,daddy	低鼻音:腺样体、黏膜、鼻孔不通畅
引导患儿说(目标音):	患儿说(实际发音):	提示结果
Daddy,daddy,daddy Bobby,bobby,bobby	Nanny,nanny,nanny Mommy,mommy,mommy	高鼻音:轻轻地捏住患者的鼻子看是否发音改善。注意黏膜下裂。转介腭裂专科团队
引导患儿数数:	你听到:	提示结果
Four five six seven	在"f"和"s"的发音中,伴随鼻子漏气的声音;其他声音不伴随鼻子漏气	可能提示"主动性鼻漏气";常常与中耳听力损失以及鼻阻塞相关

主动性鼻漏气:这是一种错误的发音方式,患儿习得的一种习惯,将口腔的气流从鼻子呼出来,产生一种"鼻甲音",来替代特定的摩擦音。为了便于鉴别诊断,可以让儿童说一个长长的"sssssssss"的发音,同时轻轻地捏住他的鼻子。
→如果捏住鼻子,患儿任何声音都发不出来,你可以估计患儿的声音在某个地方被"堵住了",那就是"主动性鼻漏气"。
→如果捏住鼻子,患儿的"ssssss"的发音反而更加清楚了,则提示腭咽闭合功能不全。
如果确诊为主动性鼻漏气,请转介当地的言语语言治疗师团队(除非患儿有腭裂/腭隐裂)。

如果你怀疑患儿有腭咽闭合功能不全,请转介相关唇腭裂团队。
改编自:The Spries,Cleft Centre Speech and Language Therapy service,2011

鼻漏气

　　伴随口腔声母发音的异常鼻漏气称为鼻漏气或鼻湍流。在声母重复发音过程中,通过观察放在鼻孔下面的雾镜也可以帮助诊断。鼻漏气和主动性鼻漏气的鉴别诊断非常重要(详见第十章)。

腭裂语音特征（cleft speech characteristics，CSCs）

正如腭裂对于共鸣的影响，腭裂/腭咽功能障碍也会影响语音的发展（Harding 和 Grunwell，1996；Riski 和 DeLong，1984）。由于早期腭咽功能结构障碍的存在，无法满足口腔声母 /m/，/d/ 和 /g/ 构音所需要的口腔压力，患儿可能发展出一些替代的发音方式，来代偿这些目标声母。Russell 和 Harding（2001）也指出，这类在患儿幼年形成的腭裂相关语音特征对语音清晰度会产生显著的影响。

腭裂语音特征可能会影响正确的发音位置和（或）发音方式。比如，牙槽嵴的音后置到软腭位置，爆破音被鼻音替代等。

腭裂语音特征可以分为主动型或被动型。表 3-2-1 将替代发音划分为主动型的腭裂语音特征。所谓的"主动型"是指那些主动产生的代替所需发出的目标音（Harding 和 Grunwell，1998）。它们又可以进一步根据位置的不同分为前位替代，后位替代或非口腔替代。

表 3-2-2 描述了被动型的腭裂替代语音特征。"被动型"是由于腭咽闭合功能障碍和（或）腭瘘造成的语音特征。由于这一结构障碍，无法产生和（或）维持充分的口腔压力，所以成为"被动型"（Harding 和 Grunwell，1998）。

📖 *推荐阅读*

Sell，D.and Grunwell，P.（2001）.Speech assessment and therapy.In：A.Watson，D.Sell and P.Gruntwell（Eds），Management of Cleft Lip and Palate.London：Whurr Publishers.

Grunwell，P.（Ed.）（1993）.Analysing Cleft Palate Speech.London：Whurr Publishers.

语音转录

对于异常语音的转录是一项具有挑战性并需要持续练习才能维持的技能。特别语音障碍网络（Specific Speech Impairment Network）中的专业人员提出了一整套转录技能训练指导（2012），其中强调了语音转录的重要性，包括：

- 鉴别诊断
- 明确语音障碍的本质和程度
- 管理和决策制定
- 选择干预方式
- 评估改变

"指导"建议语音语言治疗师要能够自信地使用全套国际音标，以及国际音标的扩展，从而实现在语音水平描述异常语音和正常语音之间的变异。在

表 3-2-1 主动型腭裂语音音特征

	主动型腭裂语音特征（CSCs）		
	腭裂语音特征	容易影响的音素	评价
前位 CSCs	齿音化/不正确的舌尖运动	牙槽嵴音/t d n s z l/	常和Ⅲ类错殆相关 齿音化是一类前置构音，需要鉴别发育性的前置构音和腭裂相关的前置构音的不同
	侧化构音	典型的牙槽嵴爆破音、摩擦音和塞擦音，如/s z t ʃ/等，软腭音较少见	目标音被发成为侧化的摩擦音[ɬ ɮ]，侧化的摩擦音流，例如[tˡ]在侧化发音当中，主要气流在中间位置，但同时伴随着气流从舌头的两侧漏出去
	腭化构音	典型的牙槽嵴爆破音、摩擦音、塞擦音/t d s z tʃ dʒ/，软腭音较为少见	在腭化构音中，除了主要的目标音之外，还伴随着舌头和硬腭接触的发音，听见来类似/ʃ/或/j/的声音
后置 CSCs	双重构音	常见于双唇或牙槽嵴爆破音	两个音同时发声，常见影响/t/>[t̂k]和/d/>[d̂g]，也包括声门停顿音的协同发音，如/p/>[p̂ʔ]
	后置到软腭、腭垂	双唇、牙槽音和软腭声母	例如/k g x ɣ/以及腭垂[q ɢ χ ʁ]
非口腔 CSCs	非口腔构音	爆破音、塞擦音和摩擦音	压力性声母被声门摩擦音[h ɦ]，咽摩擦音[ħ ʕ]，或声门爆破音[ʔ]所替代。由于口腔压力的不足，患者尝试代偿性地在压力更大的地方形成构音。位于音节首位的声门停顿音常被误认为是声母丢失，但仍提示音韵对比的不同
	主动性鼻漏气	典型的/s/和/z/，但也会影响/ʃ ʒ tʃ dʒ/	目标口腔发音被鼻擦音所替代（见第十章），并伴随鼻漏气[s̃]，或者鼻湍流[n̥]

来源：Grunwell 和 Sell (2001);Sell, Harding 和 Grunwell (1998);Sell, Harding 和 Grunwell (1994)

表 3-2-2　被动型腭裂语音特征小结

被动型腭裂语音特征（CSCs）

腭裂语音特征	容易影响到的音素	评价
声母弱化、鼻音化	口腔声母	气流同时从口腔和鼻腔漏出。由于口腔压力建立，口腔声母弱化 / 鼻音化，例如 /b/>[bↄ]或[ɓ]
鼻音化	摩擦音和爆破音	目标音被相关位置的鼻音所替代，例如，/b/>/m/，/d/>/n/，/s/>[(s͡n] 摩擦音的鼻音化常常和主动型鼻漏气在主观判听上较难区分（见第十章的鉴别诊断）
压力声母缺失	口腔声母	包括鼻音和半元音和（或）声门摩擦 /h/ 音的发音
介音	摩擦音 / 塞擦音	目标音被发成介音 /w　j/

来源：Grunwell 和 Sell（2001）；Sell，Harding 和 Grunwell（1998，1994）

临床工作中，在实时转录之后，言语语言治疗师可以查找国际音标的表格，以明确那些不确定的符号。在这些情况中，建议言语语言治疗师先尝试尽可能地记录下所听到的语音的特征，而不是完全不做转录，或是根据所想象的语音进行记录。对于某些复杂的个案，建议使用录像设备对患者的信息进行记录，以便于后续的回顾。

表 3-2-1 和表 3-2-2 中常见的 CSC 符号标示

齿	[d̪]
侧 / 侧向的	[ɬ][ɭ][tˡ]
腭、腭向的	[c][ç][tʲ]
双音	[t͡k][p͡ʔ]
小舌音	[q ɢ χ ʁ]
声门	[h ɦ]
咽腔	[ħ ʕ]
主动性鼻擦音	[n̥͌][n̰]
弱化、鼻音化	[bↄ][ɓ]
鼻漏气	[t]
鼻湍流	[s]

评估影响

腭裂及腭咽功能障碍的影响

如前所述,腭裂患儿容易发展出成为腭裂语音特征的代偿性发音方式。这些发音方式可能会快速地进入患儿的音韵系统当中,并在持续腭咽功能障碍的情况下,难以矫正。

尽管腭咽功能障碍会导致患儿食物和液体的鼻腔反流,以及鼻面部的扭曲,但是,腭咽功能障碍(腭裂相关或非腭裂相关的)的主要影响还是在发音方面。带有鼻音的发音会使听者感到明显的异常,语音不清,难于理解。一旦出现鼻音代替口腔辅音的现象,例如 /b/ 听起来像 /m/ 就会显著影响清晰度,这样 /baby/ 就会听起来像 /mamy/,/daddy/ 听起来像 /nanny/。同样,从鼻腔内漏出来的气流(鼻湍流)也会影响有效沟通(Wyatt 等,1996)。

关于严重程度

鼻音以及腭裂相关语音特征的表现在不同个体之间有很大的个体差异,如果用一条线段来描述,在线段的一侧表示轻微的鼻音,在线段的另一侧则为严重不清晰的语音。在临床上,一般使用轻度、中度及重度的等级划分不同的严重程度。这些指标并不是绝对的,尽管很多学者试图要进行更为清晰和定量的划分如疼痛等级(Serlin 等,1995)。这些词也常用于对语音障碍严重程度的评定(ASHA,2010;Bowen,1998)。对于腭裂术后接受语音评估的患者,相对性的指标也常用来对鼻音进行评估(Vogel 等,2009;Henriksson 等,2005;Lee 等,2003)。但是,正如在第一章所论述的,似乎沟通障碍的严重程度对于个体沟通信心和自信的影响并不是直接的相关的(McLeod,2004)。也有学者认为,这样的个体差异,可能和个体应对负面事件的能力,也和个体的个性特征以及外界其他影响因素相关。

这些影响为什么重要?

语音、语言以及沟通对个体的影响需要被完善记录(Markham 等,2009)。McCormack 等对过去 10 年发表的相关文献进行了系统回顾,研究发现儿童期的语音障碍可能与一系列障碍相关,包括阅读、书写、思考、社会关系以及工作等。也有关于欺负他人(Knox 和 Conti-Ramsden,2003),行为退缩(Fujiki 等,2001)以及学业表现不佳(Lewis 等,2004)等的相关报道。相对于那些合并存在语言障碍的患儿来说,单独存在语音问题的患儿在理解他人所表达的意思方面存在的风险较小（Young 等，2003；Lew 等，1998）。但是，Lewis 和 Freebairn（1992）也发现，早期存在音韵困难的患儿，在青少年期和成人期，他们的阅读和拼写能力也较为不理想。同样，有嗓音障碍的患儿相对于有正常嗓音的同龄人来说，也会受到更多负面的评价（Hooper，2004）。

评估影响

关于如何评估腭裂所造成的沟通困难对儿童患者和成年患者生活质量的影响受到越来越多的关注（McLeod，2004）。进行影响评估的重要性是毋庸置疑的，因其关系到临床决策的两大技能：首先，如何应用诊断和研究信息；其次，考量其他因素及其影响（Weiner 等，2007）。

评估的过程就是根据临床情境，在一定的框架范围内，搜集不同来源的信息。这就为信息分析和不同诊疗选择之间的决策奠定了基础（Harding 和 Smith，2008）。评估不单单是对数据的处理，还包括对相关提示信息的解读，包括相关证据、观念以及临床经验。这对于从总体上评估语音语言障碍的影响尤其明显（Markhan 等，2009）。

无论选择怎样的评估工具，正式的或非正式的，标准化的或非标准化的，都需要弄清楚相关影响因素，比如，"腭裂或腭咽功能障碍对患儿或患者有何影响？"答案可能从患者本人那里获得，或从他们的家人、老师以及其他专业人士那里，更多时是结合多方面的信息。这些信息将有助于干预治疗决策制定的过程，在某些个案也会影响手术的方案。

（姜成惠　译）

参考文献

American Speech & Hearing Association (ASHA) (2010). Motor Speech Disorders Evaluation. [online] Available at: http://www.asha.org/uploadedFiles/slp/healthcare/AATMotorSpeech.pdf [Accessed 11 October, 2010]

Bowen, C. (1998). Children's speech sound disorders: Questions and answers. [online] Available at: http://www.speech-language-therapy.com/phonol-and-artic.htm [Accessed 11 September, 2010]

Bradbury, E. (2001). Growing up with a cleft: The impact on the child. In A.C.H. Watson, D.A. Sell & P. Grunwell (Eds), *Management of Cleft Lip and Palate*. London: Whurr Publishers.

Bzoch, K.R. (2004). Introduction to the study of communicative disorders in cleft palate and related craniofacial anomalies. In K.R. Bzoch (Ed.), *Communication Disorders Related to Cleft Lip and Palate*. Austin, Texas: Pro-Ed.

Fujiki, M., Brinton, B., Isaacson, T. & Summers, C. (2001). Social behaviors of children with language impairment on the playground: A pilot study. *Language Speech & Hearing Services in Schools 32*(2): 101–113.

Good Practice Guidelines for Transcription of Children's Speech Samples in Clinical Practice and Research (2012). Specialists in Specific Speech Impairment Network, circulated by email January 2013.

Harding, A. & Grunwell, P. (1996). Characteristics of cleft palate speech. *European Journal of Disorders of Communication 31*(4), 331–357.

Harding, A. & Grunwell, P. (1998). Active versus passive cleft-type characteristics: Implications for surgery and therapy. *International Journal of Language and Communication Disorders 33*(3), 329–352.

Hardy, D. & Smith, B. (2008). Decision making in clinical practice. *British Journal of Anaesthetic and Recovery Nursing, 9*(1), 19.

Henriksson, T.G., Hakelius, M., Andlin-Sobocka, A., Svanholm, H., Low, A. & Skoog, V. (2005). Intravelar veloplasty reinforced with palatopharyngeal muscle: A review of a 10-year consecutive series. *Scandinavian Journal of Plastic and Reconstructive Surgery and Hand Surgery, 39*(5), 277–282.

Hooper, C.R. (2004). Treatment of voice disorders in children. *Language Speech & Hearing Services in Schools, 35*(4), 320–326.

Jones, D.L. (2006). Patterns of oral-nasal balance in normal speakers with and without cleft palate. *Folia Phoniatrica et Logopaedica, 58*, 383–391.

Knox, E. & Conti-Ramsden, G. (2003). Bullying risks of 11-year-old children with specific language impairment (SLI): Does school placement matter? *International Journal of Language & Communication Disorders, 38*(1), 1–12.

Kuehn, D.P. & Moller, K.T. (2000). Speech and language issues in the cleft palate population: The state of the art. *The Cleft Palate-Craniofacial Journal, 37*(4), 348–350.

Lallh, A.K. & Rochet, A.P. (2000). The effect of information on listeners' attitudes toward speakers with voice or resonance disorders. *Journal of Speech Language & Hearing Research, 43*(3), 782–795.

Law, J., Boyle, J., Harris, F. & Harkness, A. (1998). Screening for primary speech and language delay: A systematic review of the literature. *International Journal of Language & Communication Disorders 33*(S1), 21–23.

Lee, A.S.Y., Ciocca, V. & Whitehill, T.L. (2003). Acoustic correlates of hypernasality. *Clinical Linguistics & Phonetics, 17*(4–5), 259–264.

Lewis, B.A. & Freebairn, L. (1992). Residual effects of preschool phonology disorders in grade school, adolescence, and adulthood. *Journal of Speech & Hearing Research, 35*(4), 819–831.

Lewis, B.A., Freebairn, L.A., Hansen A.J., Iyengar, S.K. & Taylor, H.G. (2004). School-age follow-up of children with childhood apraxia of speech. *Language Speech & Hearing Services in Schools, 35*(2), 122–140.

McCormack, J., McLeod, S., McAllister, L. & Harrison, L.J. (2009). A systematic review of the association between childhood speech impairment and participation across the lifespan. *International Journal of Speech-Language Pathology, 11*(2), 155–170.

McLeod, S. (2004). Speech pathologists' application of the ICF to children with speech impairment. *Advances in Speech-Language Pathology, 6*(1), 75–81.

Markham, C., Van Laar, D., Gibbard, D. & Dean, T. (2009). Children with speech, language and communication needs: Their perceptions of their quality of life. *International Journal of Language & Communication Disorders, 44*(5), 748–768.

Mathieson, L. (2001). In M.L.C. Greene & L. Mathieson (Eds), *The Voice and its Disorders, 6ᵗʰ Edn*. London: Whurr Publishers.

Moon, J.B. & Kuehn, D.P. (2004). Anatomy and physiology of normal and disordered velopharyngeal function for speech. In K.R. Bzoch (Ed.), *Communicative Disorders Related to Cleft Lip and Palate*. Austin, Texas: Pro-Ed.

Persson, M., Becker, M. & Svensson, H. (2012). Academic achievement in individuals with cleft: A population-based study. *Cleft Palate-Craniofacial Journal, 49*(2), 153–159.

Riski, J.E. & DeLong, E. (1984). Articulation development in children with cleft lip/palate. *Cleft Palate Journal, 21*(2), 57–64.

Russell, J. & Harding, A. (2001). Speech development and early intervention. In A.C.H. Watson, D.A. Sell & P. Grunwell (Eds), *Management of Cleft Lip and Palate*. London: Whurr Publishers.

Sell, D., Harding, A. & Grunwell, P. (1994). *GOS.SP.ASS*. A screening assessment of cleft palate speech. *European Journal of Disorders of Communication, 29*(1), 1–15.

Sell, D.A., Harding, A. & Grunwell, P. (1999). *GOS.SP.ASS.'98*: An assessment for speech disorders associated with cleft palate and/or velopharyngeal dysfunction (revised). *International Journal of Language & Communication Disorders, 34*(1), 17–33.

Sell, D.A. & Grunwell, P. (2001). Speech assessment and therapy. In A.C.H. Watson, D.A. Sell & P. Grunwell (Eds), *Management of Cleft Lip and Palate*. London: Whurr Publishers.

Serlin, R.C., Mendoza, T.R., Nakamura, Y., Edwards, K.R. & Cleeland, C.S. (1995). When is cancer pain mild, moderate or severe? Grading pain severity by its interference with function. *Pain, 61*(2), 277–284.

Sweeney, T. (2011). Nasality – Assessment and intervention. In S. Howard & A. Lohmander (Eds), *Cleft Palate Speech: Assessment and Intervention*. Chichester, UK: Wiley-Blackwell.

Tugade, M.M., Fredrickson, B.L. & Feldman Barrett, L. (2004). Psychological resilience and positive emotional eranularity: Examining the benefits of positive emotions on coping and health. *Journal of Personality, 72*(6), 1161–1190.

Vogel, A.P., Ibrahim, H.M., Reilly, S. & Kilpatrick, N. (2009). A comparative study of two acoustic measures of hypernasality. *Journal of Speech Language & Hearing Research, 52*(6), 1640–1651.

Weiner, S.J., Schwartz, A., Yudkowsky, R., Schiff, G.D., Weaver, F.M., Goldberg, J. & Weiss, K.B. (2007). Evaluating physician performance at individualizing care: A pilot study tracking contextual errors in medical decision making. *Medical Decision Making, 27*(6), 726–734.

Wyatt, R., Sell, D., Russell, J., Harding, A., Harland, K. & Albery, E. (1996). Cleft palate speech dissected: A review of current knowledge and analysis. *British Journal of Plastic Surgery, 49*(3), 143–149.

Young, A.R., Beitchman, J.H., Johnson, C., Douglas, L., Atkinson, L., Escobar, M. & Wilson, B. (2002). Young adult academic outcomes in a longitudinal sample of early identified language impaired and control children. *Journal of Child Psychology and Psychiatry, 43*(5), 635–645.

📖 *推荐阅读*

Grunwell，P.（Ed.）（1993）.*Analysing Cleft Palate Speech*.London：Whurr Publishers.Sell，D.& Grunwell，P.（2001）.Speech assessment and therapy.In A.Watson，D.Sell and P.（Eds），*Management of Cleft Lip and Palate*.London：Whurr Publishers.

第四章　腭咽功能障碍的评估和管理

Leda Koutsoulieri

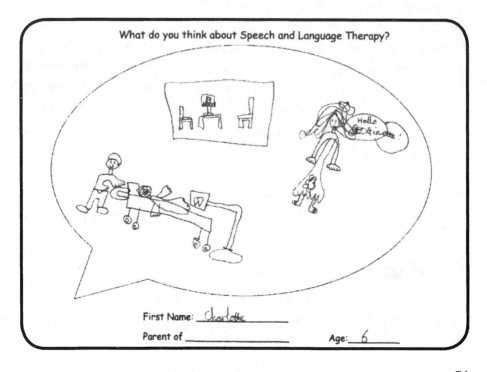

本章目的

本章节主要探讨对评估腭咽闭合功能障碍(以下简称 VPD)有帮助的仪器设备以及对不同方法的选择。

简介

腭咽闭合功能的评估由专科诊所进行,通常称为腭裂治疗诊所。由整形外科医师以及言语语言治疗师组成。这些诊所专为那些疑似腭咽功能障碍的人所设立。他们的目标是确诊或排除腭咽功能障碍,研究他们的病因、病程并选择适当的治疗方法。

仪器对 VPD 的评价

为什么我们需要仪器评价?

感知性的语音评定是 VPD 评估的核心,它是依靠听者的主观判断,决定一个人的讲话是否异常(Sell 和 Grunwell,2001)。训练多年的医生的耳朵是对腭裂或腭咽功能障碍患者的语音进行判听的唯一手段。虽然训练有素的耳朵可以检测出言语障碍,但无法描述引起这个问题的解剖学原因(Muntz,1992)。客观评估的方法如使用仪器,已经成为常规检查,与主观评估方法同时使用。这使得临床医师更好地了解腭咽闭合的结构和功能,这对于处理腭咽部的器质性缺陷是必不可少的。此外,在治疗过程中的任何结果都可以直视并记录。仪器检查的结果也可以支持临床医师的主观判断,特别是一些临界性的病例或非持续性的 VPD,客观检查的结果可以帮助临床医师决定是否需要手术干预(Peterson-Falzone 等,2006)。

仪器类型

对腭咽闭合功能进行评价有两个金标准:荧光电视摄像和鼻内镜。

○ **名词解释**

透视:是一种使用 X 线来获得身体内部结构的实时动态图像的成像技术。让患者定位在 X 线源与接收器之间的一个固定点,通过 X 线穿过身体,并用一个数字探测器收集穿过身体的 X 线。由于身体不同组织部位的密度不同,穿过身体的 X 线量也不同,这也是图像上显影不同的原因。X 线穿过身体后被转换成一个图像信号传送到电视监视器。荧光电视摄像就是在实时记录图像,未来回播时可以看到实时图像而不是静止的图像。

内镜: 通常是指可以通过身体开口或通路检查身体内部器官或空腔的仪器。鼻内镜是指通过鼻腔的内镜。它可以对腭咽部的解剖和生理运动进行检查。

最近一项调查表明,在英国的 16 个唇腭裂中心中,临床上使用荧光电视摄像技术已成为常规,另有 70% 的唇腭裂中心使用鼻内镜。然而各国惯例有所不同;例如,在美国最常用的是鼻内镜,因为荧光电视摄像存在辐射暴露的问题(Kummer 等,2012;Sell 和 Pereira,2011)。尽管如此,被广泛接受的观点是:荧光电视摄像和鼻内镜都很重要,二者可以提供独特且互补的信息。

荧光电视摄像检查

在文献中经常提及一些不同的观测角度,借此将腭咽功能运动可视化,同时观察腭咽闭合的情况(Peterson Falzone 等,2010;Shprintzen,1995)。

基本角度: 被称为是"正面"观察腭咽闭合机制的角度。使患者位于透视台上做出一个类似狮身人面像的姿势,头部向后延伸,使 X 线垂直穿过咽部。这个角度有一些缺点(比如难以摆好姿势)。此外,从这个角度看到的东西也可以通过鼻内镜看到并且效果更好。

前后位像: 使患者仰卧,图像增强器放置在患者脸部上方(使患者面对它)。这个角度可以显示咽侧壁运动的信息,但不能清楚地显示咽侧壁与软腭的关系。

Towne 位: 使患者端坐或仰卧,头部向下弯曲(颏部靠近胸部)。X 线垂直于腭咽部分。这个视图与基本角度类似。同样地,相比较于鼻内镜的优点,还是应该首选鼻内镜,以防止额外的辐射暴露。

侧位片: 为获得这一角度,让患者站立或端坐,正中矢状面与 X 线垂直(侧视图)。在这个位置很容易看到软腭、咽后壁和舌头的图像。

以下信息提示需要充分评估使用电视透视检查腭咽闭合机制的解剖和功能(Sell 和 Pereira,2011;Shprintzen,1995):

- 软腭运动与结构。
- 咽后壁运动与结构。
- 舌头的运动、位置以及发音时舌与软腭的互动(如发音时,舌背拱起帮助腭咽闭合）。

- 腭咽闭合的可靠性以及闭合平面与咽后壁的关系。
- 腺样体和扁桃体（大小和位置）。
- 腭帆提肌的位置（如前移或正常）。
- 有无派氏嵴及其在腭咽闭合过程中的作用。

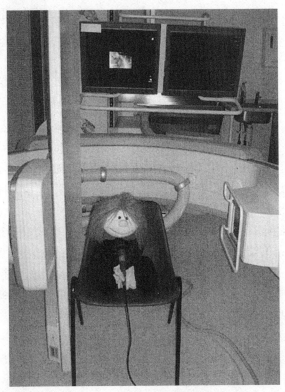

图 4-1　荧光电视摄像设备

为了观察上述特征，一般认为正向或侧向角度是最有用的或可互补的，其中侧向荧光电视摄像是最常用的。有些内容适合在正面角度观察而不是侧面，如咽侧壁运动方面。但是，由于使用鼻内镜看得更详细，而不常使用正面的角度。

○ 名词解释

派氏嵴（Passavant's ridge）：是咽后壁向前的突起，在腭咽闭合运动时如发音时会出现但并不是永久存在。关于派氏嵴是由什么肌肉形成并且在腭咽闭合过程中的作用还存在争议（Peterson-Falzone 等，2010）。

　　舌峰（tongue humping）：是指舌头在腭咽闭合过程中的协同作用。部分腭咽闭合功能障碍的患者会在讲话时将舌头后部靠近软腭的地方抬起，在侧方的荧光电视摄像中可以看到类似驼峰的突起，但在鼻内镜中无法看见。在鼻内镜中，舌头低于上腭，所以隐藏在视野之外。

语音样本

　　荧光电视摄像中的语音样本通常包括辅音元音（例如"pa-pa；pi-pi"）、重复的句子或机械的讲话，如从 1~20 数数。但是语音样本的选择因人而异，例如一个辅音认识有限的孩子，可以要求他只发出他能够发出的辅音。

鼻内镜

　　鼻内镜是用柔性的内镜插入鼻腔，从腭咽平面上方直观观察腭咽闭合机制的成像过程。Pigott 和他的同事们于 1969 年第一次使用了这个方法研究腭咽闭合功能障碍（Mercer 和 Pigott，2001）。内镜由一个镜头、光纤插入管、目镜连接摄像头和高强度光源组成。录像设备需要保证医师和患者都可以看见图像（Peterson-Falzone 等，2010）。鼻内镜要不能干扰患者正常的讲话，还可以在缓和说话的同时直接观察腭咽闭合的情况。

　　事实上，鼻内镜有时对于一些幼儿、青少年甚至成人具有侵袭性。推荐使用局部麻醉药，并且在进行鼻内镜检查之前留出足够的时间以确保麻醉剂生效。试着向孩子们解释鼻内镜检查的过程，检查者需要告诉孩子们，他们可以感觉到鼻内镜但是不会被伤害。一个良好的测试环境、临床医师的态度以及家庭的支持，将有助于提高鼻内镜检查的成功率。

　　尽管鼻内镜经常是从下鼻道进入咽腔，但是最有利的视角是通过鼻子的中鼻道进行（Shprinzten，1995；Muntz，1992）。鼻内镜使得腭咽闭合的解剖结构和功能特征可视化（Sell 和 Pereira，2011）。

结构

- 软腭鼻腔面。
- 有无腺样体及其大小。
- 颈动脉位置异常（血管搏动）。
- 异常的组织结构。
- 咽后壁的解剖形态。

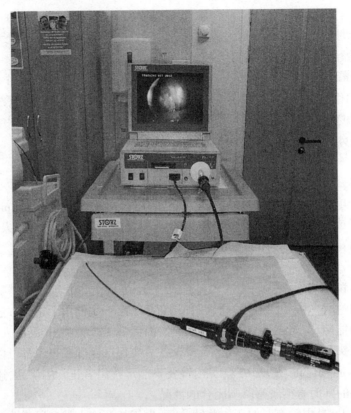

图 4-2   鼻内镜设备

○ **注意事项**

　　颈部血管的位置需要特别注意,特别是在涉及咽成形手术的患者。个别 22q11 缺失综合征的患者的颈内动脉会向中线移位。在使用鼻内镜检查咽腔时,可以看到动脉血管的搏动,提示其过于接近表面,或咽壁过于薄弱。由于手术存在颈内动脉损伤的风险,外科医师往往在术前通过 MRI 扫描以明确颈内动脉的位置(Shorintzen,1995)。

功能

- 软腭的运动及其对称性。
- 软腭与咽后壁、咽侧壁的协同运动。
- 腭咽闭合的模式(例如,环形闭合、矢状闭合和冠状闭合)。
- 有无腭咽闭合间隙,包括大小、对称性和位置。

语音样本

语音样本一般包括主动发出的声音和被教授而发出的声音,还有模仿的句子以及辅音-元音的搭配。在荧光电视摄像检查时用到的语音样本,可以是孩子能模仿或学到的任何辅音。

无论是电视透视或是鼻内镜检查的结果都可以重复播放。

📖 *推荐阅读*

Sell,D.et al.(2008)Speech amd language therapy and nasendoscopy for patients with velopharyngeal dysfunction.RCSLT Position Paper.Royal College of Speech and Language Therapists,London,UK

磁共振成像

由于磁共振成像(MRI)能很好地呈现软组织图像,因而可用于对腭咽闭合机制的观察。MRI 基于电磁能量的原理,因此没有辐射等相关风险。它的优点在于非侵入性、可重复性和可再现性,对软组织有良好的对比并且具有相当高的分辨率,这些都有利于观察和分析软腭的肌肉。但是 MRI 提供的是静态的软组织影像而无法形成动态图像,所以它没有被广泛应用。另外,MRI 的费用、设备并不普及以及操作的复杂性使得这种方法不适于常规临床。

总结

综上所述,侧方的荧光电视摄像和鼻内镜是腭咽闭合评估的"金标准"。Shprintzen(1995)曾强调,同时一起应用在这两种检查的重要性,认为内镜是观察腭咽结构最好的选择,同时荧光电视摄像是观察腭咽功能最好的方法。2011 年,Lipira 等的一项研究分析了鼻内镜和荧光电视摄像评估腭咽闭合的相关性。有趣的是,当患者存在腭咽闭合的间隙且在可视范围包括整个腭咽区域时,荧光电视摄像对腭咽间隙大小的估计往往低于实际大小,而对有些非对称的腭咽闭合或中线处有闭合间隙情况下,荧光电视摄像是无法发现的。

其他类型的仪器评估

声学测量:鼻音计

鼻音计是基于计算机的一种仪器,计算发音时鼻腔和口腔的声能(由麦克风检测)之间的比率(图 4-3),所得分数被称为"鼻流量",它是把发音时鼻腔声音强度除以鼻腔+口腔声能之和来计算。全套设备包括一个头戴式耳机、在鼻子和嘴之间的声音分离器、两侧各有一个麦克风。一个鼻音计、计算机与软件和一个校准单元。声音信号由麦克风拾取、过滤和数字化,然后由计算机处理,数据以图表或百分比结果显示(Sweeney,2011)。

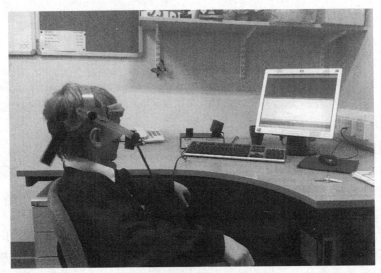

图 4-3   鼻音计工作场景

鼻音的测量范围可以从近 0(很少)到 100(过多)(Peterson-Falzone 等,2006)。尽管有一定的变化范围,但是一个标准的语音样本的正常分数基本上分布在 25%~32%(Sell 和 Grunwell,2001)。有些影响因素如语种、方言以及用来刺激发音的方式都会影响这个分数。鼻音计可以量化鼻音,因此可以被用于术前术后腭咽功能障碍的评估,完善诊断和评估资料。鼻音测量法也可以作为一种视觉反馈的工具用于语音治疗(见第十章)。

空气动力学测量

这是指在发声过程中测量鼻腔气流和口腔气流的装置,并在发声过程中提供有关口腔和鼻腔的耦合信息,这样的一个系统即为 perci-sars。利用鼻腔和口腔压力传感器测量腭咽两侧的压力差和鼻气流,分析腭咽闭合处两侧的压力差以及腭咽闭合处的面积(Sell 和 Grunwell,2011)。空气动力学测量是检查腭咽闭合功能的间接措施,因为测量结果并不是直接可视,加之使用方法复杂,在临床中较少应用,但是对于研究较为有意义(Peterson-Falzone 等,2010)。

腭咽功能障碍的处理

腭咽功能障碍的处理包括手术和非手术处理(图 4-4),如何选择是基于医

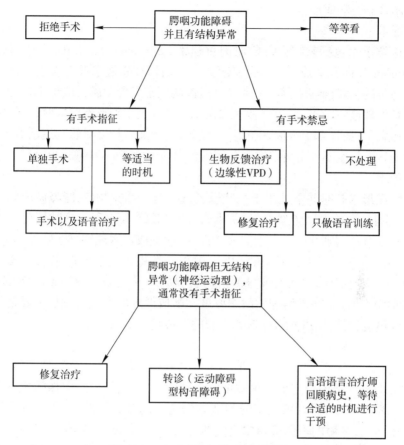

图 4-4　腭咽功能障碍处理流程

师主观判断和客观检查结果所决定。这是一种个体化的处理方式,需要考虑与患者有关的多方面因素,如患者 VP 的结构以及其功能的机制、患者的年龄、以往的处理方式以及患者本人和他 / 她家人的意愿。

VPD 的外科治疗(有或没有语音训练)

手术适应证为确诊腭咽闭合功能不全,患者无法实现腭咽闭合(Sommerlad,2002)。尽管各地区数字不同,但是一般来说,接受腭裂手术的患者仍有 25% 需要后续手术(Kuehn 和 Moller,2000)。此外,一些患有非腭裂腭咽功能障碍的患者,可以通过外科手术改善腭咽闭合功能。手术治疗有不同的术式设计,包括:

1. 改变软腭肌肉的形态,改善其功能——腭成形术。

2. 不改变软腭形态,而是改变咽腔的大小,帮助软腭与咽后壁接触,实现腭咽闭合——咽成形术。

腭成形术

这类手术包括软腭内部的肌肉重建术（如 Sommerlad 术式）和腭延长术（如 Furlow 反向双 Z 成形术、颊肌瓣等）。一期腭裂修复术没有重建腭帆提肌或腭隐裂的患者都需要再次手术恢复肌肉的正常位置。腭再成形术在理论上是最具生理性的操作，因为这种术式在试图修复正常腭形态的同时，不影响咽部的形态（Mercer 和 Pigott，2001）。一般而言，增加腭长度对软腭运动有益，但这样的软腭长度不一定可以实现关闭咽腔（Peterson-Falzone 等，2010）。

咽成形术

腭成形术有时并不适用于一些患者，这些患者的腭咽功能障碍或肌肉组织的缺陷并不是由于腭裂引起（见非裂 VPD 部分，第二章），这种情况下腭成形术对患者的腭咽功能并不会有多大改善，而咽成形术能够缩小咽腔的体积，使腭咽闭合变得相对简单，可能更适用于此类患者。咽成形术的主要原则包括：(a) 位于中线的咽瓣或 (b) 括约肌咽成形术（Mercer 和 Pigott，2001）或(c) 偶尔使用注射技术增加软组织厚度。咽成形术的术后并发症主要是气道阻塞和鼻音过低，所以术后气道和语音的评估是必要的。

（a）中线咽瓣

这些组织瓣来自咽后壁的肌肉和黏膜，并被提起附着到软腭的后份，形成一个类似桥的结构。这个组织瓣可以设计为蒂在上或蒂在下，伴随着良好的腭咽侧壁的动度，患者可以实现腭咽腔的完全闭合。然而，如果没有足够的侧咽壁运动，在瓣的一侧或两侧仍可能存在间隙，导致不完全闭合（Mercer 和 Pigott，2001）。成功纠正腭咽功能障碍取决于组织瓣是否具有足够的宽度和高度，腭咽腔的大小。如果瓣的蒂部过高或太低，或瓣的宽度非常窄，或没有足够的侧向咽壁运动，都将导致无法消除腭咽功能障碍（Riski，2011）。相反，如果组织瓣太宽或关闭过于严密，则患者可能出现呼吸困难，甚至气道阻塞，这两者都不是令人满意的结果。Bardach（1995）认为咽成形术，特别是咽瓣手术，不是生理性的手术，因为咽瓣手术创建的是原本不存在的解剖结构。因此，咽瓣手术的选择需要在对腭咽闭合机制进行详细研究之后，仔细考虑并作出决定。

（b）括约肌咽成形术

这个术式旨在通过移植肌肉组织瓣到咽后壁上形成嵴，从而使咽后壁向前帮助用软腭闭合（也称为咽后壁增高术）来协助实现腭咽闭合。Hynes 是第一个尝试这种肌肉转移的整形外科医师，该术式通过改变一些咽部肌肉（Hynes 咽成形术）的位置和方向，在咽后壁创建这样的嵴（Peterson-Falzone 等，2006），帮助实现腭咽闭合从而改善发音情况。但是这种术式并不能实现动态的括约肌功能。Orticochea 咽成形术是另一种术式设计,这种术式旨在创建动态的括约肌环,并在发音时具有收缩功能,帮助实现腭咽闭合(Orticochea,1983)。外科医师在进行括约肌成形术时,可以根据患者的具体情况调整转移瓣的长度和位置来改善术后效果。有证据表明,当转移瓣调整至腭帆高度时,手术成功率有明显提高(Riski,2011)。咽成形术的失败常有以下原因:转移瓣位置过低、转移瓣裂开、转移瓣偏离中线、深而大的腭咽腔、患者伴有语音障碍等(Riski,2011)。在计划咽成形术的手术方案时,腺样体的位置和大小也应该重点考虑。由于 Hynes 咽成形术中咽瓣的位置会向上直到腺样体区域,所以如果腺样体过于肥大将不利于手术,这就需要在咽成形术之前先行腺样体摘除术。

语音相关的手术方式选择应该因人而异,不同的患者应根据他们的解剖特征以及功能需求来制订不同的最适方案。在某些案例中,可能需要联合治疗。例如,当术前评估时,若单独实施腭裂二次修复术或 Hynes 咽成形术均不能有效地改善腭咽闭合功能,则需要两种术式联合应用。两种术式可分前后或者同时进行,一般来说先行腭裂二次修补术,后行咽成形术(Goodacre,2013)

(c)通过植入物注射充填实现咽后壁软组织扩张

植入物治疗是指在患者的咽后壁利用自体或异体的组织植入或注射充填的方法而人为地形成一块突起,目的是为了使得患者在说话等需软腭运动时能够更容易地达到腭咽闭合的状态。这种方法常用于腭咽闭合不全症状较轻、无需手术治疗的患者。自体肋软骨移植、自体脂肪移植、生物材料(如特氟隆,四氟乙烯均聚物,胶原等)的置入已在临床上投入使用,但是,有研究显示成功率并不高,原因是术后并发症以及植体本身的远期效果以及安全无法得到保障(Peterson-Falzone 等,2010)。尽管如此,这些方法和材料仍可供一部分患者选择。

语音语言治疗

对持续性的腭咽功能障碍,外科手术应作为首选。如果患者术前的语音问题是高鼻音或鼻漏气,手术治疗往往能够较好地改善语音状况,使得发音正常化。但是腭咽功能障碍也往往伴随许多其他并发症,比如:

- 典型的腭裂语音。
- 非腭裂 / 腭咽功能障碍引起的语音障碍。
- 语言能力发育迟缓。
- 嗓音问题。

若仅进行手术治疗无法完全解决发音语言问题,患者将需要语音语言治疗(Peterson-Falzone 等,2006)。若是严重的腭咽功能障碍,通常需要先进行手术治疗,再进行语音语言治疗,因为手术可以改善腭咽结构和功能,提高口内气压,帮助患者更好地发音。

术前语音语言治疗

对于那些需要二次手术的患儿,建议最好在第一次手术前就开始进行术前语音语言治疗,尤其是需进行咽成形术的患儿,因为术前语音语言治疗可改善患儿的发音状况,减少术中需要制备的软组织瓣的长度和范围,减少术创,同时利于恢复(Sell 和 Grunwell,2001)。例如,有非口腔发音(即咽喉音、声门音、鼻擦音)的患者若接受术前语音干预治疗,可以改善腭部的功能,使得发音更清晰。对于需要术前语音干预治疗的患儿,常建议接受为期 3~6 个月的诊断性治疗并详细记录。但是在需要进行腭部手术(例如,腭再成形术)并伴有持续的腭咽闭合不全的案例中,语音语言治疗的时机并不影响手术后的发音功能(Sell 和 Grunwell,2001)。

有时候,语音语言治疗要早于腭咽功能的主观和客观评估,例如当有些患者能发出不需要借助腭咽闭合的语音(例如声门音,喉音、鼻摩擦音)(Mercer 和 Pigott,2001)。在这种情况下,患者无法发出口腔压力性辅音,因而无法对其腭咽闭合的能力进行准确的测定和分级。若能成功地进行术前语音语言治疗,则可最大限度地改善发音并能让医师更好地对患者的腭咽功能进行评估,以便于制订最适合患者的手术计划。

腭咽功能障碍的非外科治疗方法

尽管外科手术是最常用的治疗方法,但是治疗腭咽功能障碍并非一定要通过外科手术。对有些患者来说外科手术并不适用。腭咽闭合不全的手术禁忌证如下(Shifman 等,2000):

- 伴有重度心血管疾病或神经系统疾病。
- 手术术区受限(如张口受限、小口畸形)。
- 22q11 缺失综合征导致的颈动脉位置变异。
- 其他的手术禁忌证。
- 已存在或有可能造成睡眠窒息症的患者。
- 有过失败手术史的患者。
- 患者不同意接受手术。

对于以上所列出的不可以进行手术的患者,仍有以下的其他治疗方法可供选择,但是选择时应该慎重,同时要考虑到患者的接受能力和适应能力,因为这些方法并不是普遍适用的并且对患者来说有一定的难度。

利用赝复体修复治疗腭咽功能障碍

若腭咽功能障碍的患者不适合接受手术,可以使用赝复体分隔开口咽和鼻咽腔,当说话时可以填满腭咽腔间隙,改善腭咽闭合不全。这种方法可以消除高鼻音和鼻漏气,并使患者在能够较正常地发音和说话的同时,也能较好地控制口内气压(Golding-Kushner等,1995)。赝复体修复治疗有如下适应证:①前期手术失败的患者;②有明确手术禁忌证的患者;③没有重大的软腭组织缺损或解剖结构缺陷。赝复体修复治疗也常用于语音师对非口腔错误构音的治疗,并且在某些案例可以评估手术的预期效果(Sell等,2006)。

　　关于赝复体修复治疗病例的选择需要考虑到诸多因素,大致如下:

- 腭咽部缺陷的病因以及特征。
- 患者的年龄以及发育水平。
- 患者有无伴发的综合征。
- 患者以及家长的期望值以及依从性。
- 患者当前的语言能力。

　　对于患者的心态想法以及需求应予以充分重视。Mazaheri(1996)以及Gardner和Parr(1996)曾经讨论过关于赝复体修复的利与弊,其中影响赝复体修复的因素包括:

- 复杂多变的术后并发症。
- 患者无法自行对赝复体进行维护。
- 患者对于这种治疗的信任与接受程度。
- 以及患者的配合程度以及对于这种疗法的期望值
- 患者口腔卫生不良伴严重龋坏。
- 赝复体修复术的医师缺乏经验。

　　Gold-kushner等(1995)还报道了赝复体的使用局限性。当患者患有严重构音障碍、语言能力低下且无法得到明显改善的患者,即使能用赝复体使得腭咽达到闭合状态,也达不到正常发音的要求,这样的患者也不适合赝复体修复术治疗。

　　对于某些情况特殊的患者,只可以进行赝复体修复治疗,这种情况下进行治疗的时机特别重要。若是儿童,最好要等患儿长大直到能够懂得假体修复体的作用以及它的意义,并能够听从医嘱并较好地使用修复体时再进行修复治疗。修复治疗失败的常见于患者年纪过小、相关并发症影响、患者治疗期望不强、不遵医嘱等(Sell等,2006)。在患者进行选择前,必须预先对患者的腭咽闭合功能进行一个全面的评估和判断。同时,也需要整形外科医师、言语语言治疗师、口腔正畸/修复医师进行一个综合的会诊,并和患者以及家长多方面交流,共同决定患者是否适合接受假体修复治疗。

假体修复体的分类

（a）升腭赝复体

升腭赝复体常用于软腭抬高不充分,但是上腭具有足够的长度和厚度能够接触到咽后壁以达到腭咽闭合的患者。这类患者的腭咽解剖结构常常是完整的,但是不能正常地行使功能,比如一些神经性的发育不良、神经功能紊乱的患者,这些患者若使用升腭赝复体来进行修复治疗通常会获得较好的效果。升腭赝复体由一块腭板以及较后位置的一块小腭板组成。在发音时,腭板对软腭有一个托举的作用,帮助患者的软腭上抬。实际上还是软腭自身而不是赝复体关闭了腭咽孔从而达到腭咽闭合(Peterson-Falzone等,2010)。若要使升腭赝复体更好地行使功能,通常需要咽后壁和咽侧壁有足够的动度来配合被提升的软腭,使得软腭的各边缘密合以达到腭咽闭合(Golding-Kushner等,1995)。

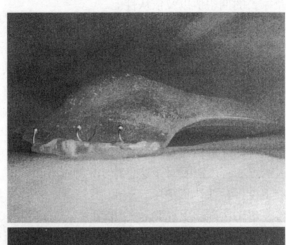

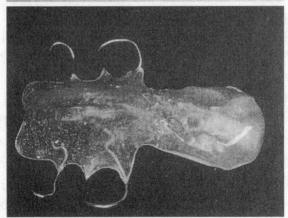

图 4-5 升腭赝复体

经授权,转自 *Cleft Palate Speech*,2010,Elsevier

(b) 语音球

对于一些组织严重缺损导致腭咽瓣无法正常闭合导致的腭咽闭合不全的

患者,可以尝试用语音球来进行赝复体治疗,帮助患者实现物理性的腭咽部的阻塞(Shprintzen,1997)。这样的患者通常有严重的软腭缺失或在手术后仍然有明显的解剖结构缺陷。语音球由一块腭板以及较后部位的一个球状赝复体组成。与升腭赝复体不同的是,语音球可以直接填满腭咽闭合不全的间隙,以达到完全的腭咽闭合。在发音时,语音球直接与软腭边缘以及咽壁接触,共同形成腭咽闭合。在说话发音时,咽侧壁会与语音球贴合在一起,形成密合;反之,在安静呼吸时,语音球与咽壁之间会留有缝隙,便于鼻内气流会通过语音球的两侧(Sell 等,2006)。

　　无论是升腭赝复体还是语音球治疗都需要前往治疗中心接受多次定期复查,且要持续一段时间,检查包括电视透镜检查以及鼻内镜的检查,同时也需要进行专业的语音检查与治疗。

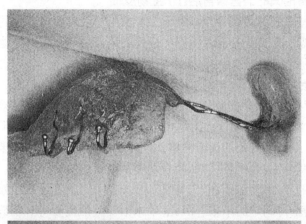

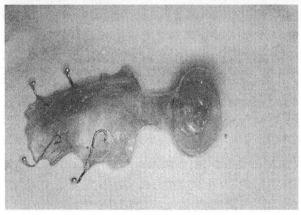

图 4-6　语音球

经授权,转自 *Cleft Palate Speech*,2010,Elsevier

（c）语音球减量治疗

对于那些非持续性腭咽功能障碍的患者，Golding-Kushner 等（1995）建议可实行"语音球减量治疗"。这种治疗方法是通过逐渐减小语音球的大小来使得腭咽闭合功能逐渐好转，在某些患者常能见到咽侧壁的动度有所好转。Blakeley（1960）第一次介绍了这种方法（Peterson-Falzone 等，2006）。但是这种治疗方法不能在英国实行，因为它的临床实验以及疗效目前还没有得到认可（Sell 等，2006）。这种治疗的工具包括一个腭板，以及腭板后部相连的一个 U 形线圈环，以保证与腭部保持接触但不施加压力。这种治疗方法的重点是通过感觉反馈以刺激软腭运动，增强软腭的动度。但是目前尚无文献报道这种治疗方法相关疗效的可靠证据，所以这种治疗方法仍需进一步地探索（Peterson-Falzone 等，2010；Sell 和 Grunwell，2001）。

腭咽功能障碍相关的语音语言治疗／生物反馈

对于那些非持续性腭咽功能障碍，并能在发音时可以达到腭咽闭合的患者（根据电视透镜或鼻内镜的检查），相关的语音语言治疗／生物学反馈治疗也可以作为一个选择，这将在第十章第四节详细叙述。

其他非手术治疗方法

更多的对于腭咽功能障碍的非手术治疗方法一般还包括"观察与等待"，这些患者多半是属于临界的腭咽功能障碍，或患者年纪很小。但是由于患者缺乏依从性，或缺乏有效的语音样本。同时，非手术治疗一般需要患者听从指令进行发音发声练习来促进腭咽闭合功能的改善，这对于本身的语言能力、智力发育有限的年幼患者来说比较困难，所以这样的患者的治疗效果很难得到保证，也无法获得确定的结果。因此，手术治疗一般需要等到明确的适应证出现才建议进行，同样，对于那些临界腭咽功能障碍的患者的治疗也需要循序渐进，并且偏于保守，特别是对于那些尽管有临界腭咽闭合不全，但是在日常生活中（如家庭生活、社交、学校生活）并没有特别大的影响的患者，治疗更应该偏保守，否则反而会对日常生活造成较大的影响。

最终的治疗方案还包括有些患者的转诊，例如语言发育障碍症（又称为儿童言语失用症），表现为听力丧失以及不同程度的发育障碍。这类患者腭咽功能障碍的原因已被证实为软腭的动度异常、腭咽运动时力量不足与节律异常，或在发音时无法控制鼻腔内的气流（Peterson-Falzone 等，2010）。这类患者最好去专门的特殊治疗中心，其治疗重点可能不在恢复腭咽闭合功能上，而是应该先处理其他的发音问题（因为腭咽并没有明显结构性的问题，而是由于其他问题导致的腭咽闭合功能受到了影响）。腭咽功能障碍确实是导致语音问题的一个重要的因素，但是当制订治疗计划时不仅仅要关注腭咽闭合不全这个因素，更应该全面综合考虑其他各方面的因素。

　　总的来说,腭咽功能障碍的手术或非手术治疗方法多种多样。最终治疗方案如何确定需要根据患者的自身情况量身定制,通常需要多位综合序列治疗团队的成员以及患者家庭成员共同充分讨论后,制订最终的治疗计划。同时,也需要联系其他专业人员,如教育专家以及其他相关的医疗团队来共同决定患儿的未来。

○ **案例研究:Helen**

　　Helen 是一位先天性完全性腭裂患者。她除了腭裂外没有其他病症,她也没有腭裂的家族史。她在 7 个月大时接受了第一次腭裂修补术,但是术后发生了伤口裂开,但是软腭部分完好。她在 14 个月大时接受了二次修复术。

　　语音评估

　　Helen 在 18 个月的常规语音评估时,显示出现了高鼻音。同时,也出现了齿槽音和鼻擦音。Helen 接受了输入性示范治疗(详见第七章)并且教了父母许多方法以方便在家对她进行发音的训练。

　　Helen 在 2 岁 4 个月大时进行了语音再评估,表现为中度的高鼻音和时好时坏的鼻漏气。当她发 /f v s z/ 音时会有鼻摩擦音,她发爆破音如 /b d/ 时能够有比较好的识别度,像 /m n/ 这样的鼻音也能够分得清,发轻音如 /p t/ 时表现得时好时坏,在平时的语音中发 /h/ 等辅音时的表现也不够稳定。

　　Helen 现在表现为腭咽功能障碍,她目前的发音现状包括鼻摩擦音、声门发音和不稳定的爆破音等异常发音,这对将来的腭功能评估造成较大的影响。针对以上的异常发音,Helen 接受了针对性较强的语音训练以后,她的发音表现出了很大的进步,发音稳定性大大地增强。

　　根据 Helen 所表现出来的进步,外科医师以及语音治疗师决定长时间地对 Helen 实行语音治疗直到 Helen 接受手术治疗。这样是为了最大限度地开发 Helen 的语音潜力(腭咽闭合功能方面的潜力),以便于在手术之前能够对腭咽闭合功能进行准确地再评估,来确定最适合的手术方式和手术范围。

　　结果评估与处理

　　在她 3 岁 9 个月大时进行了一次侧方的荧光电视摄像检查。检查结果显示她的上腭虽然较短但是运动相当灵活,腭咽之间的空隙略大,每当说话时,咽后壁也有参与运动但是都会留下相对较大的腭咽间隙。外科医师认为若她继续表现出中度高鼻音或鼻漏气的现象,应该通过一次咽瓣咽成形术来解决这些症状。在这个阶段,她几乎可以正确地发出所有辅音,但她仍然需要进行语音治疗以帮助她在日常生活、语音交流时更好地发音。

这个案例说明,当腭咽功能障碍与非口腔发音障碍共同存在时,最好先一步进行语音干预治疗,取得一定效果后,再决定进行什么样类型的最适手术方案。Helen 起初接受语音干预治疗的目的是为了预防腭裂语音的出现,结果显示,语音介入治疗对她的发音带来了明显的积极影响,同时她的腭咽功能也得到了显著的改善。语言和发音习惯一旦养成的话,关于腭咽功能障碍的评估以及手术治疗计划的确定都要以此为基础。在 Helen 的案例中,在手术治疗之前先进行语音干预治疗使得她养成了良好的发音习惯,并且在还未接受手术治疗的阶段就能够有一个较好的语言发音能力。在其他的一些腭咽功能障碍合并发音障碍的案例中,若患者无法正常发音或语音介入治疗无法对于非口发音习惯以及腭部的运动产生积极影响的话,这种情况则应该先进行手术治疗后再进行语音干预治疗。

○ 案例研究:Michael

Michael 是一位先天性脑瘫患者。他第一次到唇腭裂治疗中心接受检查是在他 9 岁时,原因是他在学习生活中交流说话时带有明显的鼻音。

评估

Michael 的语音问题包括有中度高鼻音、不稳定的鼻漏气、声母的鼻音替代、单个辅音弱化以及以上症状导致的发音过于谨慎而表现出来的不自然。他的说话速度比较慢,同时也变现出了构音障碍、语言组织能力不强、语音清晰度不佳的问题。

结果评估与处理

Michael 进行了一次侧向荧光电视摄像检查和鼻内镜检查。检查结果显示 Michael 的上腭又长又厚,动度很小,但是咽壁的动度尚可。根据这个结果 Michael 被诊断为先天性脑瘫导致的神经性腭咽功能障碍,手术治疗方法并不适用与此案例。

因此,为了治疗 Michael 的腭咽功能障碍,医师们考虑使用赝复体修复治疗。Michael 的上腭呈长厚状,若是针对上腭做一些训练使得上腭可以提升,则上腭完全可以与咽后壁进行良好的封闭作用,所以对他来说最合适的治疗方法是升腭赝复体治疗。Michael 是一个非常配合治疗的孩子,他可以忍受赝复体带来的异物不适感。在 Michael 大约 11 岁时,他的口腔状况已经可以耐受长时间在口内保留赝复体(需要通过附件扣在牙齿来固定),并且他开始理解这个赝复体的作用和目的,并且意识到了长时间佩戴的重要性以及如何维护这个赝复体。此外,尽管 Michael 仍存在着异常语音,但他控制口内气压的能力得到了很大的提高,语音清晰度得到改善,发音变得浑厚了,并且高鼻音也有所改善。

　　这个案例说明,当治疗明显的由神经系统疾病造成的腭咽功能障碍时,手术治疗方法并不适合。在本章之前的内容中提到过的赝复体修复治疗法,恰好适用于 Michael 的病情。总的来说,像 Michael 那样的语音障碍患者,经过认真细致的评估以及分析造成语音障碍的各因素以后,可以预期到佩戴赝复体后可以得到较好的疗效。由于赝复体治疗的适应证比较严格,若是有严重构音障碍以及发音器官活动明显受限的患者,赝复体修复治疗的疗效往往有限。

(姜成惠　译)

参考文献

Bardach, J. (1995). Secondary surgery for velopharyngeal insufficiency. In R. Shprintzen & J. Bardach (Eds), *Cleft Palate Speech Management: A Multidisciplinary Approach*. St. Louis: Elsevier Mosby.

Gardner, K. & Parr, G. (1996). Prosthetic rehabilitation of the cleft palate patient. *Seminars in Orthodontics, 2*(3), 215–219.

Golding-Kushner, K., Cisneros, G. & LeBlanc, E. (1995). Speech bulbs. In R. Shprintzen & J. Bardach (Eds), *Cleft Palate Speech Management: A Multidisciplinary Approach*. St Louis: Elsevier Mosby.

Goodacre, T. (2013). Personal communication. Oxford.

Kuehn, D. & Moller, K. (2000). Speech and language issues in the cleft population: The state of the art. *Cleft Palate-Craniofacial Journal, 37*(4), 348–383.

Kummer, A., Clark, S., Redle, E., Thomson, L. & Billmire, D. (2012). Current practice in assessing and reporting speech outcomes of cleft palate and velopharyngeal surgery: A survey of cleft palate/craniofacial professionals. *Cleft Palate-Craniofacial Journal, 49*(2), 146–152.

Lipira, A., Grames, L., Molter, D., Govier, D., Kane, A. & Woo, A. (2011). Videofluoroscopic and nasendoscopic correlates of speech in velopharyngeal dysfunction. *Cleft Palate-*

Craniofacial Journal, 48(5), 550–560.

Mazaheri, M. (1996). Prosthetic speech appliances for patients with cleft palate. In S. Berkowitz (Ed.), *Cleft Lip and Palate: Perspectives in Management, Vol 2.* San Diego: Singular Publishing Group.

Mercer, N. & Pigott, R. (2001). Assessment and surgical management of velopharyngeal dysfunction. In A. Watson, D. Sell & P. Grunwell (Eds), *Management of Cleft Lip and Palate.* London: Whurr Publishers.

Muntz, H. (1992). Navigation of the nose with flexible fiberoptic endoscopy. *Cleft Palate-Craniofacial Journal, 29*(6), 507–510.

Ortichochea, M. (1983). A review of 236 cleft palate patients treated with dynamic muscle sphincter. *Plastic and Reconstructive Surgery, 71*(2), 180–186.

Peterson-Falzone, S., Trost-Cardamone, J., Karnell, M. & Hardin-Jones, M. (2006). *The Clinician's Guide to Treating Cleft Palate Speech.* St Louis: Elsevier Mosby.

Peterson-Falzone, S., Hardin-Jones, M. & Karnell, M. (2010). *Cleft Palate Speech, 4th Edn.* St Louis: Elsevier Mosby.

Riski, J. (2011). Secondary management and speech outcome. In S. Howard and A. Lohmander (Eds), *Cleft Palate Speech: Assessment and Intervention.* Chichester: Wiley-Blackwell.

Sell, D. & Grunwell, P. (2001). Speech assessment and therapy. In A. Watson, D. Sell and P. Grunwell (Eds), *Management of Cleft Lip and Palate.* London: Whurr Publishers.

Sell, D., Mars, M. & Worrell, E. (2006). Process and outcome study of multidisciplinary prosthetic treatment for velopharyngeal dysfunction. *International Journal of Communication Disorders, 41*(5), 495–511.

Sell, D. & Pereira, V. (2011). Instrumentation in the analysis of the structure and function of the velopharyngeal mechanism. In S. Howard & A. Lohmander (Eds), *Cleft Palate Speech: Assessment and Intervention.* Chichester: Wiley-Blackwell.

Shifman, A., Finkelstein, Y., Nachmani, A. & Ophir, D. (2000). Speech aid prosthesis for neurogenic velopharyngeal incompetence. *The Journal of Prosthetic Dentistry, 83*(1), 99–106.

Shprintzen, R. (1995). Instrumental assessment of velopharyngeal valving. In R. Shprintzen & J. Bardach (Eds), *Cleft Palate Speech Management: A Multidisciplinary Approach.* St Louis: Elsevier Mosby.

Shprintzen, R. (1997). Nasopharyngoscopy. In K. Bzoch (Ed.), *Communicative Disorders Related to Cleft Lip and Palate, 4th Edn.* Texas: Pro-Ed.

Sommerlad, B. (2002). The management of cleft lip and palate. *Current Paediatrics, 12,* 43–50.

Sweeney, T. (2011). Nasality: Assessment and intervention. In S. Howard & A. Lohmander (Eds), *Cleft Palate Speech: Assessment and Intervention.* Chichester: Wiley-Blackwell.

参考书目

Sell, D., Britton, L., Hayden, C., Phippen, G. & Russell, J. (2008). Speech and Language Therapy and Nasendoscopy for Patients with Velopharyngeal Dysfunction. RCSLT Position Paper. Royal College of Speech and Language Therapists. London.

第五章　听力障碍

Lucy McAndrew

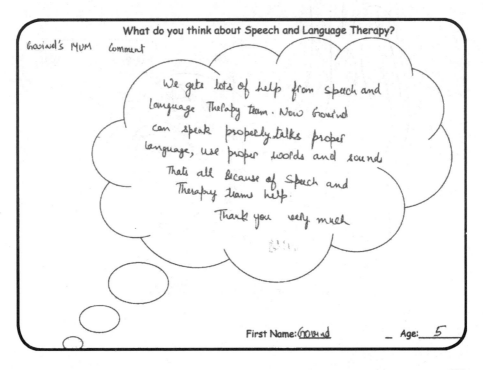

本章目的

在本章,我们将介绍:
- 什么是分泌性中耳炎?
- 为什么腭裂或腭咽功能障碍的患儿易于罹患听力障碍?
- 听力障碍对语音和语言发育的影响。
- 需要注意的内容。
- 听力障碍的检查和评估。

简介

罹患腭裂或腭咽功能障碍的患儿常常会有听力障碍,这些患儿听力损失的一个主要原因是分泌性中耳炎,这在腭裂患者中广泛存在(Szabo 等 2010,Paradise 等,1969)。听力损失的另一个原因是综合征。尽管中耳炎对语音和语言发展的确切影响还不清楚(Chapman,2004),但是由于中耳炎导致的听力障碍却对患儿的语音和语言发展有损害(Bamford 和 Saunders,1990),同时也影响患儿的幸福感、社交能力、受教育能力和日常行为。

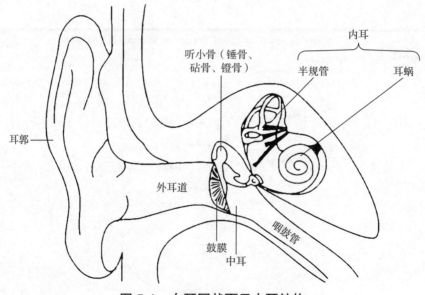

图 5-1　右耳冠状面示中耳结构

什么是分泌性中耳炎？

分泌性中耳炎（otitis media with effusion，OME），即常说的"胶耳"，比较容易混淆的说法是中耳渗出物、慢性分泌性中耳炎或非化脓性中耳炎。在中耳（图 5-1），空气通过黏膜扩散进入血流，如果没有周期性地咽鼓管开放，中耳内将保持负压的状态。在咽鼓管功能正常情况下，空气在吞咽和打哈欠时从鼻咽腔经过咽鼓管进入中耳。如果咽鼓管功能受损，比如腭裂情况下、上呼吸道感染或者腺样体增生导致的肿胀，都会导致中耳通气不足以及黏液清除不畅，这都会引起中耳内的持续负压，并从黏膜衬里渗出液体或"胶"，阻止了鼓膜充分的振动。分泌性中耳炎可以是单侧也可以是双侧，一般在确定胶耳的状态 3 个月后即可确诊。分泌性中耳炎不常发生感染，但是存在感染的可能。孩子们对分泌性中耳炎导致的听力损失经常很少察觉（Luthra 等，2009）。

急性中耳炎

分泌性中耳炎由于其病程较长，有时也被称为"慢性"。这种"慢性"的称谓需要与"急性"中耳炎相区别。急性中耳炎是指一种发生于中耳的独立、有自限性的炎症，常常继发于上呼吸道感染，除了听力下降之外，还经常表现有疼痛和发热，鼓膜可以有穿孔并排出脓液，故被称为化脓性中耳炎。反复发作的急性中耳炎可以与分泌性中耳炎伴发，有时会引起慢性化脓性中耳炎，常见于鼓膜穿孔的患者。有报道称，大约 50% 的腭裂患儿会罹患反复发作的急性中耳炎并有脓液排出（Van Cauwenberge 等，1998）

中耳炎的其他易感因素

除了腭裂，中耳炎还有一些其他的外部易感因素。首先，无论急性中耳炎还是慢性中耳炎，冬季都是好发的季节。人工喂养的婴儿，吸烟的环境，以及口内修复体的使用都是导致中耳炎的危险因素（Rover 等，2008；Hanafin 和 Griffith，2002）。

腭裂患者罹患分泌性中耳炎的发病率

很多研究文章都论述了腭裂与听力损失的关系，最早的报道可以追溯到一百多年前（Alt，1878）。近年来的研究一直显示，在腭裂、分泌性中耳炎和听力障碍之间存在很强的相关性（Kwan 等，2011）。尽管在新生儿的筛查中不一定能发现分泌性中耳炎的情况，但是其发生确实是一个逐步进展的过程，尤其是在出生后的前五年（Li 等，2007）。大部分腭裂患儿因为声音无法传导进入内耳，于是常常但不绝对会发展为永久的听力损失。总体来看，大约20% 人群会在出生后的前五年内的某个时间点发生中耳炎。

中耳炎的证据

2008 年，Viswanathan 报道了 2 个月大的腭裂患儿中有 82% 会有听力损失，这些患儿中的大部分是中度听力损失（86%）、传导性听力损失（89%）以及双侧听力损失（84%）。这些结果都是通过对患儿进行听力脑干反应测试得出的，具有很好的可信程度。

另一项研究是在 2009 年，Flynn 等比较了腭裂和非腭裂儿童之间的分泌性中耳炎的发病情况后，发现腭裂患儿的患病率（75%）明显高于非腭裂患儿的患病率（19%），这种差异持续存在于 1 岁、1 岁半、3 岁和 5 岁时，显示出这种分泌性中耳炎是一种长期的病程。他们同时报道称，在所有分泌性中耳炎的患儿中，腭裂患儿听力损失的程度也远比非腭裂患儿严重。综上所述，所有幼儿都有罹患分泌性中耳炎的风险，从而导致持续的听力损失，但是腭裂患儿具有更高的潜在风险。

综合征

除了分泌性中耳炎导致的传导性听力损失，还有相当多的腭裂患儿还罹患与中耳分泌无关的神经性听力损失（sesorineural hearing loss，SNHL）和（或）传导性听力损失，这些症状是作为某些综合征的一部分表现出来（表 5-1）。比如，耳腭指（oto-palato-digital）综合征的听骨链畸形可以导致传导性听力损失。持续性的传导性听力损失也是 22q11.2 缺失综合征的特征之一。造成这种听力损失的原因很多，免疫缺陷、腭裂以及咽鼓管功能障碍都有可能（Dyce 等，2002）。有报道称多达 5% 的腭裂患儿会有与分泌性中耳炎无关的听力障碍发生（Bardarch 等，1992）。

表 5-1   有听力损失症状的综合征

综合征	神经性听力损失	传导性听力损失
综合征或半侧颜面短小	√	√
Stickler 综合征	√	√

续表

综合征	神经性听力损失	传导性听力损失
Treacher Collins 综合征	√	√
22q11.2 微缺失综合征	√	√
Williams 综合征	√	√
耳腭指综合征		√

📖 *推荐阅读*

本章最后的参考文献部分提供了有关综合征性腭裂患者听力障碍的资料。

理解听力损失的各种病因非常重要,因为无论腭裂患儿还是非腭裂患儿,有些听力损失的程度较轻,有可能会被分泌性中耳炎引起的慢性听力损失的症状所掩盖(Chen 等,2008)。

为什么腭裂患儿易于罹患分泌性中耳炎?

腭裂患儿在解剖和功能上都有很多不同,比如与正常儿童相比较,腭裂患儿的咽鼓管变短(Siegel 等,1988)以及颅底结构也有不同(Carrie 等,2000)。Carrie 等也曾经报道过腭裂患者的蝶腭角与对照组有明显差异。此外,他们的发现还提示在腭裂患儿组中,这个角度越大,患儿就越能免于分泌性中耳炎及其听力损失的困扰。错位的软腭肌肉结构也曾被报道,如异位附着的腭帆张肌和走行异常的腭帆提肌(Arnold,2005;Matsune 等,1991)。所有这些异常情况都会引起咽鼓管的阻塞,从而增加了患儿罹患分泌性中耳炎的概率。然而,这些发现也一直存有争议,比如腭隐裂的患儿也和显性腭裂的患儿一样罹患分泌性中耳炎(Reiter 等,2011)。

腭裂患儿分泌性中耳炎的自然进程

随着孩子长大,咽鼓管的尺寸增加,倾斜角度也增加变得更加垂直,更有利于中耳的引流,分泌性中耳炎会自行减轻或痊愈。2009 年,Zheng 报道了随着年龄增长而减少的听力损失和异常的中耳功能。在患儿 6 岁以后,绝大多数患儿的听力会有所改善(Møler,1981)。

分泌性中耳炎 / 急性中耳炎的长期转归

分泌性中耳炎和急性中耳炎都会导致鼓膜形态和功能的异常,破裂穿孔的鼓膜会有脓液排出,患者会自觉疼痛并需要抗生素治疗。在大多数情况下,鼓膜穿孔都可以自行愈合,但是少数反复发作的感染会造成持续的穿孔,造成鼓膜变薄(萎缩)或鼓膜瘢痕形成(鼓膜硬化症)。在非综合征性的病例,持续的穿孔反而有利于中耳的通气。根据穿孔的不同部位,患者有罹患胆脂瘤的风险:一种角化上皮形成的囊性团块,如果不予处理将会带来一系列并发症。凡是疑似胆脂瘤的情况,都需要手术探查中耳以及中耳后部的乳突气房。

腭裂修复术对咽鼓管功能异常的影响

腭裂手术能改善听力吗?

如果腭裂手术可以恢复正常的解剖结构和功能(不管有没有中耳置管),听力的损失似乎可以在腭裂手术后就能恢复,然而并非如此,而且在文献中也有争议。Robinson 等(1992)回顾了 140 例患儿的经过治疗之后发现改善的程度很有限。相反,有研究者认为腭裂手术方式至关重要,在采用一定的手术方式后,患儿在术后以及远期都能减少中耳炎的情况(Hassan 和 Askar,2007;Merrik 等,2007)或减少了对中耳置管的需要(Smith 等,2008)。由于腭裂修复术旨在恢复软腭的功能,所以咽鼓管的功能也理所当然地会得到恢复,听觉的传导会得到改善。然而,外科手术技巧对最终结果有明显的影响,软腭肌肉重建越精确,咽鼓管的功能就越接近正常。

处置路径

听力和耳鼻喉专科评估的时机及其现状

鉴于腭裂患儿中分泌性中耳炎的高发生率和其他的听力问题,在出生后进行有规律的听力检查和耳鼻喉专科评估就显得重要。在英国,第一次评估是面向所有新生儿的听力筛查,一般是在新生儿出生后不久,在医院或社区的儿科听力中心进行。筛查的内容包括耳声发射(otoacoustic emission,OAEs),通过测定产生于耳蜗的回声来测定内耳和中耳功能是否正常。如果中耳充满液体,OAEs 就无法确定内耳的正常功能状态。检查结果显示"通过"或"未通过",从而决定是否需要进一步做检查。由于腭裂患儿通常会有较多的中耳渗出物,因此多半无法通过听力筛查,而实际上很多腭裂患儿都能通过筛查,这是因为中耳内的积液还没有积聚到引起相应症状(Szabo 等,2010)。在筛查结果中,回声的缺失提示需要进一步的评估以及自发听力脑干反应测试(automated auditory brainstem response,ABR),自发听力脑干反应测试能够客观地评价特定频率的听力阈值,帮助识别任何可能的高频感音神经性聋。

在一些唇腭裂中心,负责协调的耳鼻喉科医师根据患儿的情况与当地耳鼻喉专科/听力医疗组保持联系,查阅新生儿筛查/自发听力脑干反应测试结果并要求根据每个治疗程序进行监测。由于不同地区性的治疗程序存在差异,患儿被要求在不同的时间间隔随诊。临床标准咨询组(Clinical Standards Advisory Group,ASAG,1998),根据唇腭裂患者的标准诊治程序提出最少的听力检查记录包括耳镜和听力测定。检查的间隔一般是唇裂修复术前、腭裂修复术前、3 岁、5 岁、10 岁、15 岁和 20 岁。鉴于腭裂患儿在幼年时期易于罹患分泌性中耳炎,因此在腭裂患儿 3 岁以内时,通常建议每半年复诊检查一次,然后一年复诊一次直到患儿 5 岁以后。

检查和听力测试结果的解读

鼓室压测试

鼓室压测定通过小探头对鼓膜传递不同大小的气体压力用来测定鼓膜的动度或刚度(顺应性),当鼓膜两侧气压相同时即可测得最大顺应性,同时还会生成一张顺应性与气压变化的关系图,显示中耳在不同气压情况下的状态(图 5-2)。比如,在 OdaPa 时的峰值表示中耳充满气体的状态,而低平的峰则提示听小骨固定,或在腭裂患者多次鼓膜穿孔或置管后出现的瘢痕化鼓膜(鼓膜硬化)。在 OdaPa 处过高的峰则提示鼓膜的高顺应性或鼓膜过薄(萎缩)。图中左侧的峰提示中耳内的负压状态,而低平的轨迹提示的是中耳积液、置管或持续的鼓膜穿孔。

鼓室压测试可以在患者任何年龄进行,已经成为听力中心常规的测试内容,只要患者外耳道不是被耵聍塞满或持续排脓,都可以作为常规的检查手段。

纯音测听

纯音测听是指检测患儿在不同声音频率的听力和阈值,但是准确的测听结果有赖于患儿的年龄是否配合。

由于缺乏头部位置的控制能力,在 6 个月以内的新生儿就无法进行行为学的测试。7 个月以后,头部的控制能力增强,有利于进行注意力分散测试和

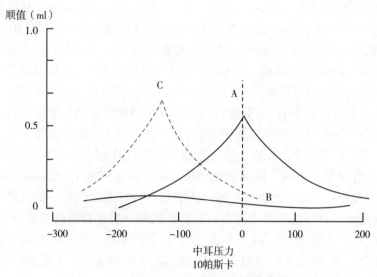

图 5-2　鼓室声导抗示意图

A. 正常中耳压力；B. 低平的轨迹说明由于中耳积液或鼓膜置管，鼓膜仅有少许或没有动度；C. 中耳负压

视觉增强测听（visual reinforced audiometry，VRA），即当患儿的头转向声源时会获得一定的奖赏如玩偶。在大约两岁 6 个月时，患儿从玩偶测试中学得聪明起来，对声音刺激寄予了期望，这个时候开始引入行为能力测试，比如在听到声音时把一个数字放在玩具公共汽车上。如果患儿能够接受，这种耳特异性明显的检测可以配合使用头戴式或入耳式的耳机。

在患儿四岁左右时，就可以采用头戴式耳机来进行标准化的纯音测听，这将获得更加准确的结果和信息。空气传导的声音可以向周围空间传播，也可以通过耳机定向传播，从而获得对听力的大体评估。如果明显存在听力困难，还可以进一步地进行骨传导测试，但是对患儿的耐受能力要求比较高，因为骨传导是通过使用纯音使颅骨产生振动并传导进入中耳。空气传导的阈值与骨传导的阈值可以互相比较，帮助确定听力障碍的问题所在，对传导性听力障碍或神经性听力障碍都能做出准确的判断。

如图 5-3 所示，患儿对听力的反应都记录在听力图中，其中每个声音频率的 0dB 表示在正常听力情况下可以被探测到的最小水平。

在纯音测听过程中，正常听力范围为 -10~20dB。轻度听力损失范围为 20~40dB，中度听力损失为 40~70dB，重度听力损失范围为 70~90dB，极重度听力损失在 90dB 以上。如果双耳都有听力损失，则总体的听力损失就以较好的一侧为准。如果空气传导和骨传导阈值之间的差值超过 10dB，患儿可能罹患

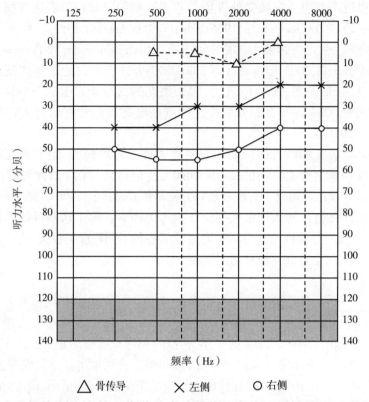

△ 骨传导　　　✕ 左侧　　　○ 右侧

图 5-3 听力图示例,显示正常范围内的骨传导变化,左侧轻度听力损失,右侧中度听力损失

的就是传导性听力障碍。胶耳通常造成轻度的听力损失(Flynn 等,2009),一般不会超过中度听力损失。总结来说,如果患儿的听力损失超过 60dB,就必须分析并研究其他导致听力损失的原因。如果空气传导阈值和骨传导阈值之间没有差异或低于正常的阈值范围,就可以认为患儿罹患的是神经性听力损失。

　　由于不同测试方法的结果或阈值可能存在差异,所以在测试结果的解读过程中应熟悉所采用的测试方法。比如,在开放空间进行的纯音测听得到的测试结果和听力阈值就没有戴着耳机进行纯音测听得到的结果更准确。

对语音和语言发育的影响

证据

　　腭裂患儿的语音和语言发育存在困难,这已经是广为接受的观点。很多研究都报道腭裂患儿在接受外界语音和语言刺激以及口头表达方面存在困难（Broen 等，1998；Jocelyn 等，1996；Scherer 和 D'Antonio，1995）。最新的研究显示，腭裂对患儿表达能力的影响（Lu 等，2010；Lohmander 和 Persson，2008；Morris 和 Ozanne，2003；Chapman 等，2003/2008），并着重讨论了一些现实上的缺陷（Frederickson 等，2006）。此外，腭裂患儿的读写能力也是一个具有较高风险的因素（Chapman，2011），尽管这一点还没有得到所有研究人员的认可（Collett 等，2010）。

　　腭裂对语音和语言的影响一直备受关注。各种病因，除了患儿结构性或解剖性因素之外（McWilliams 等，1990），还包括认知的 / 语言发育不成熟（Chapman，1993）或语言 / 语系紊乱（Eliason 和 Richman，1990）。语言环境，包括附加语言和患儿的认知水平都应作为考虑因素。除了这些可能的潜在因素，患儿高发的分泌性中耳炎对听力造成的各种不同程度的损失，也可能影响到患儿的语音、语言和交流技巧的发展。

○ **相关研究介绍**

　　1999 年，Schonweiler 等的一项研究中，回顾了 370 名在 18~24 个月时接受了腭裂修复术的患儿的听力、语音和语言发展水平。结果发现，与听力正常的对照组相比，有传导性听力损失的患儿在音韵、语形、语法、词汇、听觉感知和语言理解能力等方面都有明显差异。研究人员发现听力对语音和语言的发展具有重要的影响。

　　另外，有研究报道了 12~18 个月的患儿反复发作的分泌性中耳炎与 3 岁大时语音发展迟缓和语言能力低下之间的显著联系（Shriberg 等，2000）。然而，目前仍然缺少确切的证据，有必要进行有关分泌性中耳炎对腭裂患儿语音和语言发展影响的大规模的回顾性研究。

实际的问题

　　分泌性中耳炎通常（但不总是）会导致轻度传导性听力损失（20~40dB），偶尔会导致中度的传导性听力损失。这样的听力损失水平经常变化，患儿可能通过了一个测试但是却无法通过另一个测试，如此等等。如果临床医师能够看到患儿最近的听力图（从患儿家长或听力中心），就可以获得一些有用的信息比如目前听力损失的情况，分泌性中耳炎的位置（左耳、右耳或双侧）。如果家长报告说有发现患儿外耳道流脓的情况，就说明患儿患有或者曾经患有鼓膜穿孔。尽管听力损失的程度会因穿孔的位置和大小的不同而不同，但是鼓膜穿孔的存在确实会影响到患儿的听力。

轻度至中度的听力损失对语音和语言发展的影响尚无法预测。然而，双侧听力损失到40dB时，将会造成以下一项或多项语音/音韵的问题：

语音/音韵方面：

- 辅音区分困难。如"sail"与"tail"。
- 高频声音发声困难或遗漏。如"f"，"s"或"th"。
- 清浊塞音缺乏对比，如"pin"与"bin"。
- 喜欢使用位置靠前辅音。
- 音节弱化或音节末位辅音丢失，如"cup"发成"cu"。
- 鼻化元音（可导致高鼻音）。

嗓音可能听起来比较紧张甚至发音困难。

语言：

- 语言理解能力发展迟缓。
- 对安静环境下的对话理解困难。
- 对音节末位的形态变化理解困难，如复数"s"，"Bens"/"Kims"。
- 简化句子结构，如"daddy gone work"。
- 使用内容词多于功能词。
- 使用语言更僵硬，缺少灵活且刻板。

表5-2总结了由父母们的主诉和观察到的有关患儿行为/反应的特征。

如果患儿疑似的听力损失被认为对其语音、语言和交流能力的发展有影响，且患儿并未在听力中心或耳鼻喉专科接受治疗，就有必要建议患儿的父母或监护人让患儿求助于当地的听力中心进行诊治。

表 5-2　听力损失——需要给予关注的指征

临床医师关注的指征	
父母的关心	非反应性行为
对一定的声音缺乏意识/反应	对呼叫名字没有反应
不遵从指令	错误的行为
患儿沉溺于自我世界	孤僻/较少的社会反应
与电视机距离过近	语音和语言发展迟缓
要求开大电视机音量	有听力损失病史

听力困难的处理

鼓膜置管是否为较好的选择?

伴发有分泌性中耳炎的传导性听力损失可以通过鼓膜置管来处理(通常为索环结构)。这个小管子通常是在患儿全身麻醉下放置到鼓膜的前下方,保持中耳内外气压平衡,减少进一步产生分泌物。不管是单侧还是双侧,这种通气管依靠自身的形状,可以在鼓膜上保持固定大约 12 个月,帮助恢复听力。通气管常常自己脱落,而被发现在患儿的外耳道甚至患儿的枕头上,同时在鼓膜可自行愈合或保留一个小孔。当通气管脱落或取出后,听力的改善常常无法维持,且随着胶耳的频繁复发,可能还会需要再次置管。

此外,鼓膜置管并非没有别的风险。有研究提出,与那些没有处理或置管的患儿比较,早期接受鼓膜置管的患儿增加了鼓膜异常病变发生的概率,比如胆脂瘤、鼓膜持续穿孔,且多次鼓膜置管的患儿更加易于罹患传导性听力损失(Phua 等,2009;Goudy 等,2006;Sheahan 等,2002)。然而,这些发现也从另一方面说明,那些在治疗开始时问题越多的患儿,在后续治疗过程中就需要更多的干预措施。实际上,最近的研究却表明,鼓膜置管会增加并发症的说法是有缺陷的而且也缺乏确实的依据(Russell 等,2012)。

长期放置的通气管可以采用 Goode T 形管或 Permavent 管。理论上说,这些管子都比较有效,尤其在长期使用时。但是由于存在持续性鼓膜穿孔的风险(Hawthorne 和 Parker,1988),它们通常都是在标准置管无效的情况下才被采用的保留选择。

持续性的分泌性中耳炎以及随之而来的听力损失若发生在患儿学习语音能力和语言技巧的关键时期,通气管是一个比较理想的选择。然而,随着对通气管的并发症的报道逐渐增多,在腭裂修复术的同时行鼓膜置管的做法不再受到广泛的支持(Phua 等,2009;Ponduri 等,2009),取而代之的是在确定患儿的听力不断减退时,施行择期和及时鼓膜置管,可以在患儿的关键发育期最大限度地改善听力状态,这种做法被认为是处理分泌性中耳炎的最有效的方法而越来越被推荐(Merrick 等,2007;Andrews 等,2004;Sheahan 等,2002)。只要可能,通气管的置入应该与外科手术同时进行,以免增加多次麻醉的风险(CSAG,1998)。

听力辅助措施

对分泌性中耳炎造成的听力损失的另一个辅助治疗措施是使用助听器对

声音进行放大。助听器是一种非侵入性的操作，当分泌性中耳炎迁延不愈或通气管频繁脱落的情况下，不失为一种最佳的替代。

只要患儿不是反复发作的化脓性中耳炎，助听器对有听力损失的患儿来说是个很成功的选择。当然，助听器的成功使用有赖于患儿对其的耐受能力、听力中心的密切监测和调试。比如，助听器的模具随着患儿的长大和溢出的脓液侵蚀都需要及时调整和更换。患儿也需要来自家长／监护人的支持和来自护理人员和学校的鼓励，积极配合以获得良好的依从性和助听效果。

通气管还是助听器？

有关通气管和助听器孰优孰劣的问题一直存有争论。

○ 相关研究介绍

2001 年，Ahmmed 等曾就分泌性中耳炎患儿应该使用通气管还是助听器的问题对英国的 594 名耳鼻喉科医师进行问卷调查，发现 49.5% 的耳鼻喉科医师从来不曾给患儿使用或很少使用助听器。然而，医师们宁愿反复给患儿置管也不愿让患儿使用助听器的原因却不是基于证据的结果，比如有些患儿需要通气管来解决一些并发症，或患儿的家长倾向于外科手术处理分泌性中耳炎。目前，有关反复置管的并发症已经多有报道，同时患儿的家长们也不一定总是能获知关于两种治疗方案的比较以帮助他们做出合理的选择。作者建议进行随机对照研究来比较通气管和助听器在分泌性中耳炎治疗中的作用。

与上述研究对比的是，另有些研究者（Maheshwar 等，2002）报道称，他们在治疗腭裂患儿听力损失问题的过程中，选择助听器作为首选并且获得了满意的效果，而仅仅对依从性较差或反复发作化脓性中耳炎的患儿才使用通气管。同时他们认为，使用助听器可以减少中耳长期并发症的发生。

助听器的选择因人而异，必须考虑到的是佩戴助听器可能成为患儿的一个特征并使其成为同伴嘲笑和欺侮的对象。助听器并没有解决中耳炎的病理进程，也无法治疗或缓解由中耳炎带来的不适和疼痛。助听器只有在佩戴起来才会发挥作用，并且在听力损失有波动变化时也无法保持适当的放大水平。尽管如此，只要患儿依从性好并且能获得适当的支持和鼓励，这种非侵入性的措施可以被视为一种有利的选择，尤其是对较大年龄的分泌性中耳炎患儿。

腺样体切除术

腺样体切除术被认为是反复发作的胶耳的治疗措施之一（Kadhim 等，2007）。然而，在腭裂或腭咽功能障碍的患者这却是个禁忌证，因为有可能使本已存在的高鼻音进一步恶化（Shprintzen 和 Bardarch，1995）。于是，腺样体部分切除术应运而生，在腭隐裂（Finkelstein 等，2002）和完全性腭裂患者（Tweedie 等，2009）中被用来避免术后继发的腭咽闭合不全。但是这也存在争议，在有些腭裂术后发生高鼻音，在接受了咽成形术后仍然还有发生分泌性中耳炎的患者，有些研究者还是继续坚持实行腺样体切除术的治疗方法（Ruiter 等，2009）。

尽管随着多学科专业人员对腭裂治疗的参与，使得达成一致意见较为困难，但也使得绝大多数耳鼻喉科医师能够了解到腭裂患者接受腺样体切除术带来的语音问题。

临床医师如何干预患儿的听力障碍

营造环境

分泌性中耳炎所导致的听力损失通常程度较轻，也不需要鼓膜置管或佩戴助听器，"等等看看"的处理方法可能就已经足够。这种情况下，临床医师所要做的就是关注听力损失水平的波动情况，一旦发现听力损失有加剧并且恶化到一定水平时，及时转请听力专科的医师处理（参见处理指征，表 5-2）。

在治疗上，临床医师必须保证患儿在完成语音训练任务时能够听得足够清晰。在患儿能够借助鼓膜置管或助听器等，获得词尾清擦音或爆破音之前，宁可推迟语音治疗。在语音训练过程中，言语语言治疗师应该坐在患儿对面而不是肩并肩。另外，有听力损失的患儿在治疗过程中更易于疲劳，这也是在制订治疗计划过程中应考虑在内的因素。

对幼儿园和学校也有一些建议，有轻度听力损失的患儿（实际上这个建议适用于任何程度的听力损失的患儿）被安排在班级靠前的座位比较合适。靠前的座位使患儿可以与老师面对面，在听的同时可以近距离观察老师说话时的嘴唇动作、面部表情、身体语言和姿势。在对患儿发出指令之前，减少环境的噪音或对患儿点名以唤起其注意更有助于获得良好的效果。一般有助于增进理解的方法，如简化语言内容、多次重复、变换内容以及针对指导内容进行提问都对听力损失患儿有所帮助。

摘要和总结

　　鉴于腭裂患儿中听力障碍发病率的高企,临床医师必须了解患儿当前的听力状态,与患儿家长或监护人提出可能存在的困难,如果必要还需进一步评估和处理。本章内容包括:

- 腭裂或腭咽功能障碍患儿罹患听力障碍的原因和机制。
- 听力损失的评估程序以及结果解读。
- 听力损失对语音和语言发展的影响以及处理指征。
- 听力障碍的治疗包括针对临床医师的建议。

　　对罹患分泌性中耳炎的腭裂患儿的治疗缺乏一致性使得什么才是患儿最佳治疗方案的争论将长期存在,并且也说明需要进行大规模的随机对照研究。

　　需要再次强调的是,尽管缺乏强有力的证据,关于听力障碍对患儿语音和语言发展的影响仍然是公认的,这也要求临床医师应对患儿的听力问题及其对语音和语言发展的影响随时保持警惕。

(李盛　译)

参考文献

Ahmmed, A.U., Curley, J.W., Newton, V.E. & Mukherjee, D. (2001). Hearing aids versus ventilation tubes in persistent otitis media with effusion: A survey of clinical practice. *The Journal of Laryngology & Otolology, 115*(4), 274–279.

Alt, A. (1878). Ein Fall von gespattenem Gaumen mit acquirinter Taubstummheit Sta phyloraphie. *Heilung. Archiv fur Angenheilkunde, 7*, 211–215.

Andrews, P.J., Chorbachi, R., Sirimanna, T., Sommerlad, B. & Hartley, B.E. (2004). Evaluation of hearing thresholds in 3-month-old children with a cleft palate: The basis for a selective policy for ventilation tube insertion at time of palate repair. *Clinical Otolaryngology & Allied Sciences, 29*(1), 10–17.

Arnold, W.H., Nohadani, N. & Koch, K.H. (2005). Morphology of the auditory tube and palatal muscles in a case of bilateral cleft palate. *Cleft Palate-Craniofacial Journal, 42*(2), 197–201.

Bamford, J. & Saunders E. (1990). *Hearing Impairment, Auditory Perception and Language Disability, 2nd Edn.* London: Whurr Publishers.

Bardach, J., Morris, H.L., Olin, W.H., Gray, S.D., Jones, D.L. & Kelly, K.M. (1992). Results of multidisciplinary management of bilateral cleft lip and palate at the Iowa Cleft Palate Center. *Plastic and Reconstructive Surgery, 89*, 419–432.

Broen, P.A., Devers, M.C., Doyle, S.S., Prouty, J.M. & Møller, K.T. (1998). Acquisition of linguistic and cognitive skills by children with cleft palate. *Journal of Speech, Language and Hearing Research, 41*(3), 676–687.

Carrie, S., Sprigg, A. & Parker, A.J. (2000). Skull base factors in relation to hearing impairment in cleft palate children. *Cleft Palate-Craniofacial Journal, 37*(2), 166–171.

Chapman, K.L. (1993). Phonologic processes in children with cleft palate. *Cleft Palate-Craniofacial Journal, 30*(1), 64–72.

Chapman, K.L., Hardin-Jones, M. & Halter, K.A. (2003). The relationship between early speech and later speech and language performance for children with cleft lip and palate. *Clinical Linguistics and Phonetics, 17*(3), 173–197.

Chapman, K.L. (2004). Is presurgery and early postsurgery performance related to speech and language outcomes at 3 years of age for children with cleft palate? *Clinical Linguistics and Phonetics, 18*(4–5), 235–257.

Chapman, K.L. (2008). The acquisition of speech and language in children with cleft palate: interactions and influences. In K.T. Møller & L.E. Glaze (Eds), *Cleft Palate: Interdisciplinary Issues and Treatment for Clinicians by Clinicians,* (pp.243-291). Austin: Pro-Ed.

Chapman, K.L. (2011). The relationship between early reading skills and speech and language performance in young children with cleft lip and palate. *Cleft Palate-Craniofacial Journal, 48*(3), 301–311.

Chen, P., Wang, Z.N., Xu, Z.Q., Wei, Y.H., Yao, S.F., Peng, A.N. & Zhang, D. (2008). Risk factors for otitis media with effusion in children. *Zhonghua Er Bi Yan Hou Tou Jing Wai Ke Za Zhi, 43*(12), 903–905.

Collett, B.R., Leroux, B. & Speltz, M.L. (2010). Language and early reading among children with orofacial clefts. *Cleft Palate-Craniofacial Journal, 47*(3), 284–292.

CSAG (Clinical Standards Advisory Group). (1998). Clinical Effectiveness. Report of the Clinical Standards Advisory Group. London: HMSO.

Dyce, O., McDonald-McGinn, D., Kirschner, R.E., Zackai, E., Young, K. & Jacobs, I.N. (2002). Otolaryngologic manifestations of the 22q11.2 deletion syndrome. *Archives of Otolaryngology - Head & Neck Surgery, 128*(12), 1408–1412.

Eliason, M.J. & Richman, L.C. (1990). Language development in preschoolers with a cleft. *Developmental Neuropsychology, 6*, 173–182.

Finkelstein, Y., Wexler, D.B., Nachmani, A. & Ophir, D. (2002). Endoscopic partial adenoidectomy for children with submucous cleft palate. *Cleft Palate-Craniofacial Journal, 39*(5), 479–486.

Flynn, T., Møller, C., Jonsson, R. & Lohmander, A. (2009). The high prevalence of otitis media with effusion in children with cleft lip and palate as compared to children without clefts. *International Journal of Pediatric Otorhinolaryngology, 73*(10), 1441–1446.

Frederickson, M.S., Chapman, K.L. & Hardin-Jones, M. (2006). Conversational skills of children with cleft lip and palate: a replication and extension. *Cleft Palate-Craniofacial Journal, 43*(2), 179–188.

Goudy, S., Lott, D., Canady, J. & Smith, R.J. (2006). Conductive hearing loss and otopathology in cleft palate patients. *Otolaryngology – Head & Neck Surgery, 134*(6), 946–948.

Hanafin, S. & Griffiths, P. (2002). Does pacifier use cause ear infections in young children? *British Journal of Community Nursing, 7*(4), 206, 208–211.

Hassan, M.E. & Askar, S. (2007). Does palatal muscle reconstruction affect the functional outcome of cleft palate surgery? *Plastic & Reconstructive Surgery, 119*(6), 1859–1865.

Hawthorne, M.R. & Parker, A.J. (1988). Perforations of the tympanic membrane following the use of Goode-Type 'long term' tympanostomy tubes. *Journal of Laryngology & Otology, 102*(11), 997–999.

Jocelyn, L.J., Penko, M.A. & Rode, H.L. (1996). Cognition, communication, and hearing in young children with cleft lip and palate and in control children: A longitudinal study. *Pediatrics, 97*(4), 529–534.

Kadhim, A.L., Spilsbury, K., Semmens, J.B., Coates, H.L. & Lannigan, F.J. (2007). Adenoidectomy for middle ear effusion: A study of 50,000 children over 24 years. *Laryngoscope, 117*(3), 427–433.

Kwan, W.M., Abdullah, V.J., Liu, K., van Hasselt, C.A. & Tong, M.C. (2011). Otitis media with effusion and hearing loss in Chinese children with cleft lip and palate. *Cleft Palate-Craniofacial Journal, 48*(6), 684–689.

Li, W., Shang, W., Yu, A., Zhang, X., Liu, Y. & Zhang, Q. (2007). Incidence and natural history of middle ear disease in newborns and infants with cleft palate. *Lin Chung Er Bi Yan Hou Tou Jing Wai Ke Za Zhi, 21*(7), 296–298.

Lohmander, A. & Persson, C. (2008). A longitudinal study of speech production in Swedish children with unilateral cleft lip and palate and two-stage palatal repair. *Cleft Palate-Craniofacial Journal, 45*(1), 32–41.

Lu, Z., Ma, L., Luo, Y. & Fletcher, P. (2010). The effects of unrepaired cleft palate on early language development in Chinese infants. *Cleft Palate-Craniofacial Journal, 47*(4), 400–404.

Luthra, S., Singh, S., Nagarkar, A.N. & Mahajan, J.K. (2009). The role of audiological diagnostics in children with cleft lip & palate (CLP). *International Journal of Pediatric Otorhinolaryngology, 73*(10), 1365–1367.

McWilliams, B.J., Morris, H.L. & Shelton, R.L. (1990). *Cleft Palate Speech, 2nd Edn.* Philadelphia: BC Decker.

Maheshwar, A.A., Milling, M.A., Kumar, M., Clayton, M.I. & Thomas, A. (2002). Use of hearing aids in the management of children with cleft palate. *International Journal of Pediatric Otorhinolaryngology, 66*(1), 55–62.

Matsune, S., Sando, I. & Takahashi, H. (1991). Insertion of the tensor veli palatini muscle into the eustachian tube cartilage in cleft palate cases. *Annals of Otology, Rhinology & Laryngology, 100*(6), 439–446.

Merrick, G.D., Kunjur, J., Watts, R. & Markus, A.F. (2007). The effect of early insertion of grommets on the development of speech in children with cleft palates. *British Journal of Oral & Maxillofacial Surgery, 45*(7), 527–533.

Møller, P. (1981). Hearing, middle ear pressure and otopathology in a cleft palate population.

Acta Otolaryngolica, 92(5–6), 521–528.

Morris, H. & Ozanne, A. (2003). Phonetic, phonological, and language skills of children with a cleft palate. *Cleft Palate-Craniofacial Journal, 40*(5), 460–470.

Paradise, J.L., Bluestone, C.D. & Felder, H. (1969). The universality of otitis media in 50 infants with cleft palate. *Pediatrics, 44*(1), 35–42.

Phua, Y.S., Salkeld, L.J. & de Chalain, T.M. (2009). Middle ear disease in children with cleft palate: Protocols for management. *International Journal of Pediatric Otorhinolaryngology, 73*(2), 307–313.

Ponduri, S., Bradley, R., Ellis, P.E., Brookes, S.T., Sandy, J.R. & Ness, A.R. (2009). The management of otitis media with early routine insertion of grommets in children with cleft palate—a systematic review. *Cleft Palate-Craniofacial Journal, 46*(1), 30–38.

Reiter, R., Brosch, S., Wefel, H., Schlömer, G. & Haase, S. (2011). 1.The submucous cleft palate: Diagnosis and therapy. *International Journal of Pediatric Otorhinolaryngology, 75*(1), 85–88.

Robinson, P.J., Lodge, S., Jones, B.M., Walker, C.C. & Grant, H.R. (1992). The effect of palate repair on otitis media with effusion. *Plastic & Reconstructive Surgery, 89*(4), 640–645.

Rovers, M.M., Numans, M.E., Langenbach, E., Grobbee, D.E., Verheij, T.J. & Schilder, A.G. (2008). Is pacifier use a risk factor for acute otitis media? A dynamic cohort study. *Family Practice, 25*(4), 233–236.

Ruiter, J.S., Korsten-Meijer, A.G. & Goorhuis-Brouwer, S.M. (2009). Communicative abilities in toddlers and in early school age children with cleft palate. *International Journal of Pediatric Otorhinolaryngology, 73*(5), 693–698.

Russell, C., Black, O., Dutt, D., Ray, A., Devlin, M. & Wynne, D. (2012). Are ventilation tubes (grommets) in cleft children truly associated with increased complication rates? Results of a nested case control study of cleft and non-cleft children. *British Journal of Oral and Maxillofacial Surgery, 50* (Supplement 1), S2–S3.

Scherer, N.J. & D'Antonio, L.L. (1995). Parent questionnaire for screening early language development in children with cleft palate. *Cleft Palate-Craniofacial Journal, 32*(1), 7–13.

Schönweiler, R., Lisson, J.A., Schönweiler, B., Eckardt, A., Ptok, M., Tränkmann, J. & Hausamen, J.E. (1999). A retrospective study of hearing, speech and language function in children with clefts following palatoplasty and veloplasty procedures at 18–24 months of age. *International Journal of Pediatric Otorhinolaryngology, 50*(3), 205–217.

Sheahan, P., Blayney, A.W., Sheahan, J.N. & Earley, M.J. (2002). Sequelae of otitis media with effusion among children with cleft lip and/or cleft palate. *Clinical Otolaryngology & Allied Sciences, 27*(6), 494–500.

Shprintzen, R.J. & Bardach, J. (Eds) (1995). *Cleft Palate Speech Management: A Multidisciplinary Approach* (p.259). St. Louis: Elsevier Mosby.

Shriberg, L.D., Friel-Patti, S., Flipsen, P. Jr. & Brown, R.L. (2000). Otitis media, fluctuant hearing loss, and speech-language outcomes: A preliminary structural equation model. *Journal of Speech, Language and Hearing Research, 43*(1), 100–120.

Siegel, M.I., Sadler Kimes, D. & Todhunter, S.S. (1988). Eustachian tube cartilage shape as a factor in epidemiology of otitis media. Proceedings of the 4th International Symposium. In D.J. Lim, C.D. Bluestone, J.O. Klein & J.D. Nelson (Eds), *Recent Advances in Otitis Media* (pp.114–117). Burlington, Ontario: BC Decker.

Smith, L.K., Gubbels, S.P., MacArthur, C.J. & Milczuk, H.A. (2008). The effect of the palatoplasty method on the frequency of ear tube placement. *Archives of Otolaryngology – Head & Neck Surgery, 134*(10), 1085–1089.

Szabo, C., Langevin, K., Schoem, S. & Mabry, K. (2010). Treatment of persistent middle ear effusion in cleft palate patients. *International Journal of Pediatric Otorhinolaryngology, 74*(8), 874–877.

Tweedie, D.J., Skilbeck, C.J., Wyatt, M.E. & Cochrane, L.A. (2009). Partial adenoidectomy by suction diathermy in children with cleft palate, to avoid velopharyngeal insufficiency. *International Journal of Pediatric Otorhinolaryngology, 73*(11), 1594–1597.

Van Cauwenberge, P.B., De Moor, S.E.G. & Dhooge, I. (1998). Acute suppurative otitis media. In H. Ludman and T. Wright (Eds), *Diseases of the Ear, 6th Edn*. London: Arnold.

Viswanathan, N., Vidler, M. & Richard, B. (2008). Hearing thresholds in newborns with a cleft palate assessed by auditory brain stem response. *Cleft Palate-Craniofacial Journal, 45*(2), 187–192.

Zheng, W., Smith, J.D., Shi, B., Li, Y., Wang, Y., Li, S., Meng, Z. & Zheng, Q. (2009). The natural history of audiologic and tympanometric findings in patients with an unrepaired cleft palate. *Cleft Palate-Craniofacial Journal, 46*(1), 24–29.

推荐阅读

Barozzi, S., Soi, D., Comiotto, E., Borghi, A., Gavioli, C., Spreafico, E. et al. (2012). Audiological findings in Williams syndrome: A study of 69 patients. *American Journal of Medical Genetics, Part A, 158A*(4), 759–771.

Marres, H.A. (2002). Hearing loss in the Treacher-Collins syndrome. *Advances in Oto-Rhino-Laryngology, 61*, 209–215.

Skarzynski, H., Porowski, M. & Podskarbi-Fayette, R. (2009). Treatment of otological features of the oculoauriculovertebral dysplasia (Goldenhar syndrome). *International Journal of Pediatric Otorhinolaryngology, 73*(7), 915–921.

Szymko-Bennett, Y.M., Mastroianni, M.A., Shotland, L.I., Davis, J., Ondrey, F.G., Balog, J. et al. (2001). Auditory dysfunction in Stickler syndrome. *Archives of Otolaryngology – Head & Neck Surgery, 127*(9), 1061–1068.

Zarchi, O., Attias, J., Raveh, E., Basel-Vanagaite, L., Saporta, L. & Gothelf, D. (2011). A comparative study of hearing loss in two microdeletion syndromes: Velocardiofacial (22q11.2 deletion) and Williams (7q11.23 deletion) syndromes. *Journal of Pediatrics, 158*(2), 301–306.

Zaytoun, G.M., Harboyan, G. & Kabalan, W. (2002). The oto-palato-digital syndrome: Variable clinical expressions. *Otolaryngology-Head and Neck Surgery, 126*(2), 129–140.

第六章 嗓音问题

Leda Koutsoulieri

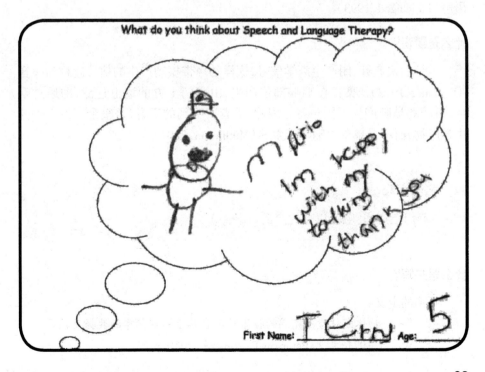

93

本章目的

　　本章讨论唇腭裂腭咽功能障碍与嗓音的关系,探讨当嗓音异常和腭咽功能障碍同时存在情况下,评估和干预的相关问题。本章主要从腭裂／腭咽功能障碍专业人员的角度进行探讨,但也需要强调腭裂专业人员和嗓音专业人员的密切配合。

简述嗓音和共鸣的关系

　　人类的嗓音功能在人与人的交流沟通中扮演着诸多重要的作用:它使得言语语言被听到;它既有副语言也有语言的功能,能够有效地传递说话者身份和情感状态的信息。从总体上说,嗓音有助于人和人之间的互动。正是由于嗓音的多种重要功能,嗓音障碍或嗓音丧失对于个体来说是非常令人沮丧的(Mathieson,2001)。

　　由于嗓音和言语密切相关,因此社会大众常常认为两者是同义词。言语的产生需要多个器官的参与,包括肺、气管、咽喉和声道。发声的过程起源于肺部的气流进入气管和咽喉。气流在这一过程中通过声带,产生震动发出嗓音。随后,声音通过咽喉、口腔和鼻腔,由构音器官的塑形运动产生不同的言语声(Ladefoged,1993)。

什么是嗓音?

　　声带的快速开、闭产生声学信号,这样的声带振动产生的信号就称为嗓音(O'Connor,1973)。嗓音在咽喉部位产生,由声门上方的通道过滤,即通过咽喉、口腔和鼻腔产生不同声音。因此,听者所听到的嗓音,是整个声道产生的声学产物,而不是单单由咽喉产生的(Mathieson,2001)。

○ **名词解释**

　　声门上声道:咽喉以上的声道(图 6-1)。

什么是共鸣?

　　共鸣的定义:

　　　"一个物体或被空气充满的腔体对加在其上一定频率的共振反应。"

　　Wood,1971;参见 Peterson-Falzone 等,2010,p.221

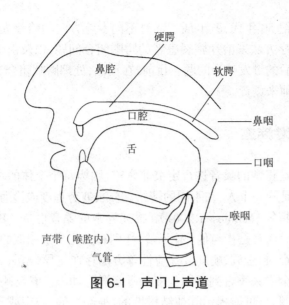

图 6-1　声门上声道

言语共鸣是由喉产生的声学信号，在通过声道的过程中，被转换和改变的结果。一个听觉上可让人接受的共鸣，需要口腔和鼻腔共鸣的平衡；在英语当中，元音和元音性的辅音是以口腔共鸣为主，仅有部分鼻腔共鸣（Perterson-Falzone 等，2006）。

尽管嗓音和共鸣描述不同的事物，但是从以上的定义中我们可以看出，嗓音和共鸣是密切联系的。因此，在评估嗓音和共鸣时，特别是评估患有唇腭裂/腭咽功能障碍的患者时，既需要考虑声门（喉部），也要考虑声门上部（喉上部）的情况，因为它们是整个系统的组成部分。

嗓音障碍和共鸣障碍

障碍位于喉部和喉部以上时，它们的分类有所不同。嗓音障碍位于喉的水平，又被称为发声障碍。而共鸣异常主要位于喉以上的位置，主要是口腔和鼻腔共鸣平衡的失调。这通常与喉以上区域生理或功能性问题有关，主要是腭咽部结构和功能的问题（Henningsson 等，2008；Wyatt 等，1996）。

○ **注释**

关于共鸣的概念请参考第三章第二节。

在言语语言治疗领域，由于喉和喉上区位于不同的解剖区域，因此嗓音障碍和腭咽功能障碍通常属于治疗师不同的专业发展方向。Boone（2004）也曾描述,在 20 世纪 50 年代,就出现了针对不同专业方向的治疗人员,他们通常采取不同的治疗方法来治疗腭裂患者的腭咽闭合问题,以及由于器官病理改变或喉切除术后的继发嗓音问题。目前,在英国,处理腭咽闭合和嗓音问题也由不同的治疗师来负责。

嗓音障碍的发病率

要对什么是正常的嗓音进行定义非常难,因为每个个体的嗓音都有不同的特点。即便是同一个人,在不同的情绪、健康、疲劳程度或沟通环境下,都会表现出不同的特征(Mathieson,2001)。描述异常的嗓音也是一项很有挑战的工作。嗓音障碍通常是指与他 / 她年龄、性别和文化背景相似的族群比较,一个人的嗓音在音质、音调、响度或顺应性等方面存在差异(Aronson,1990)。嗓音障碍包括完全失去嗓音到不同程度的嗓音异常功能。它反映出喉、呼吸和声道功能的问题,也可能提示其他结构性的、神经性的、心理或行为方面的问题(Mathieson,2001)。

在一般儿童群体中,由于评估方法、群体研究方法以及嗓音障碍的评定标准等的不同,目前尚无嗓音疾病发病率的确切数据报告。在目前进行的一项前瞻性的关于英国 8 岁儿童的流行病学调查中,Carding 等(2006)调查了儿童嗓音障碍的发病率,结果显示,嗓音异常的发病率在 6%(由治疗师报告的数据)或 11%(由家长报告的数据)左右。

腭裂 / 腭咽功能障碍患者的嗓音问题

在文献中,并没有关于腭裂 / 腭咽功能障碍患者嗓音问题发病率的明确报道。有关报道曾引用相关数据,提示儿童和成人的嗓音问题发病率分别在 17% 和 41% 左右,而青春期的发病率略有下降(Cavalli,2011)。有学者认为,腭裂患者嗓音问题的发病情况不明,主要是受到腭咽功能障碍以及嗓音问题不同定义的影响(Peterson-Falzone 等,2010)。除了缺少明确的发病率的数据,关于腭裂患者是否更易于出现嗓音问题也存在争议。但是,可以明确的是,综合征型唇腭裂患者的确存在更大的风险,例如:

- Apert 综合征:异常的音调和喉钙化。
- 半侧面部发育不全:复音。
- 缺指 / 趾畸形 - 外胚层发育不良 - 腭裂综合征:声带润滑欠佳而继发呼吸音。
- 22q11.2 染色体缺失综合征:声带麻痹和喉蹼。

腭裂／腭咽功能障碍患者嗓音异常的本质和原因

对于儿童来说,声带小结和声带炎症是导致嗓音异常最为常见的原因（De Bodt 等,1995）。儿童慢性嗓音问题的常见高危因素包括儿童期的听力问题、喜欢大喊大叫、反复的上呼吸道感染、儿童哮喘、过敏史、大家庭的环境（Mathieson,2001）。最近的一项研究提示,性别（男孩子比女孩子更容易出现嗓音问题）以及家庭中年长弟兄姐妹的数目是显著影响儿童出现嗓音问题的危险因素（Carding 等,2006）。

有关腭裂／腭咽功能障碍患者嗓音问题的本质,目前相关文献达成共识,认为大多数出现嗓音异常的儿童主要表现为肌紧张性嗓音障碍,可伴随／不伴随反应性黏膜改变（如声带小结、炎性反应／水肿）（Cavalli,2011）。多项研究共同显示,腭裂患者的喉部症状,包括:

- 慢性炎症
- 声带增生
- 声带小结
- 水肿

根据文献报道,腭裂患者嗓音音质的特点表现为（Van Lierde 等,2004）:

- 呼吸音,声音嘶哑
- 基频差异
- 嗓音弱化综合征,吸气时发音
- 发声音调差异,嗓音音调范围受限
- 响度过小或过大

但是,在描述腭裂／腭咽功能障碍儿童嗓音异常的本质方面,也存在不同的证据。有些研究显示,研究对象的嗓音弱化或吸气时发声;有一些却报道为嗓音过度紧张。有一些报道腭裂患者的基频（F_0）基本正常;也有些报道女性腭裂患者的基频较低,而男性腭裂患者的基频较高,或音调过高或过低。正如关于嗓音异常的本质尚未达成一致,这样的差异可能反映出个体症状,以及研究方法的多样性。

有关腭裂／腭咽功能障碍患者嗓音障碍存在多种致病因素。有学者认为,说话者过度使用喉部的瓣膜运动和喉的收缩来代偿腭咽功能障碍（Peterson-Falzone 等,2006;Grunwell 和 Sell,2001）。相对地,腭裂人群的嗓音弱化综合征,是指说话者故意使用一种柔和的说话方式来减少高鼻音和鼻漏气（Peterson-Falzone 等,2006）。声带病理性改变也常见于那些反复使用声门发声、过度使用喉部的患者（Witzel,1995）。腭裂／腭咽功能障碍患者嗓音异常的其他原因还包括舌后缩、手术治疗后持续使用代偿性发音方式以及其他心理因素等（Cavalli 和 Pinkstone，2005）。

　　Kuehn 和 Moller（2000）则持有不同的意见，他们认为，虽然没有证据表明腭裂患者与非腭裂群体相比，他们的喉部结构或发声结构是不同的，但是腭裂人群的嗓音问题主要还是归结于腭咽功能障碍和喉部的代偿性行为。最后，也不能认为腭裂／腭咽功能障碍儿童的嗓音问题一定和腭咽功能障碍或喉部的代偿行为有关。患儿总体健康状况是儿童嗓音滥用的主要因素或重要因素。其他影响因素还包括反复的上呼吸道感染，听力损失，免疫反应和哮喘等（Mathieson，2001）。

嗓音和腭咽功能障碍：有什么证据吗？

　　腭裂／腭咽功能障碍患者嗓音问题的研究较为匮乏。下面是一些关于腭咽功能障碍患者出现嗓音问题的相关报告。

○ 相关研究介绍

　　Guyett 等（2000）从喉功能的动力测量角度研究了腭咽功能障碍对于腭裂患者的影响。研究者们比较了腭咽闭合良好和腭咽功能障碍两组不同的研究对象，分别测量了研究对象的声门压力、声门气流以及喉部阻力。有趣的是，相比腭咽闭合功能良好组，腭咽功能障碍组表现出较高的喉部阻力和声门压力（提示说话更加用力）。研究者们认为，在腭裂群体中可能存在一类患者，需要使用较大的肌肉力量才能实现良好的腭咽闭合，这就需要声带更加用力。

　　D'Antonio 等（1988）比较了腭裂和非腭裂儿童和成人。每个研究对象均接受语音评估、耳咽部的检查，腭咽功能和喉功能的内镜检查（后者只在考虑存在嗓音／喉功能异常时才进行）；记录研究对象的鼻腔气流、口腔压力，并估计声门下空气压力。研究结果显示，41% 的研究对象存在喉的病理改变和（或）嗓音异常（其中 21% 存在声带小结或声带变粗）。最为常见的症状是嘶哑声，其次是音调异常和响度低下。有趣的是，尽管有很高比例的病理改变检出率，但是研究并没有发现腭咽功能障碍的内镜下／空气动力学改变和喉部／嗓音改变之间的必然联系。因此，研究者们认为，基于腭咽功能障碍的患者较高的喉／嗓音功能异常，需要接受喉功能的主观和客观检查。但是，研究者们认为，腭咽功能障碍和喉部／嗓音异常之间的关系并不明确,相关数据并不能提供两者之间的联系。

　　Hamming 等(2009)同样提出相关证据。在关于腭裂患者的研究中,研究者们发现,20% 的 3~4 岁患者中,18% 的 6~7 岁的患者存在声音嘶哑的现象。这样的发病率与非腭裂患者并无显著差异。最为有趣的是,腭咽功能障碍的严重程度和嗓音嘶哑之间并未发现明显的关联。同时,无论有无腭咽功能障碍,研究对象中出现嘶哑声的比率基本相同。

　　Leder 和 Lerman(1985)比较了轻度高鼻音腭裂成人患者、重度高鼻音腭裂成人患者以及无腭裂患者成人的频谱特点。有关腭裂成人嗓音特点的研究相对较少,因为通常成人的嗓音问题相对于其他年龄段有减少的趋势。但是,研究发现,在腭裂高鼻音患者组,在腭咽闭合水平面以下,他们的声带通过异常的内收闭合模式实现收缩,以减少鼻腔的漏气。研究者们一致认为继发于显著高鼻音的代偿性喉部瓣膜运动,是腭裂 / 腭咽功能障碍患者嗓音问题的致病因素。

　　Van Lierde 等(2004)比较了腭裂儿童和非腭裂儿童嗓音特点。研究者们通过主观评估方法(电视咽喉镜和听觉评估)以及客观评估(空气动力学、嗓音范围、声学分析以及嗓音障碍严重程度指数(DSI))进行评价。结果显示,32% 的儿童存在喉部病理改变,双侧声带小结和肌紧张是最为常见的喉部 / 嗓音病理改变。同时,所有的腭裂研究对象的 DSI 指数都较正常值低(提示更多的嗓音异常)。但是,对于他们整体的嗓音情况(包括主观和客观的评估结果),仅在男性腭裂儿童群体存在较低的嗓音质量,主要表现为嘶哑声和粗糙声。研究者们因此认为,腭裂患儿的嗓音问题存在性别差异,男性腭裂患儿更容易出现嗓音问题,这一点和非腭裂患儿群体类似。

　　Hocevar-Boltezar 等(2006)报道腭裂患儿嗓音疾病的发病率在 12.5% 左右,基本和非腭裂群体持平。同时,所有研究对象均接受一个完整的耳鼻喉检查,包括听力检查,结果显示 56% 的患者患有渗出性中耳炎,其中一半的患者需要手术治疗。作者认为,长期的听力损伤可能是影响腭裂患儿嗓音的重要致病因素之一。对于有听力问题的患者,需要大声说话甚至可能会滥用声带。同时,其他的耳鼻喉病理改变也可能会影响到嗓音,因为喉部分泌物减少会增加声带病理改变的风险。

　　综上所述,相对于其他人群,腭裂 / 腭咽功能障碍患者出现嗓音问题的风险大于其他人,虽然也有研究报道相似的发病率。同时,嗓音问题和腭咽功能障碍的相互关系尚不明确,尽管有些研究报道两者之间存在某些联系,或是仅在严重腭咽功能障碍患者身上存在这类相关性。也有研究认为,一些习得的功能亢进的喉部动作(像是假声带和声带过度收缩以及声门上的狭窄等)当腭咽功能障碍治愈后仍然存在(Cavalli,2011)。

○ **注释**

　　需要强调的是,因为研究方法的不同,不同实验结果之间很难做直接的比较,特别是关于评估方法以及群体性的研究,后者在不同实验之间可能存在很大差异。

噪音评估

　　目前在英国,较为常用的噪音评估有三种:GRBAS 评估(最为常用);噪音特质分析(VPA)以及 Buffalo Ⅲ类噪音评估(Carding 等,2000)。这些评估工具可根据评估目标和治疗师的经验不同而进行选择使用。GRBAS 是目前英国所推荐的噪音主观评估最低标准,其对噪音嘶哑进行五级评定,包括总嘶哑度 G(异常等级)、粗糙度 R(roughness)、气息度 B(breathiness)、无力度 A(asthenia)、紧张度 S(strain)。噪音特质分析(VPA)提供一系列检查项目,包括噪音音质和语音位置。它有助于判听人员对噪音进行个体化的描述和分析。使用该项评估工具,需要判听人员,进行规律地判听练习并且接受为期两天的培训。Buffalo Ⅲ评估工具对噪音的 12 个方面进行评估,包括音调,响度,呼吸支持,节律,肌肉,喉张力,发音性焦虑,可懂度,噪音滥用,口、鼻共鸣,以及整体噪音状况等。对于如何选择合适的评估工具,需要结合评估目的(例如,临床还是科研),指导治疗所需的具体细节,使用者的经验等(因为某些评估工具是需要使用者接受专门的培训)(Mathieson,2001;Carding 等,2000)。

如何评估腭裂／腭咽功能障碍患者的噪音情况?

　　在对腭裂患者的软腭功能以及腭裂语音特征进行评估的同时,进行噪音评估也是十分重要的。但是,在临床工作中,常常缺少对腭裂患者喉部解剖和功能的评估,因为常规评估工具中并不包含这些内容。在条件许可的情况下,当怀疑存在共鸣或发声问题时,整个声道,包括喉,都需要进行检查(Witzel,1995)。D'Antonio 和 Scherer(1995)也建议对整个声道进行检查,他们认为腭咽部只是整个声道的一部分。但是,他们同时也提出,

　　"在很多地方,言语病理学家迫于压力的考虑,为了手术的成功和后续治疗的需要,主要关注,甚至仅关注共鸣和腭咽功能。"

　　(D'Antonio 和 Scherer,1995,p.177)

　　在英国,评估腭裂/腭咽功能障碍言语所采用的"Great Ormond Street Speech Assessment(GOS.SP.ASS)(Sell 等,1999),包括以下内容:

- 共鸣
- 鼻漏气和鼻湍流
- 面部扭曲
- 声母发音和腭裂语音特征

　　其他需要检查和记录的内容还包括发音时的面部表情、口腔检查以及嗓音检查。在描述嗓音时,包括以下几个部分:嗓音正常、嗓音异常、音量降低。在他们发表的原始文章中是这样描述的:

　　"任何不正常的嗓音音质都应归类为嗓音异常"

　　(Sell,Harding 和 Grunwell,1999;p.24)。

　　另外一个专门用于多中心之间进行腭裂言语筛查研究、系统记录和报告言语状况的工具是腭裂语音筛查指南 - 修订版(CAPS-A)(Jon 等,2006)。这一评估工具包括以下内容:

- 可懂度
- 嗓音音质
- 共鸣
- 鼻部气流
- 面部扭曲
- 腭裂语音特征

　　嗓音音质由两分法进行记录,正常或异常。这些评估工具都强调嗓音评估的重要性,也将其作为临床腭裂/腭咽功能障碍语音评估的重要指标之一。

评估相关问题

　　在前面,已经提到嗓音和共鸣常常是相互联系的,因此在对嗓音和腭咽闭合功能进行描述时会有一些交叉。但是,在腭裂/腭咽功能障碍的言语评估中,仅包含有限的嗓音内容。同样,嗓音评估也并不包含共鸣评估的所有项目,比如,GRBAS 工具就不包括声门上的指标。同样,尽管 VPA 的确包括这些指标,但是其中腭咽闭合功能模块使用另外一种方法来对语音进行评估,从而使得不同评估工具之间很难进行比较。而 Buffalo Ⅲ嗓音评估工具,包含有鼻腔和口腔共鸣的评估,但也使用不同评价方法(Carding 等,2000)。目前尚无正式的对嗓音和腭咽闭合功能同时进行评估的工具。因此,在评估腭裂/腭咽功能障碍时,需要识别和记录嗓音异常,在必要时,需要转介到耳鼻喉医师那里做进一步的检查。

McWilliam 等(1990)提出了一套针对腭裂患者的嗓音评估方案,要求首先要仔细聆听嗓音,以判断是否有嗓音问题。一旦提示有嗓音异常,就需要进一步进行系统的主观检查,包括对患者病史的了解,症状是急性还是慢性的,症状是否典型,以及可能的病因是什么(例如感冒,近期的嗓音滥用等)。一般情况下,响度过大,响度过小,音调范围异常都是行为上的改变,往往不能提示声带病理性的改变。但是,如果出现嘶哑声,气息声或破音等症状,则提示声带的病理改变,如声带小结、声带肥厚或声带水肿(D'Antonio 和 Scherer,1995)。这一类患者需要转介给耳鼻喉科医师做进一步的临床检查。相关的仪器检查也是需要的,包括喉部检查,声道的影像学检查(包括喉镜,频闪观测法,X 线检查等),生理学检查(例如,电子喉镜检查)和声学检查(例如,声音频谱图、语音图)等(Cavalli 和 Pinkstone,2005)。

📖 推荐阅读

要了解更多关于嗓音的器械检查等问题,可以参阅:

Chapter13 in:Mathieson,L.,(2001).Greene and Mathieson's The Voice and its Disorders,6th Edn.London:Whurr.

为什么腭裂/腭咽功能障碍的患者需要接受嗓音检查?

当患者存在嗓音异常时,就很难对患者的共鸣状况进行准确地评估,因为嗓音的异常会掩盖真实的高鼻音情况(Kuehn 和 Moller,2000)。对于共鸣的评估,是基于发声共鸣,因此,如果患者存在嗓音异常,评估鼻音异常就更加困难(Wyatt 等,1996)。

与此同时,腭咽功能障碍也会影响嗓音的评估。研究表明,显著的高鼻音会掩盖嗓音异常,对于存在嗓音问题的患者,直到腭咽闭合的情况得到解决,嗓音问题才能被发现。这是因为高鼻音会从多个方面影响嗓音信号,比如,第一共振峰的转移,在共振峰之间出现额外的共振峰和反共振峰,以及噪音等(Cavalli,2011)。

因此,对于腭裂患者的嗓音评估,不仅仅有助于判断是否存在嗓音异常和喉的病理性改变,同时对于准确地评估与治疗患者的腭咽功能障碍也是非常重要的。

○ **相关研究**

　　Imatomi（2005）提出,在患者存在嗓音异常的时候,进行高鼻音的评估往往较为困难或不够准确。研究者们进行了一项研究,使用合成的语音样本来考察气息音对于高鼻音评级的影响。实验要求语音师对存在不同等级的高鼻音和气息音的语音样本进行评估。研究者们发现,气息音的存在会增加轻度高鼻音的判断,但是会减少重度高鼻音的判断。因此,建议在对合并有嗓音异常的腭裂患者进行评估的时候,需要格外谨慎,因为这将直接影响共鸣的相关评估。

嗓音障碍的干预

　　根据病因的不同,嗓音异常可以有不同的治疗方式,包括嗓音治疗,药物治疗,手术治疗或上述几种方式的联合治疗。大多数嗓音问题都可以通过嗓音治疗,即通过行为策略改变用嗓行为,从而减少或消除嗓音障碍。嗓音手术（即改善发声功能的手术）旨在通过切除对嗓音治疗无反应的异常喉部组织,改善喉部的结构和潜在功能。但是,即便对于成功的手术治疗,嗓音治疗仍是康复过程中的重要环节。同时药物也是治疗过程中的重要组成部分（Mathieson,2001）。

　　对于肌肉紧张性嗓音异常和声带小结的患者而言,嗓音治疗是最主要的治疗方式。对于非综合征型腭裂/腭咽功能障碍的患儿,嗓音治疗也是较为理想的选择（Cavalli,2011）。对于声带小结的患者,如果嗓音治疗对于小结的改善效果不明显,可以再考虑手术治疗。只有对于那些声带小结较大,声音嘶哑严重,需要尽快改善症状的患者,手术治疗才作为首选考虑。对于儿童患者,并不推荐手术治疗,因为声带小结通常会随着年龄的增长而自行吸收。同时,对于没有接受用嗓习惯调整的患者,手术后复发的风险也是较大的（Trani 等,2007）。

　　嗓音治疗的具体技术的相关内容将不在本章讨论。但是,接下来,将讨论一下嗓音治疗的总体原则,这对于腭裂/腭咽功能障碍的患者也是适用的。

嗓音治疗的目标

　　Mathieson（2001）描述嗓音治疗的整体目标如下:
- 恢复正常嗓音。
- 改善发声状态。

- 改善 / 恢复喉功能。
- 防止病情加重或衍生出其他发声问题。
- 消除发声过程中的声道不适感。
- 帮助患者最大限度地发挥发声的潜能。

设定治疗目标时需要考虑以下部分：

- 喉镜检查结果。
- 嗓音的主观和客观检查结果。
- 声道不适感和发声用力情况。
- 患者的情绪状态。
- 非发声时声道的行为（如，清嗓子）。

需要记住的是，虽然对于很多器质性儿童的嗓音问题，正常的嗓音状态是一个合理的目标。但是，对于其他一些患者，例如，声带麻痹或喉水肿，治疗的目标则是最大限度地改善患者的沟通潜能（Cavalli，2011）。

间接 / 直接治疗策略

在考虑对儿童实施嗓音治疗前，首先需要考虑的是，该治疗方案对于这一发育年龄的患儿是否适合。嗓音治疗的概念较为抽象，对于很多儿童来说，可能较难明白和理解他们要做什么，以达到什么样的改变。对于年龄较小的儿童，可能更加适合采用间接治疗的方式，通过和患儿身边的重要照顾人员一起，根据患儿的水平和需要，调整其沟通的方式及对环境做出相应的调整。以下是给予患儿家庭的一些建议：

- 尊重患儿沟通话题的转换。
- 限制谈话时的背景噪音。
- 遵守嗓音保护的建议。
- 允许患儿使用和休息他 / 她的嗓音。
- 给予患儿时间放松和聆听。
- 避免过热以及过度使用空调。
- 保持黏膜湿润。

（Trani 等，2007）

同时可以采用一些发声的辅助设备（例如，扩音器）（Cavalli，2011）。考虑对于发音的影响，这些措施对于嗓音异常合并腭咽功能障碍的患者来说也是很有帮助的。

直接治疗的目的在于改善声带的生理功能，包括肌肉放松、呼吸训练、诱导轻松的起音、生物反馈训练，以及喉部肌肉骨骼的按摩（Lee 和 Son，2005）。

这一方法对于年龄较小的患者可能效果不理想,所以需要谨慎地控制适应证。直接治疗方案大致包括以下三个部分(Cavalli,2011;Lee 和 Son,2005):

第一个阶段:让患者意识到问题所在、嗓音的产生以及喉张力。

第二个阶段:让患者实现发声控制,实现目标发声行为和轻松的起音方式。

第三个阶段:自我监控和类化。

特别考虑

在对腭裂/腭咽功能障碍患者进行评估时,不仅要评估嗓音治疗的效果,还要评估对于言语的整体影响。嗓音的改善可能会带来共鸣的主观评估的改变。比如,有些腭裂患者在嗓音改善之后,高鼻音听起来更加明显。因此,有必要监测各项言语参数,如果有需要,还要进行相关腭部功能的仪器检查。

虽然腭裂患儿的治疗策略相对于一般儿童没有明显差异,但是在治疗这个群体时,需要谨慎地考虑嗓音治疗如何与患者的整体治疗方案相匹配。比如,如果患儿即将接受改善腭咽闭合功能的手术,就需要考虑推迟嗓音治疗的时间。其他治疗措施,比如中耳手术或牙槽嵴裂植骨手术,在一定年龄范围内需要优先考虑。因此,要把嗓音治疗看作为多学科序列治疗之中的有机组成部分。就言语语言治疗而言,有时构音障碍的矫治要早于嗓音治疗,特别是诸如声门和咽部构音等非口腔构音。因为这些发音有时也会造成嗓音障碍,比如可以导致喉功能的亢进,这就可能会影响言语语言治疗师对患者发音的主观判听(Witzel,1995)。

嗓音和 VPD 治疗的问题

当需要对合并有腭咽功能障碍和嗓音障碍的患者制订治疗计划时,这往往是临床上一个两难的问题。究竟是先处理嗓音功能异常,还是先解决腭咽功能异常呢?由于现有研究数量有限,对于继发于腭咽功能障碍的嗓音障碍患儿,我们建议先纠正腭咽功能障碍,再处理嗓音问题(McWilliams 等,1990)。同时,也有学者认为,如果腭咽闭合的问题得不到矫正,嗓音治疗往往没有效果(Cavalli,2011;Peterson-Falzone 等,2010;Boone,2004)。研究显示,单纯手术切除声带小结而没有改善腭咽闭合功能是无意义的。随着腭咽闭合功能的改善,声带的病理状态也会得到缓解,但是并不能完全消除(McWilliams 等,1973)。

无论声带是否存在病理改变,密切监控嗓音症状都是非常重要的。如果存在明显的嗓音症状,就需要采取相应的治疗措施。大多数儿童的嗓音问题中都存在行为成分,因而就需要相应的行为调整策略,同时对家长和家庭成员进行嗓音正确使用的宣教,并避免嗓音滥用(D'Antonio 和 Scherer,1995)。对于每天接受练习的腭裂/VPD 的患儿,如果相应的临床症状持续存在,就需要转介到耳鼻喉科医师那里接受进一步的检查。这就需要在患儿喉部检查和腭咽闭合功能检查的基础上采取联合干预措施。对于这一群体,治疗方案的制订是较为复杂的。尽管通常建议在嗓音治疗前先矫正腭咽闭合功能,但是对患儿嗓音障碍的病因做出明确诊断也是非常重要的。

○ **相关研究介绍**

Bowden(2005)调查了英国 14 家唇腭裂治疗中心嗓音干预的情况。作者提出,迫切需要嗓音治疗师和腭裂/VPD 治疗人员之间的合作。研究发现,在腭裂/VPD 患者中,嗓音障碍的发病率在 5%~10%。在参与调查的14 家唇腭裂治疗中心中,只有 5 家为患儿的嗓音问题和腭咽功能障碍制订了相应的干预策略。另外 14 家中心中,有 10 家治疗中心有转介到专门的言语语言病理学家/耳鼻喉科医生的通道,有 3 家有嗓音和腭裂语音治疗的专业人员。

结论

本章重点强调了在对腭裂/VPD 患儿进行评估时嗓音评估的重要性。同时也指出,面对有合并嗓音问题和腭咽功能障碍的患者,腭裂治疗专科人员和嗓音专科人员的合作就非常重要。然而,由于相关研究证据的缺乏,使得腭裂/VPD 患者嗓音状况的多中心联合研究显得非常重要。这些数据可能会更新目前对这一群体嗓音问题发病率的报道。此外,评估流程、数据采集和数据分析的标准化将有助于更加准确地描述患儿的嗓音情况,并评估治疗效果,为临床干预提出指导。

○ **病例报告:John**

John 出生时就被发现患有单侧唇腭裂。在他 18 个月前往唇腭裂治疗中心接受言语语言评估时,治疗师发现他的发音伴有高鼻音和鼻漏气。耳鼻喉医师检查也发现 John 的鼓膜凹陷,因此接受了耳科手术治疗。接下来,分别在两岁三个月,两岁八个月以及三岁时,John 接受了言语语言治疗师的随访。他的高鼻音和鼻漏气症状仍然持续存在。John 的发音位置基本正确,除了 /t,d/ 的腭化构音,以及偶尔出现的 /d/ 后置为 /g/。考虑 John 持续表现出来的腭咽功能障碍的症状,在三岁时,他接受了头颅侧位片的检查。结果提示 John 软腭短,肌肉附着靠前,腭咽闭合口持续存在的空隙。随后,John 接受了腭部的再次手术,即 Hynes 咽成形术。John 术后 6 个月言语功能评估显示轻度低鼻音,并不伴随鼻腔气流。

在三岁八个月的检查中,发现 John 存在嗓音异常,且症状逐渐明显。五岁时,John 去往一个儿童嗓音门诊。结果发现以下可能导致 John 出现相应的嗓音异常的危险因素:由于低鼻音而采取口呼吸的方式使得喉部干燥;哮喘(使用吸入剂);每天液体摄入量不足;容易紧张和害羞的个性特征;腭咽功能障碍。在进行 GRBAS 嗓音评估时,John 的评估结果提示:1 级,沙哑 1 级,气息音 1 级;无力度 0 级;紧张度 0 级。言语语言治疗师给予 John 的嗓音治疗建议包括:发展对嗓音自我意识的听觉辨识训练,辨识高 / 低音调,辨识粗糙和平滑的声音。鼓励 John 每天多喝水,并且使用鼻子呼吸。

随着 John 哮喘症状的加重,他改变了用药。随后,John 的母亲反馈说他的嗓音情况出现了反复。John 在他七岁时回到嗓音门诊。他的母亲反映 John 需要经常使用吸入剂,这样他的嗓音状况更差了。但是一旦 John 停止使用吸入剂,他的嗓音情况就会好转。在那时,John 的听力是正常的。嗓音门诊检查提示 John 有轻度的发声紧张,其他基本正常。遗憾的是,John 不能耐受鼻咽纤维镜检查。

耳鼻喉医师报告 John 有声带小结。虽然为 John 提供了后续的嗓音治疗,但是家长决定不接受相应治疗。

这一个案反映出不同危险因素的联合作用对于嗓音异常的影响。有趣的是,当 John 的 VPD 问题得到解决后,才注意到他的嗓音有问题。因此,很难明确嗓音问题究竟是既往的 VPD 所导致的,还是一系列相关高危因素共同作用的结果。

○ 病例报告:William

William 在六岁十个月时前往腭裂门诊。他的发音偶尔伴随轻度高鼻音,但是并没有腭裂或其他疾病。但是 William 从很小时就出现嗓音问题,并且在四岁五个月时确诊患有声带小结。William 个性安静,并不喜欢大声喊叫,也不存在嗓音滥用。嗓音治疗师认为 William 的嗓音问题和声带小结情况特殊,因为并没有发现任何可能导致其嗓音问题的危险因素。William 随即接受针对声带小结继发的嗓音异常的相关嗓音治疗。尽管嗓音治疗帮助 William 缓解了临床症状,但是在言语语言治疗师对其进行评估时,他仍旧表现出嗓音异常(包括轻度粗糙,气息音以及声音虚弱)。

腭裂治疗团队的言语语言治疗师也发现 William 存在轻度的高鼻音,但是因为他的嗓音异常而无法做出准确的评判。没有鼻漏气,但是在发音时偶尔会伴随鼻湍流。William 接受语音治疗,旨在帮助他改善后置构音和语速过快的问题,但是他无法将这些技能类化。William 的头颅侧位片显示他的软腭又厚又长,上抬功能良好,肌肉有轻微的向前附着。

在 William 发音过程中,他的腭咽闭合是明确的,但并不是一直保持紧闭状态。随后,William 又接受了鼻咽纤维镜检查,发现 William 在连续会话中,软腭平面会有一个很细的空隙。在 William 发音节和单个音时,他的腭咽闭合功能较好;唯有在自发对话中才会出现腭咽功能障碍的表现,而外科医师能做的就是通过手术让软腭的肌肉向后复位。医师向 William 的家人们进行解释,目前无法明确是否由于腭咽功能障碍而造成 William 的声带小结,因此也无法明确手术后 William 的嗓音能否得到改善。家长并不愿意让 William 接受手术,特别是当手术的效果也不确定时。腭裂治疗医师和嗓音言语语言治疗师达成一致,就 William 目前的情况,嗓音治疗较为合适,而他的软腭功能则可以继续监测。

这一个案提示我们:William 是一个较早出现嗓音问题的患儿,尽管似乎并不存在导致其嗓音问题和声带小结的危险因素。但是,轻度的腭咽功能障碍,轻微的构音异常以及语速过快也可能存在一定的影响。这个个案较为棘手的问题在于如何改善其嗓音状况。软腭的手术对于改善发音的效果尚不确定,他的腭咽功能障碍的症状也较为轻微且不持续,家长也不愿意接受一项效果不明确的手术。腭裂团队的医师和嗓音、言语语言治疗师都需要决定,是让 William 继续接受嗓音治疗,还是停止嗓音治疗转而接受软腭手术。或考虑之前嗓音治疗效果并未成功消除其嗓音问题,因此建议他先接受手术治疗。嗓音治疗师并不确定为何 William 的嗓音治疗并没有明显效果,或许在未来,手术改善腭咽闭合功能将成为 William 唯一的选择。但是,鉴于以上诊断和治疗的不确定性,治疗团队达成一致,以保守治疗为主,继续嗓音治疗,并密切监测其腭咽功能。

（姜成惠　万勤　译）

参考文献

Aronson, A. (1990). *Clinical Voice Disorders: An Interdisciplinary Approach,* 3rd Edn. New York: Thieme Inc.

Boone, D. (2004). G. Paul Moore Lecture: Unifying the disciplines of our voice Smorgasbord. *Journal of Voice, 18*(3), 375–386.

Bowden, M. (2005). VPI and voice problems. Presentation at the National Special Interest Group for Cleft Palate/Craniofacial Anomalies. Derby.

Carding, P., Carlson, E., Epstein, R., Mathieson, L. & Shewell, C. (2000). Formal perceptual evaluation of voice quality in the United Kingdom. *Logopedics, Phoniatrics and Vocology, 25,* 133–138.

Carding, P., Roulstone, S., Northstone, K. and the ALSPAC study team (2006). The prevalence of childhood dysphonia: A cross sectional study. *Journal of Voice, 20*(4), 623–630.

Cavalli, L. & Pinkstone, M. (2005). Managing the complexities of dysphonia and VPI. Presentation at the National Special Interest Group for Cleft Palate/Craniofacial Anomalies. Derby.

Cavalli, L. (2011). Voice assessment and intervention. In S. Howard & A. Lohmander (Eds), *Cleft Palate Speech: Assessment and Intervention.* Chichester: Wiley-Blackwell.

D'Antonio, L., Muntz, H., Province, M. & Marsh, J. (1988). Laryngeal/voice findings in patients with velopharyngeal dysfunction. *Laryngoscope, 98*(4), 432–438.

D'Antonio, L. & Scherer, N. (1995). The evaluation of speech disorders associated with clefting. In R. Shprintzen & J. Bardach (Eds), *Cleft Palate Speech Management: A Multidisciplinary Approach.* St Louis: Mosby.

De Bodt, M., Ketelslagers, K., Peeters, T., Wuyts, F., Mertens, F., Pattyn, J. & Van de Heying, P. (2007). Evolution of vocal fold nodules from childhood to adolescence. *Journal of Voice, 21*(2), 151–156.

Grunwell, P. & Sell, D. (2001). Speech and cleft palate/velopharyngeal anomalies. In A. Watson, D. Sell & P. Grunwell (Eds), *Management of Cleft Lip and Palate.* London: Whurr Publishers.

Guyette, T., Sanchez, A. & Smith, B. (2000). Laryngeal airway resistance in cleft palate children with complete and incomplete velopharyngeal closure. *Cleft Palate-Craniofacial Journal, 37*(1), 61–64.

Hamming, K., Finkelstein, M. & Sidman, J. (2009). Hoarseness in children with cleft palate. *Otolaryngology – Head and Neck Surgery, 140*(6), 902–906.

Henningsson, G., Kuehn, D., Sell, D., Sweeney, T., Trost-Cardamone, J. & Whitehill, T. (2008). Universal parameters for reporting speech outcomes in individuals with cleft palate. *Cleft Palate-Craniofacial Journal, 45*(1), 1–17.

Hocevar-Boltezar, I., Jark, A. & Kozeli, V. (2006). Ear, nose and voice problems in children with orofacial clefts. *The Journal of Laryngology and Otology, 120,* 276–281.

Imatomi, S. (2005). Effects of breathy voice source on ratings of hypernasality. *Cleft Palate-Craniofacial Journal, 42*(6), 641–648.

John, A., Sell, D., Sweeney, T., Harding-Bell, A. & Williams, A. (2006). The cleft-audit protocol for speech: A validated and reliable measure for auditing cleft speech. *Cleft Palate-Craniofacial Journal, 43*(3), 272–281.

Kuehn, D. & Moller, K. (2000). Speech and language issues in the cleft population: The state of the art. *Cleft Palate-Craniofacial Journal, 37*(4), 348–383.

Ladefoged, P. (1993). *A Course in Phonetics,* 3rd Edn. Orlando: Harcourt Brace.

Leder, S. & Lerman, J. (1985). Some acoustic evidence for vocal abuse in adult speakers with repaired cleft palate. *Laryngoscope, 95,* 837–340.

Lee, E-K. & Son, Y-I. (2005). Muscle tension dysphonia in children: Voice characteristics and outcome of voice therapy. *International Journal of Pediatric Otolaryngology, 69,* 911–917.

McWilliams, B., Lavorato, A. & Bluestone, C. (1973). Vocal cord abnormalities in children with velopharyngeal valving problems. *Laryngoscope, 83,* 1745–1753.

McWilliams, B., Morris, H. & Shelton, R. (1990). *Cleft Palate Speech,* 2nd Edn. Ontario: BC Decker.

Mathieson, L. (2001). *Greene and Mathieson's The Voice and its Disorders,* 6th Edn. London: Whurr Publishers.

O'Connor, J. (1973). *Phonetics.* London: Penguin.

Peterson-Falzone, S., Trost-Cardamone, J., Karnell, M. & Hardin-Jones, M. (2006). *The Clinician's Guide to Treating Cleft Palate Speech.* St Louis: Mosby.

Peterson-Falzone, S., Hardin-Jones, M. & Karnell, M. (2010). *Cleft Palate Speech,* 4th Edn. St Louis: Mosby.

Sell, D., Harding, A. & Grunwell, P. (1999). GOSSPASS'98: An assessment for speech disorders associated with cleft palate and/or velopharyngeal dysfunction (revised). *International Journal of Language and Communication Disorders, 34*(1), 17–33.

Trani, M., Ghidini, A., Bergamini, G. & Presutti, L. (2007). Voice therapy in paediatric functional dysphonia: A prospective study. *International Journal of Paediatric Otorhinolaryngology, 71,* 379–384.

Van Lierde, K., Claeys, S., De Bodt, M. & Van Cauwenberge, P. (2004). Vocal quality characteristics in children with cleft palate: A multiparameter approach. *Journal of Voice, 18*(3), 354–362.

Witzel, M. (1995). Communicative impairment associated with clefting. In R. Shprintzen & J. Bardach (Eds), *Cleft Palate Speech Management: A Multidisciplinary Approach.* St Louis: Mosby.

Wood, K.S. (1971). In Peterson-Falzone, S., Hardin-Jones, M. & Karnell, M. (2010). *Cleft Palate Speech*, 4th Edn, (p. 221). St Louis: Mosby.

Wyatt, R., Sell, D., Russell, J., Harding, A., Harland, K. & Albery, E. (1996). Cleft palate speech dissected: A review of current knowledge and analysis. *British Journal of Plastic Surgery, 49,* 143–149.

第七章 早期语音干预的原则

Sandra Treslove

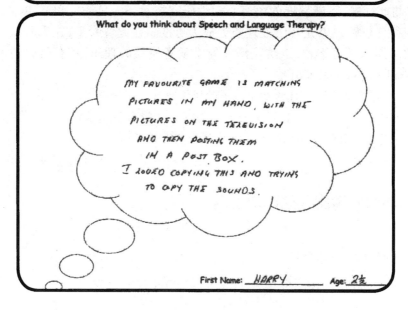

What do you think about Speech and Language Therapy?

SPEECH AND LANGUAGE THERAPY HAS BEEN VERY MUCH AN "EYE OPENER" INTO HOW HARRY HAS BEEN PRONOUNCING HIS WORDS

THE ACTIVITIES AND HOMEWORK HAVE BEEN VERY EASY TO CARRY OUT - RESULTING IN HARRY'S CASE, WITH SURPRISINGLY QUICK RESULTS WITH SOME OF THE ACTIVITIES. THE HOME WORK BECAME 'SECOND NATURE', AS PART OF NORMAL INTERACTION AND GAMES THROUGHOUT EACH DAY

First Name: PATRICIA
Parent of HARRY   Age: 2½

What do you think about Speech and Language Therapy?

MY FAVOURITE GAME IS MATCHING PICTURES IN MY HAND, WITH THE PICTURES ON THE TELEVISION AND THEN POSTING THEM IN A POST BOX.
I LOVED COPYING THIS AND TRYING TO COPY THE SOUNDS.

First Name: HARRY   Age: 2½

本章目的

- 了解腭裂畸形对患儿呢喃语和早期语音以及随后语音和音韵发展造成的负面影响。
- 讨论为何在缺乏循证依据的情况下仍应从18个月起就对腭裂患儿进行针对性的早期语音干预。
- 介绍早期语音干预的方法。
- 介绍多感官刺激式治疗模式的思路和资源。

前言

众所周知,腭裂会导致听力损失以及语音语言的发育延迟或异常发育(Persson 等,2012;Chapman,2011;Morris 和 Ozanne,2003;Chapman 等,2001;Harding 和 Grunwell,1996)。相对于腭裂最佳手术时机的争论(Lohmnder 等,2012;Hardin-Jones 和 Jones,2005;Rohrich 等,2000),临床言语语言治疗面临的更紧迫的问题是,如何在腭裂患者的语音、语言、沟通技巧的发育过程中给予更好的支持。

传统的语音治疗模式,一般在患儿三岁左右,患儿可以配合构音和音韵练习后,才开始进行直接干预。然而,随着对腭裂患者早期语音和音韵发育认识的不断深入,在发育前和发育早期阶段的干预也开始得到关注(Scherer 等,2008;Harding-Bell 和 Bryan,2008;Golding-Kushner,2001;Russell 和 Harding,2001)。

与此同时,不断发展的语言心理学研究技术(Stackhouse 和 Wells,1997)也使得分析腭裂患儿言语处理能力成为可能。在此背景下,在患儿发音系统的早期即进行干预,以防止形成异常发音模式的理念,具有很大的价值(Russell 和 Harding,2001)。

"早期干预的目的在于第一时间诊断并治疗语音问题,并尽可能地减少对其后续语言发育的不良影响。对腭裂患儿来说,早期干预的另一个目的在于预防或治疗代偿性构音错误。"

Golding Kushner(2001)p.43

腭裂与非腭裂患儿的口语发展

早期语音发育:正常婴儿

Oller 和 Eilers 及同事在20世纪80至90年代的研究工作揭示了正常婴

儿从出生到早期语言形成期间的语音发育过程。该过程大致分为四个阶段
（Oller 等 1999）：

- 发音期：包括喉塞音和类元音。类元音发生时声道松弛，且唇、舌、颌均不参与构音。
- 原始构音期：此期发生于出生后 2~3 个月。英文中发育类似"gooing"或"cooing"。此期婴儿开始运用声带参与发声，但气流仍通过鼻腔流出。
- 扩展期：此期发音包括完整的元音、嘘声、尖叫、嘟噜声以及近似呢喃语。近似呢喃语介于类辅音和完整元音之间。
- 典型期：典型的呢喃语的标志是辅音和元音之间的快速转换，从而发出如 /bi/、/dada/、/nunu/ 等音节。这些音节是构成语音的基本结构，其韵律结构已和成人类似。此期一般出现在出生后 10 个月。家长一般会将呢喃语解读为词汇，如将无意义的 /dada/ 解读为"daddy（爸爸）"。此时软腭的运动决定气流从口腔（软腭关闭）或鼻腔（软腭开放）的流出。

在前两个阶段（发音期和原始构音期），喉部结构及舌体大小使得发音只能通过鼻腔完成。

○ 你知道吗……

婴儿都通过鼻腔呼吸

相对于成年后，出生时的喉部位置较高，呈水平位，会咽软腭比较靠近。同时，出生时舌体相对较大，几乎占据整个口腔，因此婴儿被迫通过鼻呼吸（Peterson-Falzone 等，2006；Harding 和 Grunwell，1996）。

扩展期出现更丰富的发音内容得益于口腔解剖结构的改变。出生后 4~6 个月，喉部位置降低从而会在咽和软腭间形成间隙，这使得软腭开始发挥作用，分隔口鼻腔。

一旦软腭可以抬高分隔口鼻腔，婴儿即可发出辅音。辅音由口腔内压升高而形成，即语音语言治疗中经常提到的声道阻塞类的声音（Ladefoged，2005）。正如 Chapman 和 Willadsen（2011）指出的，这一步对语音发育至关重要，因为绝大多数语音都存在口鼻分开发音。在此阶段，正常婴儿能很好地控制舌体运动，并开始探索不同的发声。Peterson-Falzone 等（2006）指出，在 6 个月大时前唇和牙槽区的唇齿辅音不断增加，而喉塞音不断减少。

早期语言发育：腭裂患儿

4~6 个月之前的早期发音主要是通过鼻腔完成，因此腭裂对此期发音影

响不大。直到喉部位置下降，腭裂患儿的发音才出现明显异常。由于无法分隔口鼻腔，腭裂患儿无法形成足够的口内压力以产生声道阻塞类的声音。正常儿童在 6 个月大时已经出现的唇齿音在腭裂患儿缺失，而以喉塞音多见（Peterson-Falzone 等 2006）。

○ **注释**

腭裂患儿早期呢喃音的主要特征：

　　发音类型单一，以鼻音，近似滑音为主。

　　多数发音通过舌背形成。

　　唇和舌前份的发音较少。

　　喉塞音为主。

如果有擦音，一般为喉或咽擦音。

有研究表明，超过 50% 的腭裂患儿在 9 个月时无法达到典型的呢喃音阶段的水平（Chapman 等，2001），这种延迟被认为是后续语音和语言发育异常的标志（Oller 和 Eiler 等，1999；Oller 等，1998）。对腭裂患儿来说，不仅要考虑结构异常对发育过程的影响，还要考虑听力异常对语音感知的影响（参见第五章）。

早期语言发育：正常幼儿

正常幼儿的第一个单词一般出现于一岁左右，随后的一段时间里，无意义的呢喃语依然会持续存在（Chapman 和 Willadsen，2011）。词汇选择领域的大量研究提示，幼儿会首先发出以他们已经掌握的辅音开头的单词，而不会选择他们无法准确发出的单词（Willadsen，2012；Stoel-Gammon，2011；Estrem 和 Broen，1989；Schwartz 等，1987）。见表 7-1。

○ **注释**

认知语言学观点

心理语言学探讨的认知过程中对儿童语言和文字功能发育的影响（Stackhouse 和 Wells，1997）将在第九章介绍。本章在探讨腭裂患儿语音语言发育时也会涉及一些心理语言学理论。

在语音处理结构中（Stackhouse 和 Wells，1997），腭裂可被看作是一个基本口部运动执行单元的缺失，这就限制了语音模型中可以形成的语音类型。

此外，一过性的听力损失也会影响语音处理系统中的输入单元。

早期语言发育：腭裂患儿

在英国，大多数腭裂患儿会在一岁以前接受手术（腭裂一期整复），术后的语音会向正常发音方向发展（Russell 和 Albery，2005），声门及咽部构音减少而软腭爆破音增加（Russell 和 Grunwell，1993），然而，他们的早期发音仍受到手术前发声方式的影响。不同于正常幼儿多选择爆破音、擦音或塞擦音开头的词汇，腭裂患儿更愿意选择以元音、鼻音或无摩擦的边音开头的词汇（Willadsen，2012；Estrem 和 Broen，1989）。

表 7-1　正常幼儿及腭裂患儿偏好的词汇开头

正常幼儿	腭裂患儿
爆破音	元音
擦音	鼻音
塞擦音	无摩擦边音

○ **你知道吗……**

在手术前后尝试发出爆破辅音的腭裂患儿常会有更好的语音预后。在手术后不久甚至术后立刻尝试发出爆破辅音的腭裂患儿都会获得较好的语音预后（Chapman，2004；Chapman 等，2003）。

一期腭裂整复后，部分患儿可获得正常的语音而无需进一步的语音干预。然而，一项纳入了 212 例腭裂患儿的研究发现，有 68% 的患儿需要语音语言治疗（Hardin-Jones 和 Jones，2005），这一阶段的语音语言治疗主要考虑两个方面：

● 腭裂术后，软腭功能可能未能完全恢复正常，也无法维持较高的口内压力，这种情况称为腭咽功能障碍（VPD，见第二章）。此外，口鼻腔还可能通过遗留的瘘孔相通，导致口内压力降低及鼻漏气（Harding 和 Grunwell，1996）。这时就需要进一步的手术干预。针对腭裂特征性语音的语音治疗可以在二期的手术前进行，且有助于准确诊断评估 VPD 的情况（Sell 和 Grunwell，2001）。

○ **名词解释**

腭裂特征性语音（cleft speech characteristic，CSCs）是指腭裂患儿所特

有的错误发音模式,通常腭裂患儿的构音部位更靠后,在声道的后部,因为此处更易获得较高的压力(Trost,1981)。本书第三章第二节对 CSCs 有详细总结。

- 即便一期手术成功,错误的发音方式也可能持续存在,这意味着腭裂语音不能被单纯理解为构音异常。其实,在腭裂修复前呢喃期所产生的异常语音会影响患儿早期的音韵发展,这就是腭裂语音被认为是有音韵问题的构音异常的原因。

○ **认知语言学贴士**

在语音处理模型中(Stackhouse 和 Wells,1997),一期腭裂手术可被看作是对口腔运动执行结构缺失的修复。然而,在术后仍存在语音障碍的患儿中,已经被修复的运动结构似乎仍使用手术前建立的异常运动模式。同时,这些异常的运动模式会在患儿 1 岁学习有意义语音时影响音韵的发展(Calladine,2009)。

早期干预和建议:言语语言治疗师的角色

从出生至 18 个月龄

在英国,腭裂患儿集中在全国的 10 个多学科医疗中心治疗,早期的语音语言辅导与常规监测一般都由这些中心的专业的言语语言治疗师完成。然而,这种模式也会发生变化,这部分治疗工作有时是由具备腭裂相关知识的社区言语语言治疗师完成。

言语语言治疗师会帮助抚养家庭对儿童正常的语音、语言交流能力的发展有一个大体的了解。他们会推荐一系列活动来促进儿童语言及沟通技巧的发展,如儿歌、模仿儿童发出的类似的发声、面部表情模仿、唇舌运动练习以及听声游戏等(Russell 和 Albery,2005)。

针对唇腭裂患儿的早期辅导包括:
- 讲解腭部在发音中的作用。
- 告知家长在手术后可能听到的声音改变。
- 描述言语治疗在患儿语音发育过程中主要的关注点,这包括向家长解释腭部功能及异常语音的形成原因。

- 鼓励家长同患儿进行声音互动游戏。
- 解释为何需要避免鼓励患儿的声门及咽部发音（Russell 和 Albery，2005）。

○ **注释**

　　有学者认为,患儿为弥补腭部压力的丧失会无意识地在声道更低的位置构音,即形成会咽/咽部发音(如非口腔音)。应建议家长不要模仿患儿的喉部发音,而应以更柔和的声音回应。鼓励家长以口腔音而非咽喉音来模仿动物或交通工具的声音,如狮子的叫声,可以用柔和的"哇"音(rah)模仿而不要用喉部的"呜"音(grrr),猪的叫声可以用"呼噜"(oink)而非鼻音。

- 用棉棒、羽毛或患儿的手背来演示轻轻地吹气,使患儿关注口腔气流而非鼻腔气流（Russell 和 Albery，2005）。
- 解释听力在语音发育中的作用,以及腭裂患儿对中耳炎的易感性（Peterson-Falzone 等,2006）。言语语言治疗师可同父母讨论听力评估的重要性,即使他们认为自己的孩子听力正常也不存在明显的渗出或不适症状(见第五章)。

18 个月龄至 3 岁

　　在 18 个月至 2 岁 6 个月的时期,多数腭裂中心会提供常规的语音、语言、沟通能力评估,根据评估结果明确患儿的问题并转诊至社区言语语言治疗师。如此,言语语言治疗师在 17 个月时就可准确地判断哪些腭裂患儿需要进一步的治疗（Hardin-Jones 和 Chapman,2008）。一旦确诊患儿存在特定的发音问题,就应在早期干预中有针对性地治疗。

　　　"由于早期的音韵和词汇的发展密切相关,将扩展腭裂患儿的辅音产生作为早期治疗的主要目标会更有成效。"

　　　Hardin-Jones 和 Chapman（2008,p.90）

　　然而,很多言语语言治疗师在这一阶段开展的都是以群体治疗为主,如亲子沟通或 Hanen™ 语言训练项目。一般认为,这种干预更适合同时存在语言和社交问题的腭裂患儿。

　　目前,针对某一特定早期干预模式的支持文献证据还比较少（RCSLT Clinical Guidelines,2005）,也没有文献能够充分证实这种针对不同年龄阶段腭裂患儿治疗模式的效果如何（Bessell 等，2013）。制订言语治疗方案需要考虑心理语言学模型及假设验证方法，探索心理语言学原则以及其如何指导治疗。

早期言语干预的认知语言学方法

腭裂患儿早期语音干预有两条指导性认知语音学原则：

1. 训练输入可强化输出。这是由于输入和输出过程作为一个系统共同工作，而非独立作用。因此，训练较强的一方也有助于强化较弱的一方（Rees，2001）。

以输入过程强化输出过程

一些治疗方法提供重要的语音声音刺激而不强调患儿的语音输出，如听力强化法（Hodson 和 Paden，1991）和听力输入疗法（Lancaster，2009）这些方法采用在和患儿的游戏练习中将音韵目标和对比不断地进行重复呈现的模式。这种方法需花时间向患儿呈现声音的特征，并假设这样能够加强音韵感知，随之能提高输出的准确性。另外，只是强调输入而没有要求输出，这种方法只适用于很小的患儿。

2. 运用"从下至上"的方法。语音处理模型具有两条通路，"从上至下"需要使用之前已储备的语音信息，而"从下至上"则不需要（Stackhouse，1997）。

"从下至上"法

牢记 Stackhouse 和 Wells 在 1997 年提出的语音处理模型的四个基本面有助于语言治疗（图 7-1）。

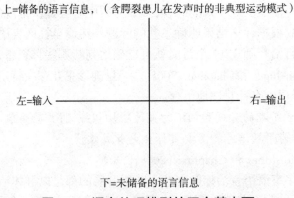

图 7-1　语音处理模型的四个基本面

首先，需认识到腭裂语音是来自于已储存的不正确的语音信息。为了防止触发运动系统发出这些不正确的语音，应使患儿认识到他们所听到的语音刺激是他们此前从未听过的。如果患儿在听到目标音后不会激活已存储的错误发音，就有机会让他们建立正确的运动系统发声模式。换言之，"新奇"的声音可激发"由下至上"处理通路，从而越过不正确的语音储备，Harding-Bell 和Bryan 在 2008 年将此原则作为其多感观输入模式治疗法的关键进行了更全面的描述。

○ **注释**

儿童听到"新奇"语音时如何反应？

理论上，新的声音会被模型中的语音/非语音鉴别机制辨认。由于是新的声音，它不会在音韵辨认中配对或激活已有的发声运动模式，而是会暂时储存于音韵辨别机制。

如果该声音反复出现，则会在音韵辨别中配对，进而激活发声运动系统，形成新的、正确的发声模式。

多感观输入模式疗法（MSIMT）

使用新奇的语音刺激自下而上处理通路是 MSIMT 的核心理念（Harding-Bell 和 Bryan，2008）。"多感观"指不仅有听觉刺激，同时包含视觉和肢体触觉刺激。这使得儿童可以充分感知不同的发音特质，如构音部位和方法等。

MSIMT 关键原则包括：

- 使用个性化或新奇的语音刺激。
- 多次重复。
- 多感观展示。
- 让家长积极参与，在家里强化输入模式刺激的频率和准确性。

目前，尚无文献描述或评价 MSIMT 或其他的治疗模式的实施过程，仅有教学演示 DVD（Harding-Bell，2008）和一个小样本的未正式发表的研究（Calladine，2009）。尽管如此，其背后的认知语言学原理仍被广泛接受（RCSLT，2005），且该方法仍是临床观察和评估的热点。

实施早期语音干预：社区服务模式

如前所述，患儿一般在 18 个月至 2 岁 6 个月，经腭裂治疗中心评估后，分诊至社区言语语言治疗师。评估需明确患儿语音的具体问题，包括语音受限和（或）腭裂特征性语音，如后置构音和喉塞音。

这里讨论的内容旨在为社区言语语言治疗师在辅导腭裂患儿时提供一定

的帮助。这里提到的资源和方法并非一成不变的,言语语言治疗师都可以通过各种有新意的手段尝试不同的实施方法。

治疗实施

设定治疗目标

早期语音干预目标包括:
● 鼓励患儿通过唇及舌前份发音。
● 鼓励患儿发出需要口腔压力的轻柔的声音。
● 防止音韵系统中腭裂语音特征的建立。

早期语音干预至少在一部分是预防性的,因此,对效果的评价往往需要等到患儿建立更完善的音韵系统之后。一个较为容易接受的效果评价指标是患儿家属配合的程度,一段治疗后,目标和结果可能如下:

目标:在游戏环境下让患儿以持续多感观的方式接收到目标语音。

结果:在辅导结束时,患儿家长可以在游戏中以持续、多感观、非指令性的方式将目标音传递至患儿。

此外,家长自评量表和调查问卷对干预前后的变化评估也有一定的价值(RCSLT,2006)。

首选哪些目标音?

一般来说,声带不振动的清音(声带不振动的音)对口腔压力要求低,不限制声门收缩,可作为治疗初期的首选,这一阶段应忽略发育水平,而关注声带不振动的清音和擦音(表7-2),因为这些发音在后期更易发出(Russell 和 Albery,2005)。

表 7-2　目标音的选择

评估	目标音	建议
缺乏唇齿音	舌前份发音	唇齿爆破音[t̪]齿擦音[θ]
喉塞音 / 咽部发声	不要求口腔压力的声带不振动的清音	前位擦音,如[ɸ][f][ʃ][θ] 双唇送气塞音[pʰ] 唇齿爆破音[t̪]
主动性的鼻擦音(ANF)	声带不振动的口腔擦音	如目标 /s/ 被发成鼻擦音,则尝试[θ], 如 /f/ 为鼻擦音,则尝试[ɸ]

选择多少个目标音?

这点由患儿个体的听力和专注能力,以及家长的配合程度决定。临床经验提示 3 岁以下的患儿选择 2~4 个目标音较为合适。

如何以多感观刺激展示目标音?

1. 听觉提示

● 保证声音信号反复出现。激活音位识别所需要的重复频率目前尚不明确,但越高越好。Harding-Bell 和 Bryan(2008)建议每次每个音重复 20 次,事实上,每次辅导的重复频率不一样,需根据患儿的兴趣进行调整。

● 使用轻柔的声音和较低的口腔压力。由于患儿可能模仿任何压力,应轻柔地展示声音,要和患儿保持较近的距离,以保证患儿最大限度地感知。

● 使用不同的音量和语调。悄悄话可锻炼患儿的听力和专注能力(Harding-Bell 和 Bryan,2008)。

2. 视觉提示

● 让患儿关注某个声音是如何发出来的。在对患儿发出一个新奇的声音时应考虑这一点(表 7-2),例如,发一个牙槽或齿间位置的齿槽音,可以增强视觉的反馈。引导患儿的注意力集中到需要关注的点上,如"看我的嘴唇,它是圆的——/ʃ/"。

● 每一个目标音都应有一个标签或视觉标记,如以"弹跳泡泡"标记[pʰ],以"海马的声音"标记 /ʃ/,本书 CD 有一些推荐的图片。

● 手势是记号和图像以外的另一种视觉提示。比如,如果家里宠物吃罐头食物,可以将开罐头的声音同[t]联系起来,同时加上一个拉开易拉罐的动作,可以称这个声音为"狗粮"的声音。提示构音也很容易融入到输入模型(Passy,1983)。

3. 触觉提示

● 口腔发声形成的气流可用作触觉提示,让患儿以手背感受你发声时的气流,有时也可捏住鼻子,以告诉患儿所有的气流都来自口腔而不是鼻子。

● 用手势和感观游戏,如黏土、石块、羽毛来训练具有更强的触觉感受。

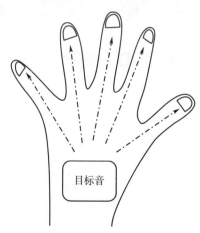

图 7-2　手指输入游戏

○ **重要提示**

Harding-Bell 和 Bryan（2008）演示了在发音同时,在患儿手背进行标记的方法,该法在元音前或元音后发音均可使用(详见第八章及 CD 内的示例)。并非所有儿童都能接受这类接触。但如果可以接受,这一方法可以方便地在家重复练习,如图 7-2 所示。

如何鼓励家长参与治疗?

由于频率、持续性和发音质量是影响输入疗法的重要因素,因此需要家长密切配合并在家继续训练。只关注输入信号而不期望发音输出的治疗理念,可能与家长的期望相差甚远,家长都期望在治疗过程中听到患儿的发音。因此,能充分地理解该治疗理念的家庭更能积极地配合在家训练。

同样,需要向家长说明的是,在治疗周期结束后患儿的部分发音错误可能依然存在,需帮助家长设置合理的预期,以免失望。

○ **注释**

关于亲子语言互动:该治疗关注于语音发育。尽管如此,语音治疗同样有机会给家长提供更多的语言、交流建议。MSIMT 可促进语言和亲子互动,例如,鼓励家长定期同患儿进行游戏,选择患儿感兴趣的游戏或物品,并采用非指令性的互动。

录制 DVD 的好处

Harding-Bell 和 Bryan 推荐在治疗时同步进行录像记录,这将有助于:
- 让患儿在训练后反复、准确地观看示范声音。
- 提示家长在训练中如何发声。
- 提醒家长正确的训练方式,即高频重复发音而不是要求患儿发音。
- 供其他家庭成员或照顾者观看,以将更多成员吸引到治疗过程中。
- 放大音量,特别是在患儿存在听力障碍时。
- 有助于默记能力的提高(Harding-Bell 和 Bryan,2008)。

见本章末尾表 7-9

目前,尚无文献证据支持视频记录对早期语音干预效果的作用,而以视频手段增进自闭症患者交流沟通能力的证据正不断增加(Axe 和 Evans,2012；Mason 等,2012；Cardon 和 Wilcox,2011)。

如何安排治疗流程?

MSIMT 的治疗流程和语音治疗建立的语音流程类似:

1. 单音。
2. 简单音节(如 CV,VC,CVC 结构)。
3. 类似真正的单词。

是否需要在明确语音输出改变后再进行下一阶段治疗?

这一方法仅包含语音输入的内容,关注长期语音改变而非短期变化。一旦患儿接触反复重复的语音刺激达到一定时间,即可进行下一步。Calladine(2009)认为,每一个阶段需持续两个治疗周期。然而,这一时长并非固定的,如果患儿接收到的语音频率和质量较差,则需延长治疗周期。相反,如果患儿开始自发地发出正确的目标音,则可考虑将该目标音和元音组合发出真正的单词。

第一步:单音输入

表 7-3 列举了通过游戏向患儿及家属展示单音发音的方法,在设计目标音时,应考虑以下原则:

- 使用轻柔舒展的声音。
- 很清晰地展示不同的声音是如何发出的,可展现出唇形和舌的运动,例如:"[ʃ],看我在发出这个'海马的声音'时嘴唇是圆形的,就像海马的形状";"[̯t],我的舌头在轻弹牙齿,[̯t]、[̯t],听到了吗? 看我的舌头在动哦,很轻的。"

○ **相关研究介绍**

Calladine(2009)认为这一语音输入过程是构建正常语音重要的一步,有助于在后期优化语音输出,她引用 Scherer 等(2008)及 Chapman 等(2001)的研究,提出对早期语音发育来说语音输出的正确性相较于输出频率更为重要。

- 将辅助的图画或玩具靠近嘴部并同时发音,让患儿同时接收到听觉和视觉刺激。

表 7-3　输入模式疗法：单音

目标音	如何构建新声音	读音标记及对应的视觉提示	参考技巧
/t/	使用舌齿位发音以提供更好的视觉反馈 如果患儿用后位声音代替牙槽塞音，可以利用用牙齿的位置，说明这个新的声音	水滴	● 手势模拟水滴 ● 画出水滴，发出声音的同时让患儿填色 ● 画很多水滴，患儿指到水滴时发音 ● 歌曲："我听见雨滴声" "我听见了雨滴声，我听见了雨滴—[t tʃ t]仔细听雨滴—[t tʃ t]，看我的舌头在弹雨滴—[t tʃ t]。你呢?"每说一遍时，保持稳定缓慢的韵律节奏并配合手势
		瓢虫	● 这是瓢虫的声音，它的胸在轻轻地走在桌子上或者患儿的手臂上走过 ● 用一只瓢虫的图片，当你发出声音时，给瓢虫点涂色 ● 利用瓢虫，形状切割，指偶和其他发条玩具等感兴趣的玩具 ● 大量关于瓢虫的学前读物，比如《十只瓢虫》数字类图书。还可以用 3D 瓢虫类模型
/p/	示范很轻柔的 /pʰ/。Golding-Kushner(2001)建议用轻柔的送气音打开气道，同时可避免喉塞音	弹跳泡泡	● 吸管接弹跳泡泡的游戏（注意，便宜的泡泡不好用） ● 使用手势提示吸引患儿的注意力，让他看清楚你是怎样用嘴唇发出这个声音
		弹跳球	● 一边轻轻地说 /pʰ pʰ/ 一边用手指弹弹跳球 ● 在玩具店购买弹跳球，也可以选择小的气球或玩具弹跳球 ● 用弹跳球玩"蛇和梯子"游戏，当你移动弹跳球时发出目标音。注意在游戏中，保持反馈和巩固 ● 利用上楼梯动作来类化弹跳球的游戏。建议，家长在使用"上楼梯"类化时，一定要保持轻柔的声音—不要吵醒别人

续表

目标音	如何构建新声音	读音标记及对应的视觉提示	参考技巧
/ʃ/	用圆唇动作发一个温柔、轻声的 /ʃ/	海马	● 让孩子看到你是怎样伸展嘴唇发出的海马的声音 ● 剪开海马折纸并在上面贴上亮片或羽毛（当你说 /ʃ/ 时晃动亮片／羽毛，轻轻地摆动它们） ● 给患儿父母一只用挂钩和棉线做的可移动的海马 ● 剪开海马折纸，一边剪一边发音
/s/	利用舌齿音 /θ/ 增强视觉反馈并降低口腔所需要的压力	小蛇	● 展现小蛇轻轻地吐出舌头，并轻轻地吹出嘶嘶声。让孩子感受到的气流吹到他的手背上，而鼻子并没有发出特别的声音 ● 用橡皮泥做出蛇的模型 ● 带有蛇的图案的袜子也是很好用的工具，一边轻轻地发音，一边绕着你的手指移动 ● 利用网络资源（搜索"蛇的玩具"）。用一些纸和蜡笔就可以轻松画出蛇
/f/	示范轻柔、展唇的唇齿音或双唇音	漏气的气球	● 让患儿感受你轻轻地释放的气流就是气球漏气的声音。发这个声音时靠近孩子的耳朵，以便他们听清楚。一些孩子喜欢这是龙在慢慢飞的声音
		龙	● 用手扮作龙的翅膀，让患儿知道这是龙喜欢飞的脚底吹过的痒痒感觉 ● 下载龙的图案，制作成卡片

（注意. 表中所示方法均为英文构词和发音，因此仅作为借鉴。治疗师可以利用中文发音，设计对应的游戏。）

- 和患儿坐的足够近,让患儿感受到口内发出的气流。
- 有时可尝试在发音时捏住鼻子,并向患儿解释气流来自于口腔,并告诉患儿这些声音是"嘴巴的声音"。

第二步:连续发音

先以单音的多次重复开始,过渡到连续音。

○ **注释**

为何在发出连续音之前先多次重复单音?

在此时期,一般认为频繁地接收新的声音会构建相应的发声运动程序。在介绍新读音之前,激活这一运动程序有助于将二者相关联,从而更有可能以正确的发音运动方式发出新的音节(Calladine,2009)。

表 7-4　连续音

目标音	主题	非词汇连续音	活动
$[t]$、$[p^h]$、$[\theta]$	瓢虫家族	瓢虫爸爸 瓢虫妈妈 瓢虫宝宝	多次重复 指着瓢虫背部斑点重复发音 发音的同时涂色 做一个瓢虫世界的模型
$[f]$、$[\theta]$	龙和其他相似特征	叫 /fifi/ 的龙和它的朋友$[p^hip^h\vartheta]$	涂色、指示、画画游戏 利用患儿动画片检查他们熟练的词汇

(注意:表中所示方法均为英文构词和发音,因此仅作为借鉴。治疗师可以利用中文发音,设计对应的游戏)

以 CV/VC 或 CVCV 的方式组合单音可获得词汇或非词汇的连续发音,很多在表 7-3 中列出的方法会得到非词汇性发音,如虚拟角色的名字(表 7-4),也可采用患儿不熟悉的卡通角色,如 Popeye,Telly Tubbies 等。

构建非词汇或不熟悉的词汇:

- 含叠音的名字,如 Toto,Sissy 等。
- 借助低压力的辅音,/l/,/h/,/w/ 等。
- 用患儿已掌握的单音,如教/t̪/时,患儿已会发出/p/,则可用/pɔt̪/等组合。
- 若患儿出现明显 VPD,把目标音放在单词的末尾。因为如果患儿尝试发音,在其发音末尾最可能成功(Russell 和 Albery,2005)。

建议

需注意以不同的音质巩固每个音的成绩,例如:龙来了[f:f:],翅膀声,它叫 /fifi/,你能听出龙的音吗? /fifi/,我能感觉到气流吹到手上,你呢?

此阶段亦可合并辅音 - 元音(CV)和元音 - 辅音(VC)的结构组合。比如,在完成了第一阶段的患儿,可以利用具有直观对比的元音 /i/、/u/ 和 /a/ 的卡片。利用孩子已发出的单音构建组合,保持发音轻柔而舒展。

此前介绍的手指输入游戏(Harding-Bell 和 Bryan,2008)在此期同样适用,如果孩子可以接受,就指导父母在患儿每天睡前进行练习。

表 7-5　词汇发音

目标音[͟t]	游戏方法
单音重复[͟t]	瓢虫照片,发音时让孩子指瓢虫
单词[ɛ͟ti]	瓢虫爸爸来啦,记得他叫什么吗[ɛ͟ti] 轻轻地在桌面跳动,并且重复发音
推荐目标词汇 pet、cat、rat、parrot、wait	去买一只宠物(pet)要一只猫(cat)还是鹦鹉(parrot)

目标音[pʰ]	游戏方法
单音重复	向海盗射箭,每射出一支,发一个[pʰ]
单词[ipʰ]	瓢虫宝宝[ipʰ]也想参加游戏
推荐目标词汇 up、push、pop、poppy	使用推、弹跳的海盗游戏:push-pop-up 任何重叠游戏:up-up-up 气泡游戏:pop-pop-pop

第三步:词汇发音

进入这一步时,治疗师应确认患儿已持续地接收高质量语音输入,家长应保证认真完成了家庭训练,并在情况允许的情况下定期观看 DVD。

在词汇发音前一定要完成单音和连续音的训练(表 7-5)。

建议

言语语言治疗师在此阶段一般都有各自的训练方法,如 Kims game 和

feely bags,亦可使用熟悉的故事,如三只小猪,里面包含 huff,puff,wolf 等词汇。

给家庭提供词汇图片,以便于他们在家进行张贴、玩藏匿图片的游戏,并可模仿词汇对应的动作,如 wipe,hop,sew,pat,等等。

许多流行的动画片对此年龄段的儿童十分有效,在网上也有很多可下载的资源,在此就不一一赘述。

应该教给患儿多少个词汇?

这个问题没有确切的答案,而是依照每个孩子语言能力和专注水平不同而定。在 Calladine(2009)的研究中,目标词汇量一般在 5~13 个。每次教一种发声,完成所有 3 个步骤后再教下一个。Harding 和 Bryan 提倡在每一节训练介绍一组声音和词汇。目标音的确切数目和教授的具体方法可在每个治疗师之间和每个患儿之间都不同。

交给患儿家属的训练材料

让患儿家属积极参与到治疗中,对保证患儿在每节训练之间持续保持接收目标音十分重要,推荐以下材料予以辅助:

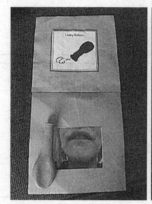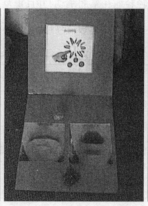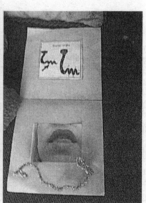

图 7-3　多感观书籍

- 提供足够的图片符号以便于在家进行配对游戏等活动。
- 以书面形式提醒家属治疗的关键原则(规律、准确的目标音输入)并开展游戏。随书 CD 中提供书面提醒的模板。
- 如有录制治疗的 DVD,应提供给家属,并就观看的频率和家长达成一致。
- 让家属认识到不能仅靠 DVD,而是应积极参与声音游戏,解释 DVD 提供很好的视觉听觉信号,但患儿也需要从游戏中去感觉声音是如何发出的。

- 以家庭活动日记的方式记录每次治疗之间游戏和观看 DVD 的次数,每次治疗时检查。
- 可将书籍或玩具借给家属并演示如何使用,可鼓励家长在发音时让孩子触摸相应的图片。

○ 重要提示

给家属准备一套多感观刺激书籍,包含声音对应的物象、图片标志以及治疗师或家长发音时的近照,这样可保证家长有效参与并加强多感观信号输入。

○ 注释

家长需注意:
- 发目标音时应轻柔。
- 发音时将对应的物品或符号贴近嘴巴。
- 专注输入,此期不强求输出。
- 让患儿"听""看""感觉",而不是"说"。

常见问题

⍰ 如果患儿尝试错误的发音时家长怎么办?

不要纠正(Harding-Bell 和 Bryan,2008),而是尝试将孩子的注意力吸引到目标音与错误发音不同的特征上(Calladine,2009),例如,"我发声时两个嘴唇都要动,看,像这样"。如果孩子不断尝试仍无法正确发出目标音,可让他们先休息唇舌,先看 / 听家长示范。

⍰ 如果孩子正确模仿出了目标音呢?

让孩子意识到他们发出了正确的声音,并给他们具体的反馈,如"你发音时舌头轻轻地碰到了牙齿,我看到了"。

○ 相关研究介绍

Gardner(2006)研究指出,针对接受语音矫治的患儿,反馈的质量直接影响治疗效果。因此要保证家长给孩子具体的反馈，例如，“很好，你一定认真看了我嘴唇的运动”，而不是笼统地鼓励“做得好，很棒！”。

◈ 该疗法有无模板？

如前所述，早期语音干预包括 MSIMT 没有固定的模板。以下指导可能会有助于适应不同社区服务机构的不同情况。

1. 3 个月内完成 6 次 45 分钟的语音辅导（差不多 2 周一次）。
2. 有条件的情况下录制治疗内容并让家长带回家。
3. 语音辅导可在家或诊室完成。
4. 辅导可由言语语言治疗师完成，也可在腭裂中心专业言语语言治疗师指导下完成。

○ 注释

为什么是 6 次治疗？

治疗“剂量”一直是有争议的问题，治疗频率一般由治疗师的经验和服务模式决定，而不是具体的文献证据（Law，等 2003），这里介绍的治疗周期为大多数英国的儿童言语语言治疗服务所采用。

◈ 最好的治疗场所——家里还是诊所？

在患儿家中完成治疗可让治疗师与家庭建立良好的关系，了解其日常生活及亲子沟通交流情况，这有助于使治疗更加个体化，如用孩子自己的玩具或书籍开展活动。由于治疗师的需求不断增加，将家访和诊室治疗结合也可有效地开展治疗。

◈ 该方法是否适用于较大的孩子？

本章介绍的方法是为 18 个月至 3 岁的腭裂患儿设计的，然而，其核心原则同样适用于更大的孩子，如不愿开口的孩子，VPD 较重的孩子，或治疗进展较慢的孩子。MSIMT 也可推荐给没有腭裂的语言障碍儿童（Harding-Bell 和 Bryan，2008）。

○ 病例讨论：Mary

该个案示范了对一名 2 岁腭裂患儿的早期语音干预，她不大愿意开口说话而且家人较为焦虑。

背景

Mary 在 20 个月大时来到腭裂中心，她患有 Pierre-Robin 序列症，有宽大的腭裂，在 12 个月时进行手术修复腭裂。她存在轻度听力损失及中耳积液，医师建议保守观察，她的早期词汇发育较迟缓，18 个月时只能发出很少的单词，她在 2 岁 1 个月时开始在家接受语言治疗，她母亲说这时她的词汇量才开始增加。

第一次访视时，Mary 十分害羞而不愿意开口，但还是利用 Pappa Pig ™ felt board 获取了少量语音样本，见表 7-6 和表 7-7。

表 7-6　Mary 发音情况

词汇	目标发音	实际发音
House	/haʊs/	[aʊ] 和 [aʊ̃n̥]
bus	/bʌs/	[ɓʌs] 和 [ɓʌ̃n̥]
Sun	/sʌn/	[m̥ʌm̥]
Doggy	/'dɒgi/	['gɒgi]
Two	/tu/	[gu]
Splash	/splæʃ/	[pæ̃n̥]
Car	/kɑ/	[gɑ]
Bat	/bæt/	[ɓæx]
Sky	/skai/	[gaɪ]
peppa	/'pɛpə/	['p̪ɛp̪ə]

表 7-7　Mary 辅音发音情况（2 岁 1 个月时）

目标音	m	p	b	f	v	n	l	t	d	s	z	ʃ	tʃ	dʒ	y	k	g	h
SIWI	ŋ	p̪	ɓ	-	-	n	-	g	g	m̥	n̥	-	-	-	-	g	-	ø
SFWF	ŋ	-	-	-	-	m̃	-	s,x	-	n̥,s	-	ŋ̃	-	-	-	-	-	-

Mary 语音的主要特征是什么样？

1. 共鸣：合并高鼻音低鼻音混合性鼻音，Mary 的母亲感觉低鼻音不严重,可能同其感冒有关,但高鼻音较明显,因为 /b/ 被发成了 /ɓ/。

2. 鼻漏气:非持续性鼻漏气,但鼻塞症状使本次评估不甚准确。

3. 目标音 /p/、/m/ 的唇齿化可能是由 Mary 的小下颌导致,尽管她在有些音,如 bat 和 bus 时可闭合双唇。

4. Mary 语音不稳定,对同一个目标音可能发出不同的声音。

5. /s/ 音偶尔可从口内发出,但多数情况下是鼻擦音,她愿意让言语语言治疗师轻轻地捏住她的鼻子,自己发出蛇的声音,这样可消除鼻擦音。

6. 音韵历程问题表现在构音部位和方式均有问题,如后置构音(软腭为主)和擦音化(如以擦音代替爆破音,kite 读成 /kais/ 或 /kaix/)。

Mary 治疗难点?

● 高鼻音和鼻漏气提示腭咽闭合不全,这在认知语言学模型中可看作运动单元的原发缺陷,可能导致继发的运动模式异常。

● 中耳积液可能影响其听力的稳定性。

● 腭裂特征性语音,可能在其音韵系统中顽固存在。

● Mary 害羞,不大愿意模仿大人的发音。

此年龄段的治疗干预

● Mary 的音韵系统尚不稳定,腭裂特征性语音,如主动性的鼻擦音,已出现但尚未稳定固化到她的音韵系统中。

● Mary 的母亲对她的发音十分焦虑,她越来越注意到 Mary 的鼻音造成她和其他孩子间的差异。

治疗方案

治疗选定了 3 个目标音(表 7-8)。

表 7-8　Mary 的早期目标音

目标音	标记	选择原因
[θ]	蛇宝宝	Mary 的 /s/ 发音不稳定(常常发成主动性鼻擦音),一个新的类似音不会匹配激活已有的错误发音方式,即从下至上的原理。与 /s/ 相比,[θ] 具有更明显的视觉提示,且所需压力较低,容易发出且可避免变成喉塞音
[t̪]	滴水的龙头	Mary 的 /t/ 发音同样不稳定(后置于腭部或者腭垂部位,且更多是用擦音替代),因此利用发齿间构音而获得全新的视觉提示
[pʰ]	泡泡音(伴以构音提示)	Mary 在唇齿间构音 [p̪] 可能是由于她的小下颌引起的,因此强调其双唇的关闭动作

经典辅导用语句

"我发蛇宝宝声音时,能看到我的舌头吗? 发出的气流吹在我的手背上痒痒的。"

"水滴在发出轻柔的声响,注意看我的舌头,[ˌt ˌt ˌt]"

"我发泡泡音时注意看我的嘴唇,[pʰ pʰ pʰ]"

每次辅导时,Mary 的母亲都会录下言语语言治疗师演示发音的过程。

发音游戏

单音:包括音节配对等游戏,做塑料蛇并在治疗师示范发音时涂色,用吸管吹泡泡等,每次辅导后会将书借给家长,鼓励开展声音游戏活动,如 Debbie Tarbett 的《十只小蝌蚪》,练习连续发音[ˌt]。

非词汇 / 不熟悉词汇的连续音:用玩具创建虚拟的名称:[θ],[pʰ]和 [ˌt]。将目标音和词汇联系起来,如"注意我在说/beθ/里的蛇宝宝的声音。"

熟悉词汇:需循序渐进,从 /t/ 和 /p/ 的发音开始。可以用玩具扮演茶会游戏并选择食物,以引导语"我要吃(I eat…)"和"我不吃(I will not eat…)"(a pie, a pea, an apple, a pear, a hat, a rat, a boot)

辅导用书包括 *Mr Magndia*(Quentin 著,Red Fox 出版 2010),其中包含以 /ut/ 结尾的词以及 *That's not my* 系列书籍(*Usbotne Touchy-feely board books*,London)简单的拼图游戏也可借给家长。

早期治疗效果

Mary 明显很喜欢这些游戏,并会主动要求看 DVD.

她开始主动模仿发音,只要她的模仿是准确的,就不予以阻止。在第一次辅导时就会主动模仿双唇爆破音[pʰ]音,并很快就能模仿成人将该音和元音结合,并形成真正的词汇。到第 4 次辅音时,她基本可以将双唇音[pʰ]用在每天的发音里。

第 5 次辅导音给 Mary 示范了 /f/ 和 /ʃ/。值得一提的是,在自发性发音中,主动的鼻擦音开始被齿间音 /θ/ 替代,因此特征性的"鼻息音"也逐渐减轻。一旦 Mary 能不捏鼻子就发出 /s/,并开始用在词汇中,就开始给她包含 /s/ 音的训练。

去除了发声的压力,Mary 更有自信反而开始主动尝试发音。Mary 的母亲非常积极地参与到治疗中,而且已经从要求 Mary 说出单词,到转变为准确模仿并多次重复。Mary 的父亲大部分时间在军队服役,但即使在部队,也通过网络电话陪同 Mary 练习。

Mary 在 3 岁时的语音

3 岁时，Mary 已接受了一年的语音干预，再次来到腭裂中心。此时，她接受了 6 次言语治疗师辅导和 5 次助理治疗师辅导。此时，她还参加了 5 次社区治疗师音韵意识训练，包括韵律认知和音节分辨等游戏。

语音评估显示她的语音达到其年龄的正常水平，且后置构音已被纠正。鼻湍流和高鼻音成为最主要的问题，荧光透视造影检查显示发音时腭咽部仍有缝隙无法达到完全闭合。因此，她接受了进一步的咽部手术治疗（咽成形），手术成功纠正了高鼻音和鼻湍流，Mary 不再需要进一步的语音干预了。

这一年中，Mary 建立了正确的发声体系，包括塞擦音 /tʃ/ 和 /dʒ/。这是在存在 VPD 和中耳积液的情况下实现的。

若 Mary 未接受早期语音输入干预会怎样？

- 没有干预的前提下，Mary 仍有可能建立正确的音韵系统。
- 早期腭裂特征性语音可能会固化进入她的音韵系统。
- 长大后需要进一步音韵和构音治疗。

该个案提示，早期语音干预可成功消除腭裂特征性语音并促进正确的发音习惯形成，该个案的成功也可能部分由于 Mary 不存在难以纠正的喉塞音。

该干预方法由多个部分组成，包括高强度的正确发音的输入，多感观展示，视频疗法以及规范的亲子互动等，究竟是哪一部分起到了关键的治疗作用尚不得而知。因此，该疗法需要更加系统深入的研究。

结论

本章讨论了针对腭裂患儿的早期语音干预方法，指出对于这一治疗方法原理的了解和文献证据的尚不充分。同时详细介绍 MSIMT 法，以及对尚无法配合音韵和构音治疗的小年龄腭裂患儿的干预方法。

表 7-9　视频 DVD 录制的实用建议

建议	原因
分小节录制（一节 5 分钟）	方便选择不同部分观看
拍摄言语治疗师的正面，而非侧面	方便患儿在观看时了解口唇运动

续表

建议	原因
录制时让父母帮助检查画面范围	保证治疗师和患儿一直在画面中
拉近镜头，以保证清晰录制嘴唇的运动	录制后迅速检查一遍，若未清晰录下面部，则额外再录一段
要求家长签字保证不在网络等媒体上传播视频内容	DVD 交给家长后可能会在未经治疗师同意的情况下传播，此时应申请法律援助

（尹恒　李精韬　赵雪霓　译）

参考文献

Axe, J.B. & Evans, C.J. (2012). Using video modelling to teach children with PDD-NOS to respond to facial expression. *Research in Autism Spectrum Disorders, 6*(3), 1176–1185.

Bessell, A., Sell, D., Whiting, P., Roulstone, S., Albery, L., Persson, M. & Ness, A. (2013). Speech and language therapy interventions for children with cleft palate: A systematic review. *The Cleft Palate-Craniofacial Journal, 50*(1), 1–17.

Calladine, S. (2009). Multi-sensory input modelling therapy: Intervention for young children with cleft palate. MSc Dissertation, University of Sheffield, UK.

Cardon, T.A. & Wilcox, M.J. (2011). Promoting imitation in young children with autism: A comparison of reciprocal imitation training and video modelling. *Journal of Autism and Developmental Disorders 41*(5), 654–666.

Chapman, K.L., Hardin-Jones, M., Schulte, J. & Halter, K.A. (2001). Vocal development of 9-month-old babies with cleft palate. *Journal of Speech, Language and Hearing Research, 44*, 1268–1283.

Chapman, K.L., Hardin-Jones, M. & Halter, K.A. (2003). The relationship between early speech and later speech and language performance for children with cleft lip and palate. *Clinical Linguistics and Phonetics, 17*(3), 173–197.

Chapman, K.L. (2004). Is presurgery and early postsurgery performance related to speech and language outcomes at 3 years of age for children with cleft palate? *Clinical Linguistics and Phonetics, 18*(4–5), 235–257.

Chapman, K.L. (2011). The relationship between early reading skills and speech and language performance in young children with cleft lip and palate. *Cleft Palate-Craniofacial Journal, 48*(3), 301–311.

Chapman, K.L. & Willadsen, E. (2011) .The development of speech in children with cleft palate. In S. Howard and A. Lohmander (Eds), *Cleft Palate Speech*. Chichester: Wiley-Blackwell.

Estrem, T. & Broen, P.A. (1989). Early speech productions in early language acquisition.

Journal of Speech, Language and Hearing Research, 32, 12–23.

Gardner, H. (2006). Training others in the art of therapy for speech sound disorders: An interactional approach. *Child Language Teaching and Therapy, 22*(1), 27–46.

Golding-Kushner, K.J. (2001). *Therapy Techniques for Cleft Palate Speech and Related Disorders.* New York: Thomson Delmar Learning.

Grundy, K. & Harding, A. (1995). Developmental speech disorders. In K. Grundy (Ed.), *Linguistics in Clinical Practice* (pp.329–358). London: Whurr Publishers.

Harding, A. & Grunwell, P. (1996). Characteristics of cleft palate speech. *European Journal of Disorders of Communication, 31,* 331–357.

Harding-Bell, A. & Bryan, A. (2008). The use of multi-sensory input modelling to stimulate speech output processing. A teaching and demonstration DVD produced by Addenbrooke's NHS Trust and East & North Hertfordshire NHS Trust.

Hardin-Jones, M.A. & Jones, D.L. (2005). Speech production of pre-schoolers with cleft palate. *Cleft Palate-Craniofacial Journal, 42*(1), 7–13.

Hardin-Jones, M. & Chapman, K. (2008). The impact of early intervention on speech and lexical development for toddlers with cleft palate: A retrospective look at outcome. *Language, Speech and Hearing Services in Schools, 39,* 89–96.

Hodson, B. & Paden, E. (1991). *Targeting Intelligible Speech: A Phonological Approach to Remediation.* Austin, TX: ProEd.

Ladefoged, P. (2005). *A Course in Phonetics,* 5th Edn. Boston: Heinle.

Lancaster, G. (2009). Implementing auditory input therapy. In C. Bowen (Ed.), *Children's Speech Sound Disorders.* Chichester: Wiley-Blackwell.

Law, J., Garrett, Z. & Nye, C. (2003). Speech and language therapy interventions for children with primary speech and language delay or disorder. *Cochrane Database of Systematic Reviews 2003, Issue 3.* Art. No.: CD004110. DOI: 10.1002/14651858.CD004110.

Lohmander, A., Friede, H. & Lilja, J. (2012). Long-term, longitudinal follow-up of individuals with unilateral cleft lip and palate after the Gothenburg primary early veloplasty and delayed hard palate closure protocol: Speech outcome. *Cleft Palate-Craniofacial Journal, 49*(6), 657–671.

Mason, R.A., Ganz, J.B., Parker, R.I., Burke, M.D. & Camargo, S.P. (2012). Moderating factors of video-modeling with other as model: A meta-analysis of single case studies. *Research in Developmental Disabilities, 33*(4), 1076–1086.

Morris, H. & Ozanne A. (2003). Phonetic, phonoloical and language skills of children with a cleft palate. *Cleft Palate-Craniofacial Journal, 40*(5), 460–470.

Oller, D.K., Eilers, R.E., Neal, A.R. & Cobo-Lewis, A.B. (1998). Late onset canonical babbling: A possible early marker of abnormal development. *American Journal on Mental Retardation 103*(3), 249–263.

Oller, D.K. & Eilers, R.E. (1999). Precursors to speech in infancy: The prediction of speech and language disorders. *Journal of Communication Disorders, 32,* 223–245.

Passy, J. (1983). *Cued Articulation*. St Mabyn: Stass Publications.

Persson, M., Becker, M. & Svensson, H. (2012). Academic achievement in individuals with cleft: A population-based study. *Cleft Palate-Craniofacial Journal, 49*(2), 153–159.

Peterson-Falzone, S.J., Trost-Cardamone, J.T., Karnell, M.P. & Hardin-Jones, M.A. (2006). *Treating Cleft Palate Speech*. St Louis: Elsevier Mosby.

Rees, R. (2001). Principles of psycholinguistic intervention. In J. Stackhouse and B. Wells (Eds), (1997). *Children's Speech and Literacy Difficulties: Identification and Intervention*, Chapter 2. London: Whurr Publishers.

Rohrich, R.J., Love, E.J., Byrd, H. & Johns, D.F. (2000). Optimal timing of cleft palate surgery. *Plastic and Reconstructive Surgery, 106*, 413–422.

Royal College of Speech and Language Therapists (2005). *Clinical Guidelines*. Bicester: Speechmark.

Royal College of Speech and Language Therapists (2006). *Communicating Quality 3 Guidance on Best Practice in Service Organisation and Provision*. London: RCSLT.

Russell, J. & Albery, L. (2005). *Practical Intervention for Cleft Palate Speech*. Oxon: Speechmark Publishing.

Russell, J. & Grunwell, P. (1993). Speech development in children with cleft lip and palate. In P. Grunwell (Ed.), *Analysing Cleft Palate Speech*. London: Whurr Publishers.

Russell, V.J. & Harding, A. (2001). Speech development and early intervention. In A.C.H. Watson, D.A. Sell & P. Grunwell (Eds), *Management of Cleft Lip and Palate*. London: Whurr Publishers.

Scherer, N.J., D'Antonio, L. & McGahey, H. (2008). Early intervention for speech impairment in children with cleft palate. *The Cleft Palate-Craniofacial Journal, 45*(1), 18–31.

Schwartz, R.G., Leonard, L.G., Frome Loeb, D.M. & Swanson, L. (1987). Attempted sounds are sometimes not: An expanded view of phonological selection and avoidance. *Journal of Child Language 14*(3), 411–418.

Sell, D. & Grunwell, P. (2001). Speech assessment and therapy. In A.C.H. Watson, D.A. Sell & P. Grunwell (Eds), *Management of Cleft Lip and Palate*, Chapter 16. London: Whurr Publishers.

Stackhouse, J. & Wells, B. (1997). *Children's Speech and Literacy Difficulties: A Psycholinguistic Framework*. London: Whurr Publishers.

Stengelhofen, J. (1990). *Working with Cleft Palate*. Bicester: Winslow Press.

Stoel-Gammon, C. (2011). Relationships between lexical and phonological development in young children. *Journal of Child Language, 38*, 1–34. doi:10.1017/S0305000910000425.

Trost, J.E. (1981). Articulatory additions to the classical description of the speech of persons with cleft palate. *Cleft Palate Journal, 18*(3), 193–203.

Willadsen, E. (2013). Lexical selectivity in Danish toddlers with cleft palate. *The Cleft Palate-Craniofacial Journal 50*(4), 456-465.

第八章　语音治疗

Helen Piggott

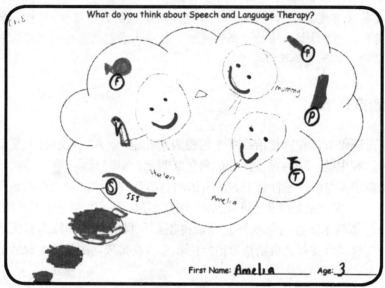

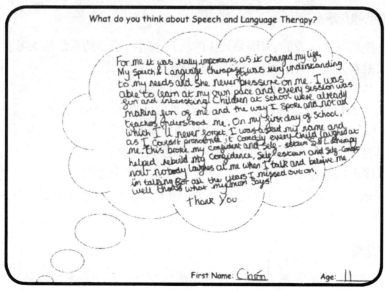

本章目的

　　本章为临床医师提供了在诊治腭裂患儿语音语言问题时所需要的临床资源。本章讨论了语音治疗的宏观目标,即促进语音的发展。这一目标将有助于指导言语语言治疗师如何制订和实施言语"产出"活动,旨在发展新的言语运动项目,并提供需要的理论和实际的帮助。有些治疗策略可能对于基层社区的治疗师来说较为陌生,但仍旧是基于构音和音韵的基本理论,并且也是适用于其他临床工作者的。本章特别强调了两项较具有挑战性的技能,泛语言技能和类化能力。最后,儿童也需要发展输入 / 音韵技能来建立新的发音。这些内容在之前有关心理语言学和早期干预的相关章节也有提及。

设置治疗环境

　　当言语语言治疗师把治疗更多地视为向儿童"输入"技能时,儿童就可能在治疗过程中处于一种被动接受的角色。当治疗的目标是"输出"时,治疗失败以及拒绝参与的可能性就更大。言语语言治疗师治疗的对象往往是年龄较小的孩子(3 岁以上),以及一些年龄较大且已经接受了既往许多治疗的儿童。这两个群体对于治疗的依从性以及取得正面积极的结果都较为有挑战。以下的一些建议旨在帮助言语语言治疗师和儿童获得成功的且富有成效的治疗效果。

年龄较小的儿童

　　1. 使用一些有趣的、有因果效应的玩具来进行语音的重复性练习。

　　2. 根据儿童个人的兴趣,制作个性化的语音练习图。

　　3. 和家长一起浏览家庭作业(参见 CD 资源)。

　　4. 向家长清楚地解释治疗的目标(如果可以也可面向患儿)。通过软腭示意图(参见 CD 资源)解释舌头的位置和气流的信息。

　　5. 在训练中根据直观的时间表来进行游戏内容。

　　6. 将游戏和作业纸放在一起,并鼓励患儿将其个性化。

　　7. 和患儿及家长就奖励达成一致,例如,看 DVD,训练课结束后去公园玩,等等。

大年龄儿童

　　1. 对于大年龄儿童,需要分析其不愿意配合治疗的真实原因是什么。和家长坦诚地沟通将有助于发现儿童潜在的问题。可能导致儿童不愿意配合治疗的原因一般有：儿童总是被拖出他们喜欢的课程；儿童并不是像他们的家长一样担心自己发音不好；或他们觉得训练课很无聊。儿童往往无法认识到自己说话是如何不清楚。如果是这样，就可以通过视频录像和录音的方式来帮助他们理解这个问题。

2. 保持训练课的趣味性。大年龄儿童往往愿意在训练课中玩一些小孩子的游戏，但是不愿意让他／她的同伴知道！另外，一些孩子不愿意参与这类游戏，认为它们太幼稚了。因此，要根据不同儿童的喜好进行分别对待。

3. 大年龄儿童往往具有竞争意识，这可以被用做激励他们的方式。

4. 挖掘儿童所感兴趣的内容，作为词组层面和类化作业的话题。

5. 用计时器记录训练时间。有些商业化的可视／可听的计时器可以从一分钟开始往上设定。

6. 备忘记事本大小的文件夹对于大年龄儿童和青年人都很有效。如果儿童有平板电脑，他们也很喜欢将他们所玩的游戏下载下来。

7. 设定一个需要达到的目标是很有帮助的。可以和亲人进行一次清晰的电话交流，或在游戏中发表一个演说。

语音的可诱导性

评估儿童发音的潜能是初期评估的重要组成部分，也贯穿于训练的整个过程。与音韵发展迟缓的儿童不同，腭裂患儿，特别是有代偿性构音的患儿，可能会面临连基本的口腔单个声母也无法发出的情况。

诱导过程需要治疗师评估患儿发出一个声母或是完成一个声母发音的能力（主要是指发音位置和发音方式而言），刚开始是在单个音素的水平。比如，一个儿童无法做到 /f/ 发音所需的唇舌位置，但是却可以发出一个双唇摩擦音（这个音随后可以用来引导 /f/ 音的发出）。治疗师所尝试诱导患儿发出的音素还需要考虑患儿现有的词汇和连续会话的发音库。如果患儿完全没有或仅有个别口腔声母，就需要捏住患儿的鼻子进行诱导性测试（参见下文的捏鼻部分内容）。

诱导性测试也包含那些已经在单独声母水平成功诱导的 CV（声母和韵母组合）以及 VC（韵母和声母）音节。在这一阶段，推荐使用无意义音或非词汇音进行测试，因为这样可以避免患儿将词汇的意义和发音联系在一起，从而又回到固有的运动模式和习惯性的代偿发音之中。

治疗师可以为患儿提供有关舌体位置、气流方向等的视觉的、听觉的以及触觉上的反馈信息。但是，在初期还是推荐采用"看着我，并模仿我"的方式，而不是采用较为复杂的解释来辅助,后者可以在以后的训练课中采用。如果患儿的发音不正确,也可以给予个别口头或是视觉上的反馈。比如:

　　"这个尝试非常好!"(针对 /f/)

　　"我可以看到你的牙齿躺在你的嘴唇上面休息呢。"

　　"你现在可以试试把气流从嘴巴吹出来吗?"

　　"试试看气流能不能把羽毛吹动呢?"

　　"再看一次我是怎么做的。"(治疗师示范一个长长的,软软的 /f/)。

○ 实施成功诱导性游戏的诀窍

　　1. 有趣!

　　2. 从儿童已经掌握的音素开始,或从气流开始。

　　3. 采用一些新颖的游戏,比如羽毛或疯狂的泡泡。

　　4. 对患儿的尝试进行鼓励。

　　5. 使用有明显开始和结束元素的重复性游戏来引导发音。

　　6. 将诱导出来的音素和新的图片相关联,例如,漏气的气流练习 /f/,火车放慢速度练习 /t͡s/。

在这一阶段,家长第一次听说"提示音",这将是非常重要的经历。因为它将帮助家长看到自己孩子的确有可以说得更好的潜力,再次明确是可以做到的。这也将鼓励家长更加积极地参与到语音治疗当中来。

捏鼻子:为什么? 什么时候做? 怎么做?

　　捏住鼻子,有时又称为关闭鼻子,这一操作对于很多社区治疗师来说较为陌生。刚开始练习时,也会让人觉得很暴力(侵入性强)。但是,对于有主动性鼻擦音的腭裂患儿,这是非常有效的一种治疗手段。

　　当腭裂患儿由于腭咽功能障碍,无法发出口腔压力性辅音时,就可以采用捏鼻子的方式(Harding 和 Grunwell,1998)。有些临床医师建议在低年龄患儿就这么做(Golding-Kushner,2001)但是在英国,大家更倾向于在患者到了 3 岁或以上时再实施。

　　捏住鼻子的目的是防止气流从鼻腔流失,让患儿感觉到气流通过口腔。这可以用来对腭咽功能进行判断并且在治疗过程中帮助患儿发出口腔压力性辅音。当鼻孔被堵塞以后,患儿的发音更强和(或)更准确,比如 /p̃/ 与 /p/ 的对比。捏住鼻子也有助于对主动性鼻擦音的诊断(见第十章第二节)。

治疗师需要清楚为何要采取捏住鼻子的方式进行训练,因为家长/照顾者常常会提出这样的问题。治疗师可以借助腭部的解剖图来向家长解释口腔声母发声时的气流方向(参考 CD)。当存在 VPD 时,捏住鼻子可以提高口腔发音所需的压力和准确度。如此,家长们便认识到这一措施的价值,大多数也会支持这一训练方法。由于捏住鼻子可以帮助患儿把音发得更好,即便是年龄较小的孩子也愿意配合,特别是联合视觉反馈时。比如,一个患儿尝试发 /p/ 的音,不捏鼻子时镜子上面的气泡很少。然而一旦捏住鼻子,患儿就有充足的气流来发出 /p/ 的声音。

需要鼓励患儿学会将两手的示指放在鼻孔边上(图 8-1 和图 8-2)。这样做可以有助于治疗师看到患儿发音时候的口型,让气流自由运动。同时患儿自己也可以在视觉反馈的帮助下,看到自己发音的情况。

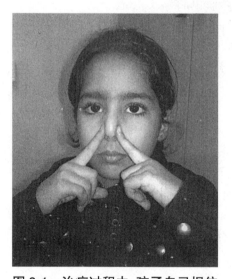

图 8-1　治疗过程中,孩子自己捏住鼻子

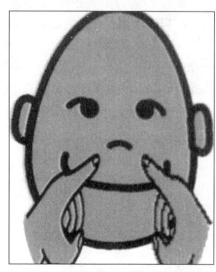

图 8-2　Boardmaker™ 出版的捏鼻子示意卡

○ 捏住鼻子的技巧

- 向家长解释为何要捏住鼻子练习发音。
- 通过一张"捏鼻子"的视觉提示卡来提醒患儿。
- 家长可以帮助患儿捏住鼻子或让患儿自己捏住鼻子。
- 家长和治疗师在示范时应当也要捏住自己的鼻子。

口鼻对比——何时使用以及如何向患者介绍?

在发声过程中,当需要教导患儿调控气流更多地进入口腔时候,给予他们反馈是一种很重要的策略。这种口鼻腔的对比教学,和其他语音对比概念的教学方法很类似,如长、短音,前位、后位音等。一些反馈活动,比如使用有颜色的羽毛等,可以为患儿调整气流方向提供一个视觉提示。

- 引导孩子"把风从你的鼻子里面吹出来"(在英国,通常治疗师会结合 Mr Men® 故事里面的人物,Mr Nosey)。然后,再要求孩子"把风从你的嘴巴吹出来。"这一次,嘴巴里面的风可以联系 Mr Men® 故事里面的 Miss Chatterbox。
- 起初,可以通过捏住患儿的鼻子帮助其把气流引导进入口腔里面。
- 通过成人示范的输入练习(听觉辨识)对患儿也是很有用的。可以让患儿指出听到的是"鼻子的"/m n ŋ/ 还是"嘴巴的"/s f ʃ p t/。
- 可以使用一张画有口腔和鼻腔的自评示意图,并在图画下面画上一个笑脸。患儿要求能够判断他 / 她所发出的气流示来自口腔(正确的)还是来自鼻腔(不正确的)。这一方法对于年龄较大的儿童比较有效,并且可以鼓励患儿更多地参与到治疗过程中。

○ 关于口腔气流的注释

前面的章节提到,吹气和吸吮练习并不能改善上腭的功能。但是,那些通过捏鼻辅助来引导患儿吹出柔和气流的活动,对于引导患儿感受气流通过构音器官是非常重要的。接下来就可以教导患儿调整气流,用嘴唇和舌头来发音。口腔气流游戏可以作为非常有效的方式促进患儿语音的发展。

在附录 CD 里面有关于"口腔气流活动"的游戏。其中有具体的介绍,以及治疗师的示范和建议。

资源

发音图

由于在市场上面治疗师有很多的选择,所以本书并没有附带发音图片。治疗师可以根据个人的喜好进行选择。但是有两个特别重要的资源值得推荐:"Nuffield Centre Dyspraxia Programme NDP3®"系统,其中包括单个声母,CV

和 VC 音节组合,以及一些声母数量较少的或主要是非口腔声母的近似音。这一系统还提供从单音到词组水平的结构化训练过程。

另一个图片资源称为"Boardmaker™",它的词汇系统灵活性很大,而且允许使用者通过因特网扩展词汇。这样,治疗师就可以找到针对患儿有特别意义的、位于词首或词尾的特定音节。

制作精致的彩色图片可以促使患儿及其家长更加乐意使用该资料。经过压膜的图片反复使用,虽然投入成本较高,但也是值得的。年龄较小的儿童也喜欢通过实物来练习发音,比如通过一个塑料小蛇来学习 /s/ 的发音。同时,可以作为扩展游戏的载体,引导患儿在日常生活中建立新的声母。还有很多其他已经商业化的图书和游戏资源可以用来引导特别的音素,比如 Usborne's "That's Not My…" 等等。

用来引发发音和气流的玩具

推荐治疗师准备一盒玩具(魔术盒)来引导发音和玩气流游戏。还有很多有趣并且新颖的玩具也很容易找到,见图 8-3,图 8-4 和图 8-5。

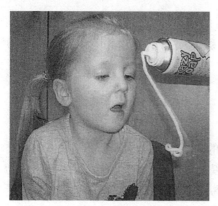

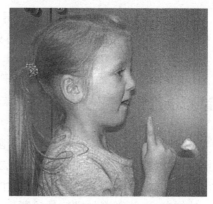

图 8-3　患儿使用疯狂肥皂串　　　图 8-4　患者使用疯狂肥皂泡球

羽毛笔:通常呈鸟的形状,但是也有很多不同形状和尺寸以供不同年龄组患儿选择。有一些笔在按压尾部时会亮灯。成人通过这种亮灯的控制,可以引导患儿,一旦气流从他的口腔出来,灯就会亮起来。

吹泡泡:推荐小瓶子的以便于携带。可以方便地放在患儿的鼻子下面。

Kids Stuff® Crazy Soap:用于洗澡的有趣的肥皂。这个可以形成一连串的泡泡(好像疯狂串串,但是更加轻便)。这些泡泡串几乎不需要气流来使它们运动,只要发 /p/ 的声音,就可以让泡泡串从你的手指翻过去。最为精彩的部分是,当患儿对着他 / 她的手吹泡泡,泡泡跳过手指的瞬间就不见了,像变魔

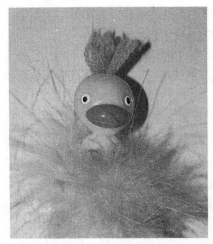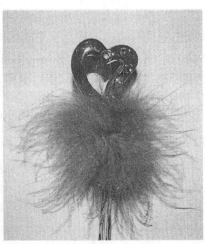

图 8-5　患儿使用魔术盒,以羽毛为例

术一般。

语音语言治疗 Apps

目前,市场上有很多有助于引导发音的 Apps 可供选择,并且可以下载到手机或者平板电脑上。这一设备可以有效地应用于治疗环节以及家庭练习之中。

诊断性治疗

诊断性治疗可以适用于任何年龄组的患儿。但是对于那些年龄较小,并且声母数量有限,或有代偿性发音方式,以及怀疑有腭咽功能障碍的患儿较为常用。治疗师可以尝试为期 4~6 次的诊断性治疗,以期获得关于患儿发音更多的信息,以便于更加准确地诊断患儿的腭咽闭合情况。

诊断性治疗的目的

- 探索患者口腔声母发音潜力。
- 探索有效的发音辅助策略,例如捏鼻子。
- 明确其他可能的影响因素,例如听力问题。
- 提供进一步评估听觉辨识能力的机会,了解其可能对患儿发音的影响。

治疗内容可包括以下部分

- 通过舌腭图进行教育,有关发音的位置和口鼻气流的内容。

- 口腔气流活动。
- 捏鼻或不捏鼻子的刺激练习。
- 如果可能,进展到 CV 和 VC 的音节练习。

○ **注意**

　　非唇腭裂患儿的家长往往需要更多的关于诊断性治疗的解释和说明。因为相对于腭裂患儿的家长,这些家长接收到的关于软腭功能的信息相对较少。面对患儿可能存在的结构性的问题,家长往往会比较紧张和焦虑。

　　一旦怀疑有腭咽闭合功能的问题,就需要接受腭裂门诊的系统评估(见第四章)。如果是这样的情况,诊断性治疗也包括为腭部功能检查做相应的准备,包括向患者介绍在腭裂门诊可能要接受怎样的检查内容。比如,安静地坐在椅子上,配合治疗师说一些词/句,使用麦克风等。有些患儿可能还需要在放射科进行相关检查。

　　荧光电视摄像(见第四章)仅在患者能够发出至少一个口腔声母的情况下,才能对其腭咽闭合功能做出有效的评价,当然如果患者可以说出音节的情况则会更加理想。如果患儿没有任何口腔压力性声母,那么诊断性治疗的首要目的就是帮助患儿建立一些口腔压力声母,以便进行相关腭咽功能的检查。声母的选择有赖于哪个音能够刺激出来。总的说来,首选一般是单独的 /p/ 或单词 'up' 中的 /p/ 或 'off' 中的 /f/。

病例学习

　　以下病例表明诊断治疗的重要性,同时也显示这一阶段不同个体的反应将有助于治疗师做出不同的诊断,并制订下一步的治疗方案。这其中仅有一个患儿是在社区门诊就诊的。

○ **病例报告:Ben**

　　Ben,2 岁 1 个月,仅有软腭鼻音 /ŋ/ 和一些元音。由于年龄较小,其他音素尚且无法诱导出来。他往往通过手势联合 /ŋ/ 的发音来表达自己的需要,眼神接触发展正常,没有早期喂养问题。他目前每天喝 3 瓶牛奶,并且整天可以接触到安抚奶嘴。Ben 已经被要求进行听力检查,但是还不能配合口腔检查。

诊断性治疗

Ben 在 3 个月内接受了大约 4 次治疗。治疗师和妈妈的讨论包括以下内容：

- 使用舌腭图，帮助家长理解软腭鼻音的发音，并对比口音和鼻音不同。
- 告知家长在 Ben 现在这个年龄，应该出现哪些发音。
- 教导家长长期使用奶瓶和奶嘴对于 Ben 发音以及牙列发育的影响。
- 告知家长饮食多样性，特别是咀嚼不同质地食材的重要性。

一旦患儿的母亲认识到奶瓶和奶嘴可能对 Ben 语音发育的影响，家长就积极地配合健康工作者消除这一影响因素。

治疗过程

- 将发音形象化（如，moo，baa，miaow）。
- 向家长解释如何进行早期语音干预，比如提供选择的机会给孩子。

治疗师也将口腔气流练习游戏（见附录 CD）教导给 Ben 的妈妈，让她在给 Ben 洗澡时，可以带着孩子一起玩这样的游戏。鼓励 Ben 玩"打开嘴巴"的游戏，并使用鳄鱼玩偶来帮助 Ben 预备接受口腔检查。

结果

随着对奶嘴的使用越来越少，Ben 开始有机会更多地练习用嘴巴发出声音。他的声母和韵母的数量逐渐增加，特别是双唇音，并且开始使用单个音节进行交流。随着 Ben 开始使用一些口腔压力声母，并且能够配合口腔检查，提示他并没有明显的结构问题。随后，Ben 被转介回社区言语治疗团队接受随访。

○ 病例：Millie

Millie，2 岁 8 个月，单侧唇腭裂。由于反复中耳积液所导致的中度传导性耳聋，在 2 岁 5 个月时，Millie 接受了中耳置管手术。Millie 可以发出鼻音 /m/、/ŋ/，喉头音 /ʔ/，以及咽喉音 /ħ/。治疗师建议 Millie 接受腭部检查，家长也表示同意。她的语言理解能力发展正常。她可以将词组合起来，但是只有家里的大人能够理解。

诊断性治疗

在为期 3 个月的时间里，Millie 每两周接受一次在家的语音治疗。具体内容包括：

● 使用腭部解剖图（参见 CD 资源），帮助患儿家长理解声门/喉头发音的位置，以及双唇和牙槽嵴的发音位置。

● 在治疗阶段和家庭练习阶段鼓励使用捏鼻策略。

● 使用"魔术盒"里面的材料进行口腔气流的训练。

● 利用新的名字和物品进行 /p/ 和 /f/ 的发音练习，并且快速进入功能性词汇的练习（词尾位置），例如，up，hop，help，off，leaf 等，再进展到位于词首。

● 通过"闪亮的舌头先生"玩具介绍牙槽嵴音 /t/，通过塑料小蛇介绍 /s/ 的发音。后续的训练方式与 /p/ 和 /f/ 一样。

在训练过程中，一些孩子从家里带来的玩具也可以用来帮助重复练习。Millie 18 个月的弟弟也被邀请参加到游戏当中来。Millie 可以很好地耐受捏住鼻子。随着她逐渐可以用口腔发音，捏鼻子的动作渐渐减少。

最喜欢的奖励玩具

小仙女的魔法棒——用来在练习发音素或单词时指向图片。

结果

在接下来 3 个月中，Millie 每个月接受一次语音治疗。Millie 的家长持续为她示范正确的发音，并且鼓励她使用新学习的音素发音。Millie 听力良好并不断地习得整个对比音韵系统，不再需要腭部检查。

○ 病例：Sam

Sam，3 岁 2 个月，只有 /m/，/n/，/ŋ/ 的发音，也无法刺激他发出其他音素，没有提示早期喂养困难。口腔检查未见明显异常，但是在发 /ɑː/ 的发音时，软腭提升比较小。Sam 的妈妈参加了 Hanen™ 计划，并且学习了一系列听觉辨识练习的技巧。

诊断性治疗

Sam 和他的社区 SLP 一起接受了为期 3 周的连续治疗，包括：

● 通过腭部解剖图（见参考 CD）向 Sam 的妈妈介绍软腭在发音过程中的功能。根据 Sam 已经出现的发音，向 Sam 妈妈介绍口腔发音和鼻腔发音的不同。

● 在第一次训练课中，介绍捏鼻训练方法。鼓励 Sam 用口腔气流吹动气泡。

● 教导 Sam 发 /pʰ/ 的发音。鼓励 Sam 用嘴唇阻断气流，快速地发出

一个 /p/ 的声音。

● 通过图片教导 /m/,/p/,/b/ 的发音,并且通过听力游戏把这些发音图联系起来。

● 通过口腔(嘴巴先生)和鼻腔(鼻子先生)的对比,来帮助 Sam 学习正确的发音方式。

● 随着 Sam 逐渐学会 /f/ 单个音素的发音,不断引导他在发音方式和发音位置上做出调整。

● 通过单个音素的阶梯练习、道路练习以及拼合游戏练习 CV 和 VC 的组合,帮助 Sam 学习新的口腔运动模式。同样的方式也适用于牙槽嵴音 /t/ 和 /d/。

最爱的奖励玩具

疯狂泡泡游戏,当他说 /p/ 或 /b/ 时,泡泡会从他的手指上跳过去。

结果

对 Sam 进行双唇音引导可以看出他的情况符合他所处的发育阶段。随着 Sam 的口腔声母逐渐建立,捏鼻的辅助逐渐退出。听觉游戏以及利用玩偶进行的角色翻转游戏帮助 Sam 掌握新的音韵结构。Sam 仍旧回到他的社区 SLP 那里继续治疗。

○ 病例:Rachel

Rachel,3.3 岁,以声门发音和咽喉发音,以及少量的 /m/,/n/ 发音为主。Rachel 的妈妈主诉早期有喂养困难,随着固体辅食的加入逐渐好转。Rachel 有耳部感染病史,并伴随听力丧失。2 岁 7 个月时接受了中耳置管。整形科医师对 Rachel 进行了检查,排除其腭隐裂的可能性。但是 Rachel 的发音提示有关腭部结构功能障碍的问题。在 Rachel 接受诊断性治疗的同时,也已经被转介进一步接受腭部检查。

诊断性治疗

Rachel 接受了每周一次,为期 6 周的训练治疗,并在家接受相关练习。包括以下内容:

● 通过腭部示意图(参见 CD)向患儿的母亲讲解软腭在发音过程中的作用。

● 在第一次治疗中介绍捏鼻的方式。鼓励 Rachel 用口腔气流吹气泡和水泡。给患儿母亲口腔气流引导作业纸(参见 CD)并鼓励母亲在给患儿洗澡时使用。

在第二次治疗课程中,Rachel 可以捏住鼻子发出一些口腔声母。

● 通过漏气的气球介绍 /f/ 的发音,通过蜡烛的图示介绍 /p/ 的发音。通过 Rachel 所喜欢的游戏,帮助他反复练习这些发音。有一些游戏通过听觉游戏予以强化。

● 一旦 Rachel 能够在单音层面准确发音,就可以进展到 VC 结构进行 /f/ 和 /p/ 的练习。

● 练习的游戏包括"元音钓鱼",元音手游(见 CD),以及"卷一个元音盘子",等等。

● 接下来进展到 /p/ 相关发音的 CVC 结构之中。通过图片游戏练习,例如 hop,hope,heap,hoop,等等。通过起始的 /h/ 的发音,帮助保持声门的打开,防止声门停顿的产生。

● 通过 CVC 的结构练习 /f/ 的发音,例如 huff,hoof,half,leaf,laugh,loaf。三只小猪的故事也可以用来帮助患儿练习这些发音(off,roof,huff,puff,laugh,等等)。

● 一旦 Rachel 可以发出有关 /p/ 和 /f/ 的单个音素和词汇(位于词尾),Rachel 就开始在治疗室内为荧光电视摄像做准备,包括通过图片引导,以及话筒游戏等(见 CD 资源里面的准备页)。

最喜欢的奖励游戏

超级巨人,在说话和听力练习游戏中练习"抓图"。

结果

腭部功能检查示 Rachel 软腭长度较好,但动度较小。做完手术之后,病历记录显示"(软腭)肌肉纤维量较少"。Rachel 继续接受语音治疗,以矫正她的代偿性发音。直到 5 岁 2 个月时,Rachel 达到清晰发音,以及良好的对比音韵系统,结束了语音训练。

治疗开始

传统的序列语音治疗方式是改善腭裂发音的治疗首选(Peterson-Falzone 等,2006)。这一治疗的重点在建立正确的发音位置和发音方式。治疗活动的目的是帮助患儿建立并巩固目前在其音韵系统中尚未出现的发音。为了达到这一目的,治疗师可以使用以下策略:听觉提示、视觉提示、音韵提示、口头提示、手势以及触觉反馈(Golding-Kushner,2001)。儿童可能发现有些策略相比其他策略更为有效。另外,有些腭裂患儿可能有中耳的问题,因此治疗师不能完全依靠听觉提示。

可以使用的反馈提示方式包括:

- "看着我,认真听,老师正在发出一个软软的、长长的、轻轻的声音。"
- 给予患儿明确的反馈,指出他哪里做得很好,哪里还需要改善。
- 通过腭部解剖图向年龄较大的患儿解释舌头的位置(参见 CD)。通过彩色区域图介绍不同的目标音(例如,红色区域代表牙槽嵴音)。
- 通过腭部解剖图向患儿家长解释舌头的位置。要使患儿家长能够正确发出目标音,并且要明白他们的发音器官是如何运作的。
- 如果患儿不能正确地发出目标音,可以先鼓励家长轻轻地模仿患儿的发音,再思考患儿需要做出如何的改变,以达到目标音的要求。

对于患儿家长和治疗师来说,语音治疗的挑战在于如何帮助患儿理解并且做出他 / 她所需要的调整,以达到目标音的要求。

关于有效的语音训练,目前提出一个五步法(Golding-Kushner, 2001; Morley, 1970)。Russell 和 Albery(2005)对其进行了总结,包括:

- 第一步,诱导单个音素的发音。
- 第二步,诱导 VC 和 CV 结构。
- 第三步,诱导单个音节的发音。
- 第四步,诱导短的词组发音。
- 第五步,将新的发音在连续会话中进行类化。

第一步:单个音素的发音练习

有很多诱导单个发音的方法。"脱掉你的手套"(参见 CD)为治疗师提供了很多诱导不同发音的方法,其中也包括 Russell 和 Albery(1994),Golding-Kushner(2001),Peterson-Falzone 等(2006)和 Stenglehofen(1990)提出的一些方法。一旦诱导出患儿某一个正确的发音,需要反复练习多遍。Hoch 等(1986)建议每次治疗课,每个音素至少要练习 100 次。这一目标可以通过"以奖励玩具为强化的练习"(Golding-Kushner, 2001)来实现。楼梯练习或者马路游戏练习都可以在 CD 资源里面找到。

📖 **推荐阅读**

读者可以阅读 Golding-Kushner, K.J.(2001)的内容。书中第六章腭裂语音及相关障碍的治疗中有关于如何消除代偿性发音的内容。

关于"责任转移"

"责任转移"是这样一种策略,对于年龄较小的患儿,当他们意识到他们所发出的音不正确,预防他们反复使用错误的发音方式,而是能够修正所发的声音。所采用的策略就是"把责任转移到"他们身体的某一部分,而不是责备患儿没有正确发音。也可以责备患儿的玩偶。下面给出一些例子:

当没有发出任何声音:例如,患儿只是做出发 /p/ 音的姿势。

治疗师:"我猜想那个声音在你的玩偶里面。让我们再试一次,让泰迪听到这个声音。"

当患儿用主动性鼻漏气来发口腔发音 /s/ 和 /t͡s/ 的声音:

治疗师:"我猜想那个声音在你鼻子里面消失了。你的鼻子喜欢发出这些声音。让我们再试一次。这一次,让你的嘴巴来发出这个声音吧。"

当患儿使用咽喉或声门的声音来发出一个牙槽嵴的声音:

治疗师:"我猜想我听到一个喉咙的声音,可能你的舌头累了。你能叫醒你的舌头吗?"

在每个情境下,治疗师可以再次为患儿示范一次正确的发音,强调需要患儿改变的发音方式的关键是什么。

第二步:VC 和 CV 的组合

稳定、准确地发出目标音,直到正确率达到 90%~100% 的水平(Golding-Kushner,2001)。直到这一正确率水平后,才可以进展到声母和韵母结合的层面。治疗师术需要考虑先选择哪一个韵母,而韵母的选择取决于声母。例如,对于牙槽嵴声母 /t/,就需要选择前高元音 /i:/ 来引导,而不建议选择后开口元音 /ɑ:/。可以先使用无意义的音节帮助患儿建立新的口腔运动模式,再引入真实的词汇。Russell 和 Albery(2005)介绍了通过画手的方法,来帮助患者建立从韵母到声母,或从声母到韵母的过渡。在资源 CD 中也有一个这一方法的图片介绍。

○ **小提示**

可以用在步骤二的游戏:VC 和 CV 的组合

这一阶段最为常用的游戏是,准备好一系列的目标声母的图片,以及相应韵母的图片,具体内容如下:

- 掷骰子,这个特制的骰子较大,侧面有韵母的图片选出一个韵母。
- 使用 Nuffield NDP3® 楼梯或韵母路。
- 用弹跳蜘蛛"捉住"一个韵母。
- 使用魔法棒来指认韵母图片。

● 将韵母图从袋子里取出来。

年纪较大的孩子喜欢魔术球,当患儿将几个音连在一起发出的时候,魔术球可以运动。

第三步:诱导单个词

一旦患儿能够自信地在非单词层面发出一个音节,就可以引入真实的词汇。选择含有目标音的有意义的词汇(位于词首或词尾)较为困难,但是患儿可以在家中有效学习新的词汇。比如,heap 就可以作为一个很好的例子,如果患儿仅有个别口腔压力辅音,或位于词尾的 /p/ 是训练的目标音。家长可以在家中通过不同的方式帮助患儿练习这个发音,比如,在花园里练习一"堆"叶子,一"堆"垃圾,一"堆"脏衣服,等等。随着患儿进展至练习位于词首的音节,就可以练习 "pile" 的一"堆"脏衣服。

治疗师可以通过持续提供发音图片视觉提示来辅助患者目标音的发音,比如,通过兔子的图片帮助患者练习 /f/ 的发音。目标音前后的声母也需要进行选择,以利于目标音的准确发出,如果可能,选择的目标最好能够帮助患儿准确地发出目标音。比如,患儿的声母数量有限,仅有 /w,h,m,n/ 四个,而 /f/ 是目标音,治疗师可以选择含有 /f/ 的词汇,如 "farm,film,foam,fireman,fan,fin,phone,half,hoof,Miffy(卡通形象),wiff,woof,Wilf(牛津阅读里面的形象),kinfe" 等。像之前所提及的一样,目标音能够达到 100% 的正确率才能进展到下一个阶段。

第四步:词汇阶段

使用诱导语(Golding-Kushner,2001)是一种很方便的能够延长语句长度又可以保证目标音正确发出的方式。就好像词语一样,这一阶段练习的目标是使用患儿自己的语言,建立一段清晰的会话。以之前阶段为例,可以采用的诱导语可以是 'we are…' 'are you…' 'my…' 'more…' 'here are…' 'half a…worm/welly/wheel/ham',等等。

如果治疗师决定要引入患儿发音尚不够准确的一些音素,词汇的选择范围就比较大,比如,"I can…"如果家长明白这一阶段的目的,就会忽略这些音素不用矫正。

就如同诱发测试一样,当患儿的家长听到患儿可以清晰准确地发出一个短句,对于家长来说是很大的鼓励。一些如何诱导词汇的词汇列表可参考资源 CD。

类化

当治疗一个腭裂患儿时：

"治疗的最终目标是帮助患儿可以自发地将正确的发音运用或类化到会话语言当中。"

Golding-Kushner，2001，p.93

类化是患儿能够发出单音之后的第二个里程碑。类化的出现，可能在患儿语音治疗的同时，也可能随着语音治疗的进行而出现。对于社区治疗师来说，如果直接治疗的时间较为有限，并不建议花很多时间在建立词组层面。对于音韵发展迟缓的患儿，需要一定的时间才能够建立新的音素。遗憾的是，对于腭裂患儿，特别是那些原本没有口腔发音，或有代偿性构音障碍的患儿，往往会继续使用他们旧有的发音方式，除非为他们提供一个结构化的辅助系统来帮助他们改变发音的习惯。

成功类化的关键点

- 家长需要明确，哪些音素需要强化，哪些音素暂不需要。一个典型的例子是，患儿家长反馈说，"Johnny 无法说出 spoon"，而治疗师的目标是在简单的 CVC 的结构中发出位于词首或是词尾的 /s/。

- 要帮助家长或其他照顾者明白患儿发音错误，否则他们无法听出不正确的发音，就无法提供相应的提示和支持。

- 循序渐进的方式较为有效。可以先选择患儿所说的十个词加以鼓励。

- 鼓励家长寻找并确立一项鼓励患儿的增强物（也需要针对家长的提示物）。这可以是一个贴贴纸的图表，或一顿请客。

- 要为家长做出示范，如何帮助患儿练习发音，以及如果患儿发音不对要如何引导，包括在必要时使用视觉提示。

- 需要向家长解释的一个很重要的事情是，让患儿自己纠正发音错误、自己改正发音、自己设法怎样提高训练的效率。需要鼓励患儿在语音治疗的过程中更加主动积极，而不是仅仅模仿成人的样子，比如说："那个不对，不是 goor 而是 door。"

- 年龄越大的患儿，固有习惯越严重。这对于治疗师来说是一个很大的挑战。这样的患儿需要更多的关注和支持，给予更大的动力才能帮助他 / 她有效地改变发音。

发音类化的有效建议

给予患儿一个视觉提示，比如：

● 绘制有某个音素（例如，tap）的卡片，家长可以在患儿说话时，通过出示卡片，提示患儿说 /t/ 的发音。

● 绘制有一些词语和图片的卡片，可以夹在阅读夹子里面（参见资源 CD）。

● 给患儿一块奖励板作为提示，或在奖励板上留有空间粘贴贴纸和星星。当家长听到患儿发出目标音时，可以在其上进行标记（参见资源 CD）。

● 一个可以固定单词的板。患儿可以通过抽签，选择他 / 她要练习的目标词汇。这就是患儿这一天需要提醒自己进行练习的词汇（参见资源 CD）。

● 鼓励家庭的其他成员也参与鼓励板的使用当中。例如，"给 Nanny 看看，你今天在你小蛇的板上得了几个贴纸"。

奖励正确的发音并且忽略错误的发音

这一方法对于年龄较小的患儿非常有效果。努力创造一些情景，让患儿可以正确发音并且记住。比如说，分享一本绘本中患儿熟知并且描述得很好的人物。然后口头表扬患儿说得很好，并且在记录板上给予贴纸奖励，等等。如果在这一训练时间以外，患儿有不正确的发音，就仅仅模仿患儿错误的发音，向患儿强调不正确的发音。

练习与语速有关的泛语言技能。

鼓励患儿在一天特定的时间范围内，减低语速来发音（参见后面的章节）。

达成一致的练习次数

当患儿需要记住一些"新"的发音时，**就练习的次数和患儿达成一致**。逐渐增加练习的次数或练习的频率。计时器玩具就是很好的增强物。

达成一致的词汇联系表

和家长就**练习词汇的列表达成一致**。比如说，从十个已经练习过的词汇开始，并逐渐增加其数量。这些词汇可以记录在记录板上面。一旦掌握就再增加另外十个。

发展自我监测的技能

以下是有关当患儿发音错误时，家长应当如何回应的一些方式：

举例：患儿有广泛的后置构音。

位于句子中的目标音：患儿将 door 说成 goor

"你是打开一扇门 goor，还是 door？"

"你打开了一扇 goor，那是什么？"

家长只要疑惑地再模仿一遍患儿的发音，患儿就会自己予以纠正。

"什么？"

"我不知道 goor 是什么?"

家长也可以通过给予患儿一个口头提示,来帮助患儿发音。

"这一次我没有听到一个舌尖的声音。"

"你能再给我做一遍吗,我要听到那个可爱的舌头的声音。"

"我猜想你刚刚忘记了舌尖的声音。"

责任转移

如同之前所讨论的,责任转移是一项很有效的策略,特别是针对年龄较小的患儿。同时,这一策略也适用于在类化阶段的初期,当患儿常常忘记使用"新"的发音。通过"责备"患儿的舌头或喉咙等,可以避免让患儿觉得自己又一次说错了。比如说,"我想你的舌头应该是累了。我没有听到你长长的蛇的声音。你能够叫醒你的舌头,让它再说一遍吗?"

通过阅读练习建立发音

一旦患儿可以阅读,通过阅读文字来建立类化是很有效的手段。通过高亮显示一些字母,可以帮助患儿记住需要说"新"的发音。

辅助泛化技巧

此外,也可以通过一个结合患儿发音和沟通的完整方案,来改变其语音清晰度并促进其发音的类化。发展患者相关的泛语言技能,比如提高发音的音量和速率都对患儿的语音清晰度有积极的影响。有些患儿可能能够很快地在单音水平和短语水平建立发音,但是却很难再类化到日常生活中。还有一些患儿在语音治疗环境中使用他们"好的"说话方式,但是在学校和家里却仍然表现出有关语音清晰度的相关问题。

📖 推荐阅读

Talkabout, A Socil Communication Skills Package by Alex Kelly Ltd, and Talkabout for Children 2, published by Speechmark.

💻 网上资源

Talkabout 内容可以在以下网站查询 www.alexkelly.biz

"讨论我们说话的方式"这一章节介绍了一些帮助患儿发展泛语言能力的方法和活动。下面是一个例子。活动改编自 Kelly 的项目。其他一些视觉提示材料是通过 Boardmaker 制作的,这些也可以用于年龄较小的儿童(非阅读者)以及一些有学习困难的患儿。其他的材料可以从 Alex Kelly 网站购买。

目标：增加患儿的语音量

1. 教导概念：大声 / 小声。

2. 通过治疗师或视频进行整体辨识练习，如，"很大的声音，好的，很小的声音。"

3. 活动选择，比如，"在不同的环境下，要使用多大的声音呢？比如，在排队、在电影院里、在教堂里呢？"

4. 通过同伴来判别声音，比如，通过图片模拟"给朋友打个电话"，或"给老师打个电话"。

5. 类化。通过提示策略提示，比如，视觉提示，使患儿保持适当的音量。

这些方法也适用于其他需要口腔卫生指导的儿童。在一般情况下，通过同龄儿童参与的小组形式（这些方法也适用于腭裂儿童），帮助其行为矫正，比如，说话太多、打断他人说话、不愿表达，或说话音量过大等。

在所有的泛语言技能中，说话的速率对语音清晰度的影响是最为显著的。语速的改善，特别是当患儿放慢语速时，可以使其有充足的时间留意自己的发音，鼓励其使用新的方式，而不是习惯性地使用旧有的发音习惯，从而有助于新习得的发音的类化。

📖 推荐阅读

'Tortoise Talking' in Practical Intervention for Early Childhood Stammering-The Michael Plain Centre Approach, by Elaine Kelman and Alison Nicholas, Speechmark（2008）. This concept was originally developmed by Meyers and Woodford（1992）.

下面是一个例子，改编自 Tortoise Talking 项目，主要适用于年龄较小的孩子在学校或家里使用。每一层次采用的视觉提示材料可以帮助患儿理解相应的概念，也可以作为有效的提示工具给患儿在其他语境中使用。

目标：减慢患儿说话的语速

1. 教导概念。阅读野兔和小兔的故事。选择游戏内容 - 快速 / 慢速转换图片等。

2. 示范家长说话（快 / 一般 / 慢），然后再彼此交换。

3. 通过实物进行提示，像是砖块、贝壳等。

4. 短语重复。这个女孩是_____。家长指示砖块，再轮到患儿指示某一个砖块。

5. 开放式讨论，比方"高速挡"（再次指示向提示板）。

以下的视觉提示可以应用于不同的场景下。在资源 CD 里面有一个例子（Tortoise Talking）。

Ben Ten（谁是慢的）故事当中的 Wildmutt 被用来引导患儿在说话中放慢

语速。将一排印有 Wildmutt 的图片贴在卡片上，并加以标注。在小组讨论中、新闻时间等等，患儿通过指向图片（每个词语一次）来使用他的"慢语速"。在家里，家长口头提示患儿"用你的 Wildmutt 方式说话哟！"患儿便知道要减慢他的语速，调整他的语速。

另一个例子，患儿从使用一排贝壳作为提示，进展到贴在尺子上面的一排金色的星星。这些星星就放在患儿桌子旁边，以便于他很容易就指向这些星星，然后放慢他的语速。也可以选择一些小一点的图片，以相同的方式来提示患儿放慢语速。

任何方法是否成功，取决于主要照顾者的态度和所采取的方式。要确保照顾者明白治疗的目标，以及为什么这一策略有助于提高患儿的语音清晰度。这是实现有效支持的第一步。

在家庭练习中完成图片

熟能生巧对于语音训练来说是必须的。虽然不同的专业人员对于家长／照顾者／老师给予的练习内容有不同的推荐，但是大家有共识的是，对于唇腭裂患儿来说，目标明确、强化、频繁的练习是最为有效的（Watson 等，2001）。家庭以及学校的练习对于患儿语音的进步也是非常重要的。

家庭成功练习的要领

● 向患儿和家长解释有关腭部结构的内容，并且结合训练的目标加以解释。可以采用腭部解剖图（参见资源 CD）来解释发音气流以及不同的发音部位。

● 鼓励家长积极地加入到语音训练当中。这将"有助于患儿接受家长在语音训练中的角色"（Golding-Kushner，2001）。

● 就家庭训练的频率达成共识。通过使用家庭练习星星记录图来提醒和激励患儿。可以参见资源 CD 里面的内容。

● 就哪些因素可能有助于在家实施有效练习进行讨论。比如，面对面的练习，准备一个安静的环境，等等。在资源 CD 里面家庭练习册里面还有一些其他的建议。

● 建议家长把相关材料集中放置于患儿方便拿到的地方。比如，在一个信封里面，这样在开始练习时，患儿可以自己取到。

● 与患儿兄弟姐妹的参与达成共识，参与配合。如果患儿年龄比较大，可以让患儿自己选择谁加入他的语音训练中来。

● 鼓励家长如实沟通患儿已经完成的训练量。比如,如果患儿每天练习,但是没有明显的进步,就不建议采用同样的模式再训练一周。同样,治疗师也需要理解家长所面临的挑战,需要在繁忙的日常生活中完成练习的内容。

● 要清楚家长对于语音训练的期待。家长的期望值既要符合实际,又要乐观积极地鼓励患儿。

小结

对于腭裂患儿来说,语音治疗的目的是改善其发音的状况,提高语音清晰度,减少日常生活中沟通障碍的发生。

腭裂所特有的训练策略,比如捏住鼻子发音等,以及如何将这一策略应用在训练环节也在本章节中提到。本章也讨论了诊断性治疗的原理,并结合相关案例加以解释。

本章也讨论了诱导发音的相关策略并给出一些建议,比如如何从单个音素的诱导发展到单词和短语的练习。同时,也有关于在日常生活中建立新的发音的活动建议。本章也特别强调了家长 / 照顾者在语音治疗过程中重要作用,并就家长如何积极参与语音治疗给出了实际的指导。

本章节也就如何选择训练的材料给出了建议,特别是使用神奇盒子里面的新的游戏。

（姜成惠　译）

参考文献

Golding-Kushner, Karen J. (2001). *Therapy Techniques for Cleft Palate Speech and Related Disorders*. NY: Delmar.

Harding, A. & Grunwell, P. (1998). Active versus passive cleft-type speech characteristics. *International Journal of Language and Communication Disorders, 33*, 329–352.

Hoch, L., Golding-Kushner, K., Sadewitz, V.L. & Shprintzen, R.J. (1986). Speech therapy. *Seminars in Speech and Language, 7*, 311–323.

Morley, M.E. (1970). *Cleft Palate and Speech*, 7th Edn. Baltimore: Williams and Wilkins.

Peterson-Falzone, S.J., Trost-Cardamone, J.E., Karnell, M.P. & Hardin-Jones, M.A. (2006). *The Clinicians Guide to Treating Cleft Palate Speech*. St. Louis: Mosby.

Russell, J. & Albery, L. (2005). *Practical Intervention for Cleft Palate Speech*. Oxon: Speechmark Publishing Ltd.

Stenglehofen, J. (1990). *Working with Cleft Palate*. Bicester: Winslow Press.

Watson, A.C.H., Sell, D.A. & Grunwell, P. (2001). *Management of Cleft Lip and Palate*, Chapters 14 snf 17. London: Whurr Publishers.

参考书目

Kelly, Alex. (2011). *Talkabout for Children 1 – Developing Self Awareness and Self Esteem*; *Talkabout for Children 2 – Developing Social Skills*. UK: Speechmark.

Kelman, E. & Nicholas, A. (2008). *Practical Intervention for Early Childhood Stammering – The Michael Palin Centre Approach*. Milton Keynes: Speechmark.

Meyers, S. & Woodford, L. (1992). *The Fluency Development System for Young Children*. NY: United Educational Services, Inc/DOK Publishers.

第九章　心理语言学框架在腭裂语音治疗中的应用

Benedicta Isaac-Kumar

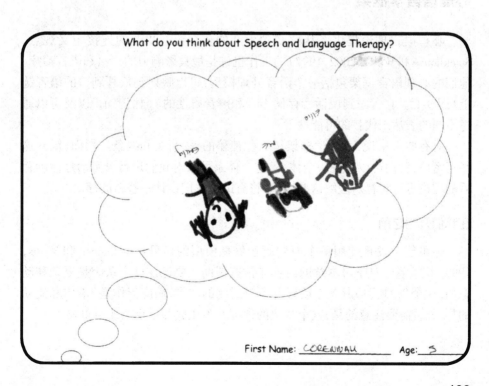

本章目的

　　本章的目的是简要概述心理语言学框架及其在评估和治疗腭裂儿童中的应用。本章探讨,当我们应用心理语言学原则对患儿进行评估时,从患儿对刺激的反应中能得到多少有价值的信息。此外,本章节说明了心理语言学原则是如何帮助患儿发出他从未尝试过的声音,以及如何帮助患儿进行语音治疗。

心理语言学

　　心理语言学是将讲话者想要交流的消息映射到其形式上的过程(Goldrick,2007)。因此,心理语言模型提供了一种将语音分析为超出声学信号水平的语言输出的方法。Levelt 的词汇模型(1989)是最广为人知的理论,它通过特定的手势动作和时机,描述了词汇从构思到产出的过程。Treiman 等注重“心理词汇”的重要性,语音生成表示从这个词典检索词,以及它们的句法(语法)和形态特性(意义单位),Altmann 也支持这一观点(2001)。

心理语言学框架

　　心理语言理论提供了从感知到生产的整个语音机制的连接主义观点。Stackhouse 和 Wells(2002,1997)的工作也许是最具影响力的言语和语言治疗。他们的心理语言框架包括一个语音处理模型,可以映射到从耳到口的语音链上(图 9-1)。它考虑到说话者存储声音和声音属性的“词汇表示”以及可以通过不同的表达来代替的可能性。

　　对有些人来说,心理学框架是一些神秘的框、箭头和线条。然而,揭开这些秘密后,我们可以发现一个体系,这个体系可以对我们现行语音治疗活动背后的理论进行解释。理解这些原理,将有助于我们设计一些新的疗法。

在我们开始之前

　　你可能会发现使用一个原始语音处理模型的拷贝(Stackhouse 和 Wells,1997)并做笔记对学习本章的内容非常有帮助。要记住这个系统是复杂和动态的,这个“模块”或其各个阶段并不是封闭的实体,而应当作是“液体和流动的”。最后需要注意的是,这个模块的顶部并不比底部更复杂或更重要。

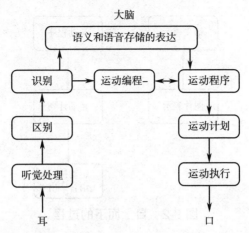

图 9-1 简化的语言处理过程——基于 Stackhouse 和 Wells（1997）

📖 *推荐阅读*

Stackhouse,J.and Wells,B.（2007）.Children's Speech and Literacy Difficulties：A Psycholinguistic Framework.London：Whurr Publishers.

心理语言学框架在患儿评估中的应用：Bella 的故事

Bella，3 岁，做了双侧唇腭裂修复术。妈妈说她发音不清楚。我决定使用发音和音韵诊断评价（diagnostic evaluation of articulation and phonology，DEAP）获得其语音库并开始语音评估。

目标词：门

我给了 Bella 一个给图片命名的任务。其中一个任务是"door"。Bella 看着这张照片，自信地说［ gɔ ］。

看到这张照片说［ gɔ ］，Bella 实现了她的语义表达——她理解"门"的含义（即，你打开它之后，可以进入房子）。

为了表达这单词，Bella 需要启动她的运动程序，在这程序里有着一系列表达这个单词所需的分解动作。

其次是运动计划，发音姿势的实时顺序。

最后是运动执行，用嘴巴，也就是发音器官的运动将这个单词用声音信号表达出来。

这一过程中，Bella 采用了自上而下的处理策略（图 9-2）；首先是自上而下的语义表达，然后激活下方的运动结构。

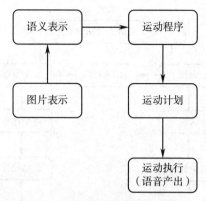

图 9-2　自上而下的过程

为什么用 /ɡɔ/ 代替 /dɔ/?

让我们假设 Bella 知道 /ɡɔ/ 和 /dɔ/ 在语义上是不同的,即一个有意义而另一个没有,是一个无意义的词。她的错误可从以下等级细分。

语音表达水平的分解

语音表达是语音识别的基础,它包含该单词足够的信息可以让孩子与其已知的其他单词做出区分。

因此语音表达有足够的信息来区分 /pin/ 与 /fin/ 而不是区分 /pin/ 与 /pʰɪn/,这不是一个简单的语音对比。

Bella 可能意识到 /ɡɔ/ 和 /dɔ/ 就像是同一个词的不同表达,因为 /ɡ/ 和 /d/ 并没有不同的语音表达。也或许当成年人表达 /ɡɔ/ 和 /dɔ/ 时,Bella 听出了其中的差异,但当她说这些时,由于她的对比意识薄弱,区分不明确。

有缺陷的语音表达会导致有缺陷的运动程序,就是说运动程序的出现来自于存储在语音表达中的规范。很有必要记住的是,因为输出(语音)错误不应该被如此轻视,我们可能会忽略发生错误的根本原因,即输入缺陷。

问题是否存在于运动执行水平?

这是语音执行引起声信号的水平。我们知道腭裂儿童常常有发出齿槽音的困难。瘢痕遍布的上腭难以提供足够的感官反馈,没有牙槽嵴(言语产生的重要点),硬腭前份的瘘或一定程度的 VPD,都可以解释为什么 Bella 会把齿槽音 /d/ 发成后置的 [ɡ]。

Bella 启动"运动程序"有困难吗? 这些程序精确吗?

由于受到其他层次上技巧能力的影响,这个问题还很难回答。如果评估结果比较明确,即 Bella 有准确的语音表达能力,并且没有证据表明在"运动执行"层面有困难的话,那么很有可能 Bella 的困难是来自不精确的"运动计划"。

此外,还需要检查的是 Bella 的外周听觉处理能力(即听力),腭裂患儿往往有着较高概率的听力丧失,造成输入缺陷。

目标词汇:Foot

　　让我们看看 DEAP 的评估的另一个词汇:foot。根据图示发音练习时,Bella 将[kəʊz]读作[təʊz]。我尝试提供语义提示(你穿你的袜子在你的……),但并没有什么用。之后让她重复我的读音,Bella 读作[fʊk]。

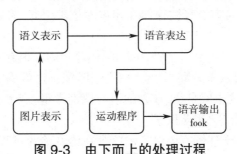

图 9-3　由下而上的处理过程

　　也许有些人会认为"foot"应该是 Bella 的词汇库里的一个单词,'但这却是一个还没有建立"运动程序"的单词(即不能很好地实现表达)。在听见我的示范以后,Bella 将用她的"运动程序"去组织表达她的词汇。

> "运动程序可以看作包括一个可供挑选的语音单元库和一个把
> 这些语音单元重新组合的程序。就像一个孩子的字母盒子,你可以
> 从中挑选出各种字母并把他们组合成新的单词。"
> Stackhouse 与 Wells,1997,p.163

"运动计划"(及其内在单元)依赖于"运动程序"。这就可以解释,为何 Bella 在单独模仿成年模型时,用 /k/ 代替 /t/。

新单词 VS 熟悉单词

　　现在我们换一个方式,做"声音刺激"小测试。这个测试里包括很多 3 岁儿童不很熟悉的单词(例如,guy、nigh)以及一些没有意义的词汇(例如,ing)在这个测试中没有图片刺激,只是比较简单的重复。

目标词汇:Nigh

　　在这个测试中我让她重复的单词是 /nai/。Bella 很可能没有这个单词的词汇表征。词汇表征包括所有储存过的单词,包括语义表达、语音表达以及行为程序。

　　没有任何高级信息可用,此任务中,Bella 无法使用"自上向下"的程序策略,所以她需要一个"自下向上"策略,运用语音识别并组合新的"运动程序"。

　　你可以看到这个重复任务如何绕过预先建立的认知。这可以用来介绍"冷冻运动程序"(Bryan 和 Howard,1992)。比如,孩子总是将"key 念成"tea"(常见的早期形成的错误),随着孩子长大成熟,他就学会使用"k"并用在大部

分新的单词里，比如"cough"和"careful"。但是 /ki/ 仍是 /ti/。这个孩子被看成有"冷冻运动程序"，在这个程序中的许多单词没有被更新。使用那些能够触发自下而上处理过程的单词可以避免只用已有的单词及其相关信息，并且能够帮助孩子破除"冷冻运动程序"。

继续运用 DEAP 促进因素列表，我现在让 Bella 重复词汇 /θai/。对于 Bella 来说，这是一个新词却没有被存储在知识库里。因此，需要进行"自下向上"策略。

我运用夸大的舌尖动作来做 /θai/ 的示范。Bella 很有可能将视觉信息与已经形成的语音识别单元和"运动程序"相匹配。这就决定了她需要产生一个新的语言标签，这也就是说，在她的语音识别库里，产生了一个新的语音单元，从而产生一个新的"运动程序"。

本文的目的在于理解言语语言治疗师在语音治疗过程中的思维方式，并且验证心理语言技巧并不是一个全新的评估方式，而更应该在心理语言框架下解读出有价值的信息。理解这些基本原则可以帮助 SLTs 通过识别患儿语音产生系统故障发生的层次，从而可以在治疗期间确定着手处理的正确领域。例如，忽略患儿输入系统的问题，会延长患儿的治疗时间，考验患儿和治疗师的耐力。

心理语音学理论在治疗中的应用：Timothy 的故事

以下案例研究将提示在治疗中使用新声音的原理，采用自下而上的方法来消除根深蒂固的语音模式。

○ 案例研究：Timothy

Timothy 是一名患有鼻擦音的 6 岁儿童。他使用主动性鼻擦音代替 /s/ 音的发音。

为创造一种听觉和视觉上比较新的声音，我们利用牙间发出的 /s/ 音。我们也用'喷鼻龙'（snorty-sauraus）来帮助演示，这是一只想说话但是只能哼哼出声的恐龙。

> 我们在案例中设计一种标志来描述主动性鼻擦音。当 Timothy 完成阅读时我们设计标志"s"来表示口头的[s]。为使两种声音的区别更加明显，我们将主动性鼻擦音描述为"尖鼻子的声音"，将口头[s]描述为"卷舌头的发音"。

Timothy 经过大量的练习来区分两种声音中哪一种是恐龙可能使用的。之后我们互换角色,让 Timothy 发出这两种声音,由我来界定哪一个是更像恐龙的声音。我们在治疗的各个阶段都使用了我们设计的标志。

之后我们练习一些短的没有实际意义的词[is,us,his]。有时在单词中用主动性鼻擦音,有时用口头的[s]。在开始真正的目标词之前,我们总是先判断恐龙会更多地使用哪一个词。

Timothy 经过大量的练习,时而作为恐龙,时而作为治疗师来帮助恐龙。通过这种目标治疗和家庭的支持,Timothy 很容易地掌握了概念。事实上,他没有其他的语音毛病,或发音缺陷,因而他很快就可以使用并类化新的声音。

结论

本章的主要目的是讲授心理语言治疗及其相关治疗原则,用 Bella 和 Timothy 的例子来描述一些应用方面和治疗原则,并非所有的儿童都类似本章节的案例。总有些孩子的问题更具挑战,也更让人困惑。但是,全面理解心理语言学原则可以帮助你设计语音治疗活动并使用现有的治疗活动来实现治疗的目标。

（袁华　译）

参考文献

Altman, G.T.M. (2001). The language machine: Psycholinguistics in review. *British Journal of Psychology, 92,* 129–170.

Bryan, A. & Howard, D. (1992). Frozen phonology thawed: The analysis and remediation of a developmental disorder of lexical phonology. *European Journal of Disorders of Communication 27,* 343–365.

Goldrick, M. (2007). Connectionist principles in theories of speech production. In M.G. Gaskell (Ed.), *The Oxford Handbook of Psycholinguistics* (pp.515–530). Oxford: Oxford University Press.

Levelt, W.J.M. (1989). *Speaking: From Intention to Articulation.* Cambridge: MIT Press.

Levelt, W.J. (1993). Lexical access in speech production. In E. Reuland & W. Abraham (Eds), *Knowledge and Language: From Orwell's Problem to Plato's Problem, Volume I* (p.241). NY: Springer.

Stackhouse, J., Wells, B. & Snowling, M.J. (1997). *Children's Speech and Literacy Difficulties: A Psycholinguistic Framework.* London: Whurr Publishers.

Stackhouse, J., Wells, B., Pascoe, M. & Rees, R. (2002). From phonological therapy to phonological awareness. *Seminars in Speech and Language, 23*(1), 23–34.

Stackhouse, J. & Wells, B. (2007). *Children's Speech and Literacy Difficulties. A Psycholinguistic Framework.* London: Whurr Publishers.

Treiman, R., Clifton, C. Jr., Meyer, A.S. & Wurm, L.H. (2003). Language comprehension and production. In *Comprehensive Handbook of Psychology, Vol. 4; Experimental Psychology* (pp.527–548.). NY: John Wiley & Sons, Inc.

第十章 治疗方法

第一节 口部运动治疗：适用于腭裂语音治疗吗？

Benedicta Isaac-Kumar

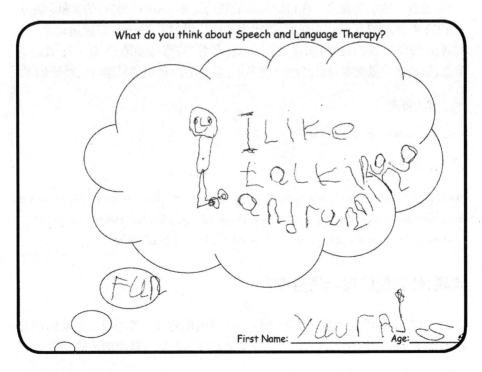

本章目的

　　本章内容将帮助读者了解口部运动治疗(oral motor therapy,OMT)的相关内容,了解 OMT 适合什么样的人群,特别是针对唇腭裂的患儿。本章以提问的形式组织内容,包括 OMT 的理论、目标及其临床应用,以及有关 OMT 的不同观点。

介绍

　　对于 OMT 有效性的讨论已持续很多年了(Lof,2006;Williams 等,2006;Clark,2005;Forrest,2002),本章内容即基于这样的前提。这一领域缺少相应的研究证据支持,但并不等于完全没有证据。同时也需要承认,我们对于发音机制相关的大脑和神经网络的认识还非常有限。

OMT 是怎样提出来的?

　　Marshalla(2008)的文章中提到,"口部运动"的概念首先是由 Wilson(1978)提出的,主要针对于有神经系统障碍患儿的说话和喂养问题。但是,在 Wilson 之前,也有一些学者提出一些口部运动的技巧。Marshalla(2008)的文献回顾了从 1912 年至 2007 年的相关研究,提出现在所使用的术语——"口腔运动治疗",起源于 1912 年提出的"舌肌运动"。因此,尽管"口部运动治疗"是一个较新的概念,但是这一概念本身已经经历很多年,至少在 20 世纪的早期就已经开始了。

📖 网上资源

http://www.oralmotorinstitute.org/

📖 推荐阅读

Marshalla,P(2012).Horns,whistles,bite blocks,and straws:A review of tools/objects used in articulation therapy by Van Riper and other traditional therapists.Oral Motor Institute,4(2). Available at:http://www.oralmotorinstitute.org/mons/v4n2_marshalla.html

问题:什么是口部运动治疗?

　　"口部运动治疗"这一概念需要一个准确的定义。事实上,文献回顾显示,有关口部运动治疗的争论,一定程度上归结于对这一概念的不同定义。

"口部运动治疗……可以被定义为促进口部器官(唇,下颌,舌)运动"。

(Marshalla,2004,p.10)

"……教导那些通过传统的视觉和听觉提示,仍然不能发出或模仿相应发音的患者有关口腔结构位置的内容……传统的治疗之所以无效,是因为这些患者可能存在一定的运动障碍"。

Rosenfeld-Johnson(2009),p.1。

"口部运动治疗强调感觉的过程,也包括吃饭、喝水、说话以及其他口部运动过程的运动的分离、分级、方向、时序以及协调等"

(2008a)(壁报,美国言语语言听力协会,芝加哥,伊利诺伊州)。

总结以上内容,我们可以发现,"口部运动治疗"的定义需要包括以下内容:

- 应当有关于说话或喂养的明确目标。
- 应当针对某个特定的人群,比如有运动或口部定位障碍的人群。
- 包括一些口部活动(也包括任何构音器官)以及一些运动技巧(包括运动、感觉和位置)。

○ **名词解释**

运动即肌肉的动作;动作一定程度上基于感觉,准确地移动和感觉才能产生准确的位移,因此运动、感觉和位移是紧密相连的。

○ **注释**

OMT 的具体内容包括:

* 口部位置治疗(TalkTool®)——教导发音相关口腔器官结构的位置(Rosenfield-Johnson,2009)。

*PROMPT(重建发音相关口腔肌肉的提示)——使用触觉提示帮助患儿重建发音(Grigoes 等,2010)。

Nuffield 构音障碍项目并不是针对 OMT 的内容,但是包括一些关于口部运动技能的项目(Williams 和 Stephens,2004)。

问题:哪些不属于 OMT?

根据 Lof(2008)有关 NSOME 的相关定义,很难清楚地区分 OMT 方法和

非口部运动练习(NOSME):

> "任何不要求儿童进行发音,而是用来促进言语能力发展的技巧"
> Lof 和 Watson(2008),p.394

随着对这一主题的讨论,Lof 和 Watson(2008)对 NSOME 提出质疑,认为 NSOME 是一种没有情境的技术,它将说话这一高度完整的过程进行了划分。Lass 和 Pannbacker(2008)使用"非言语口部运动练习"(NSOMT)来描述与发音机制相关的非言语运动,如运动练习、吹气、咀嚼冰块以及吞咽等。例如,"摆动舌头"就被认为与真实说话无直接相关性。但是,任何一位推荐这一运动练习的作者也并不认为这一运动练习是提高语音清晰度的唯一途径。反之,这样一些非特异性的口部运动练习之所以被推荐,主要基于以下一些理由(Marshalla,2008):

1. 有助于对于口腔运动机制的认识和了解。

2. 有助于增强口部运动。

3. 有助于获得一些其他的神经肌肉锻炼,例如,增大张力、运动的幅度、整合不同的口部运动等。

毋庸置疑的是,OMT 的确包括一些 NSOME/NSOMT 的内容,但是并没有一个从"口部运动"发展到言语的明确过渡点,NSOME 仍旧保持原来的状态。虽然吹气和鼓腮本身是口部运动的内容,但是只有当它们被用作治疗言语或吞咽障碍时,才能被称为是口部运动治疗。

某项训练内容被划分为 NSOME 或 OMT,主要有赖于实施它的治疗师。治疗师需要考虑,是否有明确的理由解释为何要选择口部运动治疗,以及是否有计划从口部运动治疗过渡到言语技能。关键是要记住,OMT 只是一种手段而不是最终目标,并不是为了更加强壮的肌肉而采取肌肉强度练习。采用 OMT 的目的应在于改善发音或吞咽功能。

问题:争论的焦点在哪里?

有关 OMT 的争论导致治疗师无法确定其价值,以及在临床上的应用。Clark(2003)曾经提出,这一领域缺少充分的证据支持,并指出与言语和吞咽相关的神经肌肉功能的研究仍非常匮乏。

○ **相关研究介绍**

Bahr(2008/2009)调查了大约 50 名言语治疗师。结果显示,32%~47%

的治疗师听说过有关 OMT 的负面评价,像是"口部运动治疗没有效果",或"口部运动治疗缺少研究支持"。但是,Lof 和 Watson(2004,2008)的调查提示,85% 的言语语言治疗师采用 NSOME 来治疗发音障碍,并且 61% 的被调查的言语语言治疗师认为,"我所阅读的文献强烈建议采用 NSOME。"

是否存在一部分言语语言治疗师,虽然他们听到有关 OMT 价值不确定的相关内容,也不确定 OMT 是否有效,仍旧继续在临床治疗中采用 OMT 呢? 一般来说,治疗师会根据对患者的评估结果和自身对于该疾病的认识来选择相应的治疗方案。对于一些研究尚且不充分、较为复杂的病例,比如构音障碍或失用症,更需要治疗师与时俱进地了解相关领域的理论和实践的发展。然而,要做出治疗的决策还是相当困难的。

反对的观点

Lof(2009)总结了反对采用 NSOME 来矫治发音障碍的观点,这些观点也适用于 OMT。

1. 肌肉的强度对于发音有影响吗? Lof(2009)引用了 Sudbery 等(2006)一项关于学前儿童言语障碍的研究发现,这一群体的儿童比他们的同龄人(没有言语障碍)拥有更大的舌肌力量。

2. NSOME 对于发音有影响吗?

3. Lof 认为,一项技能在怎样的环境下习得是非常重要的。因此,通过上抬舌头到牙槽嵴的练习就可以改善舌 - 牙槽嵴音 /s/ 的发音是不现实的。

4. 年龄较小的儿童能够将其在 NSOME 情境下、非言语环境下所应用的口部提示迁移到发音练习上面吗? Lof 认为,尽管发音和其他口部运动使用同样的肌肉,但是由于训练任务内容的不同,这些肌肉在说话和其他口部运动过程中所扮演的功能是不一样的,而且不同任务的大脑调控位置也是不同的。

这对于我们所钟爱的舌头先生无疑是晴天霹雳! 那么我们该怎么办呢? 我们是否要舍弃一些目前尚无明确实证支持的治疗手段呢? 下面一段 Clark(2003)的观点对我们或许有所启发。

"针对不同的人群,至少有两个策略可以帮助治疗师选择治疗方案:基于实证的研究是通过研究来表明某一种治疗方式的有效性。在这里的问题是,'这个方案有用吗?'在没有充分的临床有效性的证据时,治疗师可以根据相关理论选择治疗方案。这里所提出的问题是,'这个治疗方案会有用吗?'第二个治疗方案选择的策略,是基于治疗师对于疾病病理机制以及所选治疗方案的原理的了解。"

Clark（2003），p.400

支持的观点

认为 OMT 对于言语治疗有帮助的治疗师们，是基于这样的前提，他们认为，发音是一个需要肌肉运动的过程，因此，任何肌肉系统的异常都可能会导致发音的异常。于是，OMT 的原理在于通过治疗异常的运动过程来改善发音功能。

McCauley 等（2009）对这一领域的相关文献进行了回顾，认为目前尚无充分的证据支持或反对口部运动练习对于发音的影响。因此，OMT 也不是完全被否定，但的确缺少理论支持。尽管有很多针对 OMT 的反对意见，但是面对有言语障碍患儿的需要，可以认为，OMT 是可以考虑的一种治疗选择，但是需要深入的系统研究。

问题：OMT 包括哪些具体的内容呢？

随着不断地发展演变，OMT 所包含的内容范围也越来越广泛。Marshalla（2008）系统回顾了这一领域的相关文献，得出以下结论：

- 触觉提示：例如，对于儿童的颊部施以一定的压力，向上向前伸展舌根部，强化舌根的发音等（Blakely，1983，p.30）。
- 辅助口部运动：例如，在儿童发 /a/ 时用治疗师的示指下压下颌骨（Kaufman，2006，p.14）。
- 口部运动的描述：例如，描述 /t/ 的舌头位置，讨论声音是如何发出来的，包括如何将舌头放在牙槽嵴（Folk，1002，p.6）。
- 体会一般的口部感觉：例如，以夸张的方式进行咀嚼，练习吸吮嘴唇，用舌头来清洁颊部等（Van Riper，1954，p.216-218）。
- 口腔运动保持：例如，针对吞咽功能的双唇发音练习，要求患者保持嘴唇闭合 1 分钟，每天重复练习 10 次（Logeman，1983，p.145-146）。
- 口部运动练习：例如，指导家长和儿童一起做嘴唇的练习，吹泡泡，亲吻，吹吸管，一起哼唱最喜欢的歌曲等（Dougherty，2005，p.89）。
- 口部运动稳定性练习：例如，用较低的张力稳定嘴唇和面部肌肉，练习一些需要颊部和嘴唇参与的儿童游戏项目（Morris 和 Klein，2000，p.445）
- 口部运动反射刺激：例如，软腭音发音所需要的舌根上抬，可以通过刺激舌后缩反应（TRR）实现。降低舌体中部并向后，使得舌体整体抬升，并向后形成一个拱形,以填充口腔后部并封闭气道。

以上内容描述了 OMT 的内容范围。虽然有些内容更符合口部运动的概念,比如"舌头先生",治疗师还可以使用其他内容,比如触觉提示,而不需要考虑它们是否属于口部运动的范畴。其他的一些内容可能侵入性较大,不适合在社区治疗门诊的环境下操作。最后,需要提到的一个 OMT 不被接受的原因在于,出于健康、安全以及卫生管理的考虑,即便只是潜意识里面,并不鼓励在治疗过程中有太多的身体接触。

问题:OMT 对什么样的人群有帮助?

发音是一项运动技能。原则上说,OMT 适用于有发音问题的儿童。发音被认为是一种精细运动,是因为:

1. 它需要一定的准确度和速度。
2. 它需要一定的理解和认知。
3. 该项技能通过练习可以提高改善。
4. 它反映出为了达到目标所需运动的可塑性。
5. 通过各个系统的调节以实现自主控制(Netsell,1982)。

相对于其他各种障碍如音韵障碍等,OMT 对于有构音障碍的儿童是有帮助的。有关 OMT 的争论一定程度上源于音韵障碍和发音障碍这两个概念之间存在一些模糊的地方。换句话说,OMT 对于构音障碍的患儿是否有效,需要考虑患儿本身是音韵障碍还是单纯的发音问题。Lof(2006)建议 OMT 不适用于发音障碍的患儿,作者同时引用 Velleman 和 Vihe(2002)所推荐的全词语音韵和模板(Whole-Word Phonology and Templates)。

假设我们遇到一个在连续会话中表现出声母丢失的患儿。治疗师通过评估发现,患儿已经掌握了英语系统中所有辅音在短词层面的发音。患儿的听觉辨识没有任何问题,评估也反应患儿没有任何认知语言障碍。

语音治疗应该从哪里开始呢? 虽然没有明确的目标音,但是患儿的确存在与发音清晰度有关的问题。进一步的检查提示有深层的问题。患儿有时候使用一种吸入式的气流方式进行发音(尽管这一表现不容易被发现)。她无法分离舌头和下颌骨,完成舌头上抬的动作。她无法鼓腮。患儿曾有喂养过程中协调性不佳的病史,同时伴有轻度的大运动协调障碍。

有这一障碍的患儿常常会被疏忽而错过有效的治疗,导致语音不清。治疗师往往会让这些患儿回到家庭或学校环境中,并给予一些有关如何提高语音清晰度的建议。

问题：如何通过使用工具来辅助 OMT？

辅助工具是语音治疗的重要组成部分。治疗师可以根据辅具设计出不同的应用方案并且不断调整。Marshalla（2012）回顾了从 1939 年至 1968 年总计 14 篇有关语音治疗的文献，发现相关研究共提到 86 种不同种类用于言语治疗的工具。其中包括吸管、气球、棉花、配对玩具、镜子、铅笔、指挥棒、压舌板、录音机和牙签等。这些工具有些不便于操作，有些没有通过健康安全的检测。当然很多工具是市面上就有售卖的，不是特别针对 OMT 的。

还有一些反对声音：

> "OMT 是在你的嘴巴里面操作的。销售商在会议的展台上宣传他们的产品；在专业出版物和目录上也有这一类的广告。吸管、口哨、咀嚼管、泡泡、咬物棒都意味着大大的商机、优惠等等。"

毋庸置疑的是，对于商业广告需要谨慎对待。但是，如果一个孩子来到治疗室，仅有很少的舌尖运动幅度（导致发 /t/ 时舌面抬高困难），我们应当从哪里开始呢？我们是要做无数遍的 /t/ 的示范和听辨练习吗？当这一方法对于患儿并没有效果时，治疗师和患儿都会感到很沮丧，治疗师应当如何应对呢？要不要考虑 OMT 的方法呢，无论用不用个性化定制的工具？

下面是一个使用个性化的工具（Talk-Tools®），从 OMT 获益的个案。

○ 个案研究：Joseph

Joseph 在 4 岁时被介绍到唇腭裂团队。他有非腭裂型腭咽闭合不全，并接受了腭咽肌瓣咽成型手术，获得了良好的腭咽闭合功能。Joseph 表现出牙槽嵴音后置，但是有趣的是，当他说话时，常常出现舌头的不对称性运动。他看起来像是一个低张力的孩子，曾有喂养困难而需要儿科医师的特别照顾。

评估

尽管舌头的问题似乎是 Joseph 问题的根源，但是仍然需要对其发音机制的其他方面进行评估。

下颌是发音过程的重要支持。评估发现 Joseph 存在下颌不稳定的、不对称的运动。Joseph 于是开始接受一系列的咬合练习，包括咬物练习，不断延长时间的咬硬物练习和增加阻力的练习。

呼吸和发声：Joseph 接受一系列呼吸控制的练习。Joseph 的父母常常反映孩子容易说话时气不够用，很容易疲劳。治疗师让 Joseph 进行吹气泡练习，并且按照难易程度进行吹气练习。

舌头：治疗师又评估了 Joseph 的舌头运动，建议他使用 TalkTool® 进行一项治疗性吸管练习,包括八根吸管,按照难易程度不同,每一根吸管解决一个特别的问题,比如改善舌后缩,改善下颌稳定性以及改善下颌 - 舌头 - 嘴唇的分离(即在不移动下颌的情况下移动嘴唇和舌头)。接下来再进行舌尖运动练习。治疗师要求 Joseph 练习把舌头伸出来,通过一个有味道的唇膏刺激,来刺激他的舌头进行 3 次快速的前后运动。这样的练习有助于实现舌尖的灵活运动,并且可以迅速进展到舌尖的活动。

对于 Joseph 来说,舌尖运动即 Cheerio 练习(见下文)。通过这一练习,Joseph 可以单独发出 /t/ 的声音。一旦建立 /t/ 的发音,Joseph 就开始练习声母和韵母的组合发音。目前 Joseph 能够学会使用以 /t/ 结尾的单词。

○ 注释

Cheerio 练习项目即将一个谷物圈放在儿童牙槽嵴的位置,让儿童将舌头放在圈圈里面,并且保持有 5 秒。当儿童可以稳定完成该动作达到 50 次的时候,就可以逐渐过渡到牙槽嵴音素的练习,再过渡到传统的语音治疗(请注意这仅仅是完整训练内容的一个缩减版本,具体内容可以参考:Oral Placement Therapy for Speech Clarity and Feeding,by Sarah Johnson-Rosenfel(2009)。

问题:OMT 对于唇腭裂患儿有帮助吗?

唇腭裂患儿通常并不一定缺少舌头或嘴唇的运动力量,除非某些患儿可能合并有一些障碍,像是失用症或构音障碍。尽管唇腭裂患儿并不需要增强肌肉运动的力量或运动的幅度,但是他们发音过程中所需要的准确度却不很理想。下面是这样的一个例子。

○ 个案研究:Max

Max 是一个双侧唇腭裂修复手术之后的 4 岁男孩。修复后的腭部并无连续的牙槽嵴,上腭狭窄并且在牙槽嵴的位置有多生牙。Max 还有未修复的牙槽嵴瘘,需要在牙槽嵴植骨时加以修复。

Max 本能地在发音过程中避免接触到牙槽嵴的位置,而将牙槽嵴的发音后置到软腭的位置。

　　上文介绍的 Cheerio 项目可以帮助 Max 认识牙槽嵴的发音位置,逐渐以轻声的方式发出牙槽嵴音,再逐步引入传统的语音训练。

　　由于 Max 仅有感觉和定位不准确,我们不需要进一步进行 OMT 的练习。后续的治疗主要针对 Max 较为薄弱的音韵对比方面进行训练。

　　一般说来,对于腭裂患儿,或非腭裂的腭咽闭合不全的患儿,以及患有综合征的患儿,往往会出现较为复杂的构音问题(例如,代偿性构音,合并失用症;或构音障碍合并腭咽闭合不全的相关问题)。22q11 缺失综合征的患儿,他们的构音问题就相对复杂(Kummer 等,2007;Scherer 等,1999;Golding-Kushner,1995)。对于这些较为复杂的患儿,OMT 可以作为一种选择。

　　需要注意的是,有代偿性构音障碍的患儿,他们的嘴唇和舌体的运动往往受到一定的限制。这类患儿并不一定伴有失用症或构音障碍。当存在 VPD 时,患儿的气流通过声门处的瓣膜,发出代偿性发音,因此其舌头或嘴唇并没有参与到发音过程中。

○ 个案研究:Joshua

　　Joshua,7 岁,被诊断为 CHARGE 综合征。根据诊断,Joshua 伴有第Ⅶ对脑神经发育异常,导致单侧面瘫。Joshua 因非腭裂型腭咽闭合不全被转介。Joshua 由于面神经瘫痪,导致开口呼吸,并伴随有轻微的舌后缩控制不良。Joshua 发音不清,仅有一些非口腔构音(混合有声门构音,咽喉音以及鼻音)。不奇怪的是,Joshua 是一个饮食混乱的患儿。

CHARGE 综合征

CHARGE 综合征是一种复杂的出生缺陷,患者在出生时即发现心脏和呼吸异常。患儿也常常伴随有听力丧失、视觉障碍以及肢体平衡障碍。CHARGE 首次于 1980 年提出,C 是缺损的缩写,代表眼组织的缺损;H 代表心脏的缺损;A 代表颅缝闭锁;R 代表发育滞后;G 代表肾脏异常;E 代表耳部听觉异常。虽然疾病的诊断并不完全依赖以上症状,但是这一名字仍沿用至今。

　　干预:Joshua 初期治疗的一项目标是帮助他建立 /w/ 的发音,但非常困难。那时候,Joshua 刚刚接受了他的第一次腭部手术,医师仍怀疑他有腭部发育不完全。虽然医师们寻找进一步的证据决定是否需要进行手术,但是治疗师还是可以尝试让 Joshua 先进行训练,实现对腭咽功能要求不高的低压力声母的发音。然而,Joshua 非常弱的唇部肌力影响了需要唇部平缓运动的半元音 /w/ 的发声。

　　Joshua 从吹气开始练习,目的是提高其嘴唇闭合和圆唇的能力。这一些练习有助于帮助 Joshua 引导出圆唇的动作(Joshua 之前是无法做到的)。圆唇伴随声门震动的元音 /u/,再从 /u/ 过渡到另一个元音就可以诱导出 /w/(读者可以自己试一下,先发一个长长的 /u/,再逐步过渡到另外一个元音,比方说 /i/,你就会听到一个 'wee' 的声音)。

　　注意

　　在要求患儿做鼓气练习时,需要确保患儿有充分的软腭功能。当患儿存在 VPD 的情况,但仍旧被要求强力吹气时,就会导致患儿的舌头向上拱起,使用舌头的后部来辅助软腭的关闭,就有可能会导致一种后置的发音习惯形成。因此,对于有 VPD 的患儿,我们建议捏住患儿的鼻子轻声进行吹气练习(见第七章)。

　　第一个初期的目标是 /p/ 的发音练习。由于 Joshua 仅有有限的能力持续闭合嘴唇,并在嘴唇后面形成充分的气流压力,对于他来说,要能够发出 /p/ 并不是一个合理的目标。OMT 帮助 Joshua 从一个更加合适的位置开始他的语音治疗的历程。于是,Joshua 的新目标就是改善双唇音发音时双唇闭合的能力。同时,也给 Joshua 提出一些在进食与喝水相关的目标,都是辅助其发音的训练方式,帮助他改善唇部闭合的能力,减少舌后缩,提高舌的稳定性。

　　进展:Joshua 接受了一系列吸管练习并录音,难度不断增加。Joshua 现在的嘴唇控制能力不断增强,可以控制发音。再加上特别的转换练习(在这个个案中,将压舌板放在 Joshua 的上下嘴唇之间,以提供不断增大的感觉反馈,在有压舌板辅助的条件下进行发音练习),他的 /p/ 的发音越来越稳定和准确。

　　接下来练习 Joshua 舌头的运动。同时,也有有关吃饭 / 喝水的目标,以帮助进行发音练习。这一目标是提升其舌头侧化和舌尖上抬的能力。

　　现在,Joshua 能够较好地从无法闭合嘴巴、舌头后缩,进步到在休息状态下可以保持一个更加自然的舌头位置,并且可以更好地控制舌头完成侧向运动和舌尖抬伸的动作。通过相应动作的完成,帮助 Joshua 逐渐从口部运动技巧过渡到 /t/ 发音所需要的动作技巧(具体来说,Cheerio 任务的相关细节已经在本章节的前半部分提到)。随后开始传统语音治疗,包括单音的练习,VC 组合的练习,以及 CV 组合的练习等。

小结:Joshua 继续接受语音治疗。通过 OMT 帮助他预备开始传统语音治疗的内容,并掌握一系列单音的发音。目前,Joshua 的主要训练内容仍是传统语音治疗以及相关的泛化练习。Joshua 的个案提示 NSOME/NSOMT 对于某些患儿来说,可以作为 OMT 的一部分,再逐渐过渡到语音的发音练习,直到其发音达到一定的水平:更加清晰的发音以及改善的进食和喝水的状况。

结论

本章节主要讨论对于腭裂的患儿,OMT 作为语音治疗的一部分是否有效。其中包括口部运动练习,或口部位置练习,也可包括非语音的口部练习。但是,从口部运动过渡到发音或喂养需要有明确的指征。

尽管目前对于 OMT 仍有很多争议,缺少相关的证据支持。有关个案研究显示,对于腭裂患儿,OMT 可以作为言语治疗的一部分,有一定的效果。但是,这一项目的有效性还需要进一步系统的评估和研究。

(姜成惠　译)

参考文献

Bahr, D. (2008, November). The oral motor debate: Where do we go from here? Poster session presented at the annual meeting of the American Speech-Language-Hearing Association, Chicago, IL (Full handout available from http://convention.asha.org/handouts/1420_2054 Bahr_Diane_124883_Nov03_2008_Time_103047AM.doc).

Bahr, D. (2011). The oral motor debate part II: Exploring terminology and practice patterns. Oral Motor Institute, 3(2). Available from www.oralmotorinstitute.org.

Blakely, R.W. (1983). Treatment of developmental apraxia of speech. In W.H. Perkins (Ed.), *Current Trends of Communicative Disorders: Dysarthria and Apraxia* (pp.25–34). New York: Thieme.

Clark, H.M. (2003). Neuromuscular treatments for speech and swallowing. *American Journal of Speech-Language Pathology, 12,* 4; *Pro Quest Psychology Journals,* 400–415.

Clark, H.M. (2005, June 14). Clinical decision making and oral motor treatments. The ASHA Leader. www.asha.org.

Dougherty, D.P. (2005). *Teach Me How to Say it Right*. Oakland: New Harbinger.

Folk, M.J. (1992). *Straight Speech*. Vero Beech, FL: Speech Bin.

Forrest, K. (2002). Are oral-motor exercises useful in treatment of phonological/articulation disorders? *Seminars in Speech and Language, 23*, 15–25.

Golding-Kushner, K.J. (1995). Treatment of articulation and resonance disorders associated with cleft palate and VPI. In R.J. Shprintzen & J. Bardach (Eds), *Cleft Palate Speech Management: A Multidisciplinary Approach*, (pp.327–351). St. Louis: Elsevier Mosby.

Grigos, M.I., Hayden, D. & Eigen, J. (2010). Perceptual and articulatory changes in speech production following PROMPT treatment. *Journal of Medical Speech & Language Patholology, 18*(4), 46–53.

Kaufman, N. (2006). *The Kaufman Speech Praxis Workout Book: Treatment Materials and Home Program for Childhood Apraxia of Speech*. Gaylord, MI: Northern Rehabilitation Services.

Kummer, A.W., Lee, L., Stutz, L.S., Maroney, A. & Brandt, J.W. (2007). The prevalence of apraxia characteristics in patients with velocardiofacial syndrome as compared with other cleft populations. *Cleft Palate-Craniofacial Journal, 44*, 175–181.

Lass, N.J. & Pannbacker, M. (2008,). The application of evidence-based practice to non-speech oral motor treatments. *Language, Speech, and Hearing Services in Schools, 39*, 408–421.

Lof, G.L. (2002). Two comments on this assessment series. *American Journal of Speech-Language Pathology, 11*, 255–257.

Lof, G.L. (2003). Oral motor exercises and treatment outcomes. *Perspectives on Language, Learning and Education, 10*(1), 7–12.

Lof, G.L. (2004). What does the research report about non-speech oral motor exercises and the treatment of speech sound disorders? http://www.apraxia-kids.org/library/what-does-the-research-say-regarding-oral-motor-exercises-and-the-treatment-of-speech-sound-disorders/

Lof, G.L. & Watson, M. (2004). Speech-language pathologist's use of non-speech oral-motor drills: National survey results. Poster presented at the annual meeting of the American Speech-Language-Hearing Association, Philadelphia, PA.

Lof, G.L. (2006). Logic, theory and evidence against the use of non-speech oral motor exercises to change speech sound productions. Invited presentation at 2006 ASHA Convention.

Lof, G.L. (2008). Introduction to controversies about the use of non-speech oral motor exercises. *Seminars in Speech and Language, 29*(4), 253–256.

Lof, G.L. & Watson, M. (2008). A nationwide survey of non-speech oral motor exercise use: Implications for evidence based practice. *Language, Speech and Hearing Services in Schools, 39*, 392–407.

Lof, G.L. (2009). Non speech oral motor exercises: An update on the controversy. American Speech-Language-Hearing Association Convention, New Orleans, LA, November 20, 2009.

Logeman, J.A. (1983). *Evaluation and Treatment of Swallowing Disorders*. San Diego: College-Hill.

McCauley, R.J., Strand, E., Lof, G.L., Schooling, T. & Frymark, T. (2009). Evidence-based systematic review: Effects of non-speech oral motor exercises on speech. *American Journal of Speech-Language Pathology, 18,* 343–360.

Marshalla, P.J. (1992). *Oral Motor Techniques in Articulation and Phonological Therapy.* Seattle: Innovative Concepts.

Marshalla, P. (2004). *Oral Motor Techniques in Articulation and Phonological Therapy.* Mill Creek, WA: Marshalla Speech and Language.

Marshalla, P. (2008). Oral motor treatment vs. non-speech oral motor exercises. *Oral Motor Institute, 2*(2). Available from www.oralmotorinstitute.org.

Marshalla, P. (2012). Horns, whistles, bite blocks, and straws: A review of tools/objects used in articulation therapy by Van Riper and other traditional therapists. *Oral Motor Institute, 4*(2). Available from www.oralmotorinstitute.org.

Morris, S.E. & Klein, M.D. (2000). *Pre-Feeding Skills: A Comprehensive Resource for Mealtime Development,* 2nd Edn. Austin: Pro-Ed.

Netsell, R. (1982). Speech motor control and selected neurological disorders. In S. Grillner, B. Lindblom, J. Lubker & A. Persson (Eds), *Speech Motor Control.* Oxford: Pergamon Press.

Rosenfeld-Johnson, S. (2009). *Oral Placement Therapy for Speech Clarity and Feeding.* Tucson, AZ: Talk Tools/Innovative Therapists.

Scherer, N.J., D'Antonio, L.L. & Kalbfleisch, J.H. (1999). Early speech and language development in children with velocardiofacial syndrome. *American Journal of Medical Genetics (Neuropsychiatric Genetics), 88*(6), 714–723.

Scripture, E.W. (1912). *Stuttering and Lisping.* New York: MacMillan.

Sudbery, A., Wilson, E., Broaddus, T. & Potter, N. (2006, November). Tongue strength in preschool children: Measures, implications, and revelations. Poster presented at the annual meeting of the American Speech-Language-Hearing Association, Miami Beach, FL.

Velleman, S. & Vihman, M. (2002). Whole-word phonology and templates: Trap, bootstrap or some of each? *Language, Speech and Hearing Services in Schools, 33,* 9–23.

Williams, P. & Stephens, H. (Eds) (2004). *Nuffield Centre Dyspraxia Programme.* Windsor, UK: NCDP Ltd.

Williams, P., Stephens, H. & Connery, V. (2006). What's the evidence for oral motor therapy? *Acquiring Knowledge in Speech, Language and Hearing, Speech Pathology Australia, 8,* 89–90.

Wilson, J.M. (Ed.) (1978). *Oral-motor Function and Dysfunction in Children.* Conference proceedings, May 25–28, 1977. Chapel Hill: University of North Carolina.

参考书目

Bahr, D. (2008). A topical bibliography on oral motor assessment and treatment. *Oral Motor Institute, 2*(1). Available from www.oralmotorinstitute.org.

Bahr, D. (2011). The oral motor debate Part I: Understanding the problem. *Oral Motor Institute*, 3(1). Available from: www.oralmotorinstitute.org.

Bahr, D. & Banford, R.J. (2012). The oral motor debate Part III: Exploring research and training needs/ideas. *Oral Motor Institute*, 4(1). Available from www.oralmotorinstitute. org.

Banotai, A. (2007). Reviewing the evidence: Gregory Lof's critical take on oral-motor therapy. *Advance for Speech-Language Pathologists & Audiologists*, September, 7–9.

Baylis, A.L., Munson, B. & Moller, K.T. (2008). Factors affecting articulation skills in children with velocardiofacial syndrome and children with cleft palate or velopharyngeal dysfunction: A preliminary report. *Cleft Palate Craniofacial Journal. 45* (2), 193–207.

Bowen, C. (2005). What is the evidence for oral motor therapy? *Acquiring Knowledge in Speech, Language and Hearing, 7,* 144–147.

Bunton, K. (2008). Different tasks, different neural organisation. *Seminars in Speech and Language, 29*(4), 267–275.

Connecticut State Department of Education (2008). Guidelines for feeding and swallowing programmes in schools. http://www.sde.ct.gov/sde/lib/sde/PDF/DEPS/Special/Feeding_and_Swallowing.pdf

Hammer, D. (2007). Childhood apraxia of speech: New perspectives on assessment and treatment. Las Vegas, NV: The Childhood Apraxia of Speech Association (workshop).

Hodge, M., Salonka, R. & Kollias, S. (2005, November). Use of non-speech oral-motor exercises in children's speech therapy. San Diego, CA: Annual Meeting of the American Speech-Language-Hearing Association.

Ingram, D. (1976). *Phonological Disability in Children*. London: Edward Arnold.

Lof, G.L. & Watson, M. (2005, November). Survey of universities' teaching: Oral motor exercises and other procedures. Poster presented at the Annual Meeting of the American Speech-Language-Hearing Association, San Diego, CA.

Marshalla, P. (2007). Oral motor techniques are not new. *Oral Motor Institute, 1*(1). Available from www.oralmotorinstitute.org.

Ruscello, D.M. (2008). Non-speech oral motor treatment issues related to children with developmental speech sound disorders. *Language, Speech and Hearing Services in Schools, 39,* 381–391.

Secord, W.A., Boyce, S.E., Donohue, J.S., Fox, R.A. & Shine, R.E. (2007). *Eliciting Sounds: Techniques and Strategies for Clinicians,* 2nd Edn. Clifton Park: Thomson Delmar Learning.

Van Riper, C. (1954). *Speech Correction: Principles and Methods,* 3rd Edn. New York: Prentice-Hall.

第十章　治疗方法
第二节　主动性鼻擦音

Helen Piggott, Fiona Jeyes

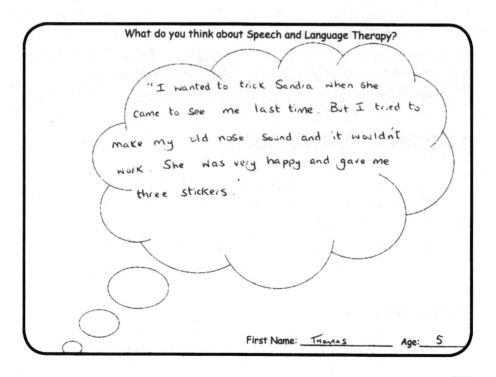

本章目的

- 描述主动性鼻擦音（ANE）的特点。
- 描述外科医师如何准确地判断主动性鼻擦音。
- 如何区别主动性鼻擦音与腭咽功能障碍引起的构音替代现象。
- 主动性鼻擦音的治疗方案。

介绍

虽然在上下文中经常听到腭咽功能障碍这个词语，但是在正常的腭咽闭合机制下主动性鼻擦音也可能发生。在一些学习型腭咽功能障碍的例子中，说话者会使用听起来像是鼻湍流或鼻漏气来替代目标音（Harding 和 Grunwell，1998）的主动性鼻擦音。这样会让发音有一种明显的高鼻音，并让人怀疑患者的腭部功能是否正常。当有鼻音问题的患儿被转介过来时，言语语言治疗师应该考虑到患儿的腭咽功能可能具有与发音相关的问题，而并不一定表明他们就存在软腭功能的问题。

什么是主动性鼻擦音？

他们常常累及一些压力性辅音，比如 /f/、/s/、/z/、/ʃ/、/tʃ/、/dʒ/ 等，而主动性鼻擦音最经常累及的音是 /s/ 和 /z/。主动性鼻擦音作为一种代偿性构音经常出现在唇腭裂的替代构音中，但是也会出现在一些没有腭裂问题的孩子身上。在所有的学习型错误构音中，这些构音情况都可以通过语音矫正而并不需要外科手术。

主动性鼻擦音听上去是怎样的？

主动性鼻擦音常常被感觉是鼻腔气流导致的无振动的鼻腔擦音，而并不在口腔里。这种声音是很轻的或是湍流声，有时候被其他一些文献描述成"鼻鼾音"（Golding-Kushner，2001）。

主动性鼻擦音伴鼻漏气			主动性鼻擦音伴湍流		
m̰	n̰	ŋ̰	m̈	n̈	ŋ̈

主动性鼻擦音如何发生？

语音的成阻往往在口腔里。通常会在双唇、齿槽或软腭。而当软腭下降时气流就会从鼻腔溢出,如图 10-2-1 所示。认识到这一点非常重要,因此,在纠正这种构音现象以前,首先要对发音方式进行调整。

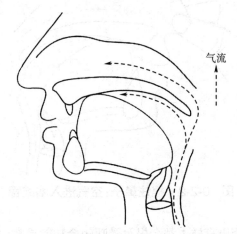

气流

图 10-2-1　齿槽闭合,软腭下降,气流从鼻腔溢出

怎样诊断主动性鼻擦音?

首先,判听孩子的语音:在没有高鼻音的情况下辅音和元音听上去是否没有高鼻音?去辨听一些不包含擦音的句子可能会有帮助。(例如,'Daddy painted a door','Baby liked her bottle','Lola would not eat her cake')这些不包含摩擦音的语音样本有利于对元音的判听,以避免鼻腔气流的干扰。当高频率的 /s/ 和 /z/ 被主动性鼻擦音替代时,要特别考虑软腭下降对于相邻元音的影响。

捏鼻检查。让孩子发长长的 /s/ 的声音或含有目标音 /s/ 的短句(see,saw,反复发音)。说话时用手指放在鼻翼的两侧,然后轻轻地捏住鼻翼／堵住鼻孔,如图 10-2-2 所示。这时会发不出声音,孩子会感到非常不舒服。这是因为气流不能流出只能进入咽鼓管,接着进入中耳。有时候捏鼻会发出一个爆破音(如 d),这两种结果都是主动性鼻擦音替代的表现。

鉴别诊断

主动性鼻擦音会完全替代目标擦音而不是一种伴发的鼻漏气,虽然这两者在连续会话时总是比较难以进行鉴别。有时候,捏住鼻子有助于正确发出目标擦音,则说明腭咽功能障碍。这时,堵住鼻孔会人为地形成一个腭咽闭合的状态,可以帮助患儿从口腔发出一个正确的声音。这被称为被动性鼻擦音。

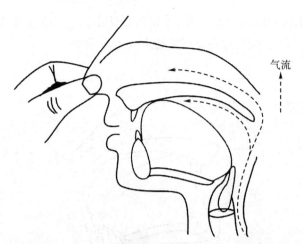

图 10-2-2   捏住鼻子：空气进入咽鼓管

在这种情况下，整个语言样本都会提示腭咽闭合功能异常，尤其同时存在元音的高鼻音状况，这种被动性鼻音的情况通常无法通过语音治疗来纠正。

为什么在没有唇腭裂或腭咽闭合完全的情况下也会有主动性鼻擦音出现？

主动性鼻擦音会出现在伴随有中耳积液的儿童或因腺样体/扁桃体肥大导致的气道阻塞的患者身上（Peterson-Falzone 等，2001）。一个被堵住鼻子的孩子会学着挤压气流通过气道，好像违背常理，但是事实就是那样。它可能是一个孩子早期可以做到的最容易的发出摩擦音的方式，并且以不正确的方式被习得并保持（Hatte 等，2001）。

耳鼻喉专科考虑的问题

伴随有主动性鼻擦音的孩子有时候会被耳鼻喉科医师转介给言语语言治疗师，因为他们会比较关注在切除腺样体时对腭部功能存在的影响，这个问题必须非常谨慎，特别是腺样体切除术会增加潜在的腭咽功能障碍的影响，还会导致高鼻音的出现。如果怀疑患者存在腭咽功能障碍和不确定腭部功能是否正常，那么就不应该进行腺样体切除术。

涉及扁桃体问题，这里有一个临床证据，就是增大的扁桃体会妨碍腭部功能的发挥（Henningson 和 Isberg，1988；Shprinazen 等，1987）。因此，切除扁桃体往往会改善软腭的功能和发音的共鸣。

主动性鼻擦音的治疗

在开始进行主动性鼻擦音的治疗之前,建立正确的口腔发音位置是非常重要的,因为主动性鼻擦音就是构音位置的后移。

治疗建议是基于在第七章和第九章讲到的心理语言学原理的整合,也是一种传统的构音治疗方法。心理语言学治疗的核心是为主动性鼻擦音所累及的发音建立一个新的发音位置。这种声音的运用和目标音不同,它会替代主动性鼻擦音直到孩子可以通过口腔建立正确的发音方式。语音治疗的要点是示范和描述正常的发音方式和发音位置,并诱导和实现正确的目标音。

在很多临床治疗过程中,这一方法都很成功,但是需要向父母进行细致的解释或培训相关专业人员。在治疗过程中,教一个新的声音有时候会让人感觉奇怪,特别是教那些专业人士时,因为他们会害怕这种方法会与孩子们平时学习的传统语言习惯产生矛盾或混淆。因此,确保家长和专业人士能够完全理解主动性鼻擦音的产生非常重要,而不单单是改变发音方法并加以区别。

当治疗方法正确时,主动性鼻擦音可以很快改善,正确的口腔辅音发音方式可以很快建立。同样,类化至新的音节并被保持。

介绍一个运用口腔气流的新的声音

1. 介绍新声音的概念,例如:

"火车停下来":[t͡s]

"长长的 t":[t͡s]

"打开可乐瓶盖的声音":[t͡s]

"小蛇的声音":[θ]

"气球漏气的声音":[ɸ]

2. 利用一个符号或图片来标识一个声音

有时候孩子会很享受给一个新的声音命名的过程,这样会让他们在言语语言治疗过程中更加有积极性。每一位言语语言治疗师都必须能够发现符合孩子们认知水平的术语。针对不同的孩子需要不同的声音和符号刺激,可以尝试不同的声音,然后选择对孩子最适合的声音和符号;如果一个孩子有后置构音,就可以选择一个发音位置在舌头前部的声音来打破原有的发音方式。

3. 使用的符号或图片不应该与孩子已经熟知的语言内容有关联

这些符号或图片不应该是孩子现有语言内容的一部分,应避免使用孩子现有语言内容中有关联的符号或图片。这个新的声音对于孩子来说应该是全新的、完全没有接触过的,以便言语语言治疗师能够顺利地打破孩子固有的语

言习惯。（用图片来示意共鸣，参见 CD）

4. 花时间练习新的单个声音

讨论什么是"嘴巴发出的"声音。

感受气流从嘴巴逸出。

言语语言治疗师可以给孩子示范怎样让气流从他们的嘴巴出来，比如，吹动一根羽毛或吹肥皂泡。这可以帮助他们理解当鼻子被堵起来时所有的声音都是从嘴巴里出来的。

有些玩具可以激发孩子去做更多的练习。因为当孩子变得很习惯去使用新的声音，那么一些包含新声音的游戏，比如数字游戏，或你画我猜，或猜一猜的游戏，这会相对容易。我们常用的是一些特别受孩子喜欢的玩具，比如弹起的海盗、狂躁的火星人、鲨鱼攻击（或其他系列）。每一个动作都可以反复地练习口腔声音。

5. 用两种符号来标识口腔声音和鼻腔声音并进行辨听和区分，然后使用它们去建立孩子的语言意识。这个就需要言语语言治疗师或其他帮孩子训练的成年人能够做出一连串这两种声音的示范。

6. 当孩子能稳定地发出新的声音以后，就让他们练习把新的声音与不同的韵母结合，然后再进一步学习声母 - 韵母 - 声母（CVC）组合的句子，这就像常规的语音治疗的形式。在这个阶段，已经习得的声音会被应用到无意义和真实的词汇中。孩子们通常会没有任何障碍的接受新语音的使用。言语语言治疗师和参与训练的成年人对孩子进行口语的强化训练，当孩子出现旧有的鼻腔构音时，言语语言治疗师或参与训练的成年人应当发现并提醒孩子，比如"这是你以前错误的发音么，你可不可以改掉它呢？"

商业性的卡片游戏可以被用来进行目标音的练习。比如，在学校工作的言语语言治疗师，从一开始就使用新的语音参与时下流行话题的讨论，那么语音词汇就更容易被习得，比如，一个关于非洲的话题，那么我们就会接触到马赛人（masai）、大草原（savannah）、斑马（zebra）、草地（grassland）等包含 /s, z/ 等音的词汇就可以得到练习。

类化到日常语境中，孩子可能会需要一些具有创新性和个体化的治疗策略。在这个阶段或更早一些时候，通常很可能形成一个相似的目标音，比如，鼓励孩子让他的舌头后移或减少 /t/ 的发音。

大龄患者

对一些孩子，特别是已经能够自己阅读的孩子，很有必要明确地告诉孩子 /s/ 的正确发音方式。

- 告知他们鼻腔发音和口腔发音的原理，这一点是非常重要的。

- 刚开始,对于年龄较小的孩子,不鼓励父母在家进行新声音的练习,而尽量在治疗过程中建立新的语音。在治疗的最初阶段,语音不稳定的孩子很容易退回到他原有的发音方式,比如主动性鼻擦音的替代。

- 如果无法诱导孩子发出任何一个新的口腔声音,吹气和口部气流的练习也非常有效(那些很难成功诱导出口腔声音的孩子,这个方法非常适用)。

- 试着进行视觉和触觉的反馈,比如使用一面镜子的雾气效果感知鼻腔气流或者通过舌头感知气流的挤压。

- 在大龄孩子,会比较容易诱导出英文中的齿间音 /θ/,虽然容易与 /f/ 混淆,但是 /θ/ 与其他声母差别比较大。

○ 病例报告:Harry

Harry,今年 3 岁 4 个月,在发辅音 /s,z,ʃ/ 时出现主动性鼻擦音,塞擦音 /tʃ,dʒ/ 分别替代 /t,d/。Harry 在 8 个月时被发现有反复发作的听力减退,两个月前进行鼓膜置管术,置管后 6 周时进行听力测试处于正常低值。Harry 意识到他不能发出 'snake' 这个声音,他非常焦虑且不大情愿在语音评估时尝试发出这个声音。

诊断性治疗

Harry 尝试每周一次的治疗持续了将近 6 周。在第一个阶段,利用魔法盒子的游戏去尝试着进行口部气流的训练。一旦 Harry 感觉到自信后,就开始使用他能够驾驭的所有声音,比如 /p/。到了第一阶段的最后,/tʃs/ 这个音节就伴随着 'train slowing down' 的图片发了出来。父母被告知在家里需要做一些练习口腔气流的动作,但是不要尝试新的 /tʃs/ 音。

接下来的阶段中,/tʃs/ 这个音作为单个音素在治疗室和家里反复练习并建立起来,然后过渡到与元音组合发出一些无意义的音节。(在附带的 CD 中有 'road game' 的例子)临床医师的口头提示提到口腔 / 鼻腔的对比,但是并没有专门教授。例如,我认为这个声音从鼻腔里消失了! 如果你可以让你的声音从口腔里面出来,你就可以感受到气流!

为了确保 Harry 不会中途放弃,如果他仍旧发成主动性鼻擦音而不是新的声音,言语语言治疗师或参与训练的成年人宁可去批评 Harry 的舌头,也不要去批评 Harry 本人。当 Harry 发音出错时,言语语言治疗师可以说"你的舌头累了吧?"同时,可以鼓励 Harry 叫醒自己的舌头,看他能不能发出一辆可爱的小火车缓缓地驶过的声音。一旦 Harry 使用例如 boots,cats,lets 等词语,他的父母就可以鼓励并提醒他在日常交往中继续使用新的声音。

最受欢迎的诱导玩具

鳄鱼牙医（MB Games）。

结果

Harry 尝试了进一步的两个训练阶段。新的声音被类化到独立的 /s/ 中。接下来引入到音节首位就会尤为容易。接下来 Haary 进行了为期 3 个月的复习，然后就结束了治疗过程。

⊙ CD 资源

CD 资源中有关于 ANF 治疗的信息。

总结

    主动性鼻擦音会使得语音和语言更倾向于鼻音化，影响患者的语音清晰度，但是其本身不能作为评判腭咽功能的指征。家长和学校应该知道的是，这种主动性鼻擦音的发音方式在有些孩子是根深蒂固的，可能无法很快得到纠正。如果一个腭咽功能障碍的孩子已经在使用 /s/ 作为代偿，那么即使这个孩子通过外科手术或修复技术已经解决了腭咽功能障碍的问题，能够通过口腔产生目标音，这个孩子还是需要接受语音治疗。

（王晓萌　译）

参考文献

Golding-Kushner, K. (2001). *Therapy Techniques for Cleft Palate Speech & Related Disorders.* San Diego, CA: Singular.

Harding, A. & Grunwell, P. (1998). Active versus passive cleft-type speech characteristics. *International Journal of Language & Communication Disorders, 33*(3), 329–352.

Hattee, C., Farrow, K., Harland, K., Sommerlad, B. & Walsh, M. (2001). Are we ready to predict speech development from babble in cleft lip and palate children? *International Journal of Language and Communication Disorders, 36*, S1, 115–120.

Henningson, G. & Isberg, A. (1988). Influence of tonsils on velopharyngeal movements in children with craniofacial anomalies and hypernasality. *American Journal of Orthodontics and Dentofacial Orthopedics, 94*, 253–261.

Peterson-Falzone, S.J., Hardin-Jones M.A. & Karnell M.P. (2010). *Cleft Palate Speech,* 4th Edn. St. Louis: Elsevier Mosby.

Shprintzen, R., Sher, A. & Croft, C. (1987). Hypernasal speech caused by tonsillar hypertrophy. *International Journal of Pediatric Otolaryngology, 14*, 45–56.

Watson, A., Sell, D. & Grunwell, P. (Eds) (2001). *Management of Cleft Lip and Palate*. London: Whurr Publishers.

第十章　治疗方法
第三节　腭电图

Lucy McAndrew

（应用腭电图参与治疗　Helen Piggott）

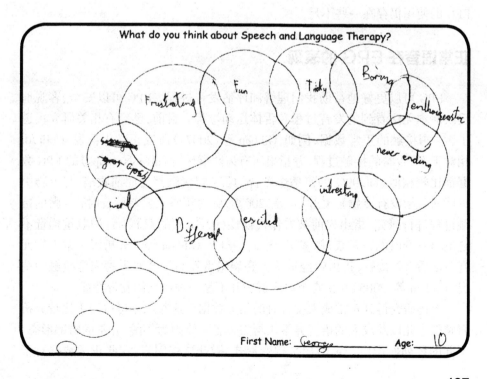

本章目的

- 介绍腭电图仪（EPG）以及其工作原理。
- 探讨正常语音以及腭裂语音的 EPG 表现。
- 讨论 EPG 在成年和儿童患者腭裂语音的评估和治疗方面的作用。
- 分析 EPG 相对传统语音治疗方式的优势。
- 讨论 EPG 的局限性以及发展前景。

什么是 EPG?

　　腭电图仪（EPG）是一种计算机辅助技术，可以实时反映发音时舌体和硬腭的接触过程（Hardcastle 和 Gibbson，1997；Hardcastle 等，1991）。患儿或患者佩戴定制的腭护板，腭护板中植入多个电极，发音时舌体与上腭接触的情况都通过电子信号显示在屏幕上。此技术可用于评估发音时构音形式（时间和空间特征），且可通过屏幕上信号的视觉反馈作用纠正异常的发音方式。越来越多的证据都支持 EPG 作为诊断和治疗工具的有效性，有越来越多的病案报道也证明了 EPG 的优势。但是目前所发表的文献均有一定的局限性，最近一篇用 Cochrane 系统评价的结果表明 EPG 有效性的论据并不充分（Lee 等，2009）。EPG 的使用仍存在一些不足。

正常语音在 EPG 的表现

　　EPG 可以更好地帮助我们理解和评估发音过程。EPG 可以安全、客观地反映原本无法看到的发音过程和舌体运动过程。目前，已经有相关研究报道了舌 - 腭接触的正常数据，例如，Gibbon 等（2007a）研究正常人群发 /t/ 和 /d/ 相对于 /n/ 舌腭的接触过程，并指出所有齿龈爆破音（alveolar stops）的 EPG 数据都比较相似（即，99% 的齿槽爆破音的舌 - 腭接触都会向前收缩，与上腭中央区的后缘没有接触）。Gibbon 等（2007b）针对正常人发双唇音时舌 - 腭的接触过程进行研究，指出先前被看作代偿性构音方式的双唇 - 舌的双重构音不是英语发音时的正常表现（参见 Trost，1981）。Gibbon 等也分析了正常人发元音时的舌 - 腭接触，指出曾经被认为腭裂患者发高元音时舌腭完全接触的情况（Gibbon 等，2005）在正常英语人群中并不是一种典型的发音特征。

　　上述研究得到正常成人发音时的相关数据。这些数据可以用于比较分析唇腭裂患儿以及成人的语音异常。腭裂患者可能因为年龄、异常的腭部形态、不同的牙列而产生一定的异常构音形式，撇开这些因素，这些正常数据对于

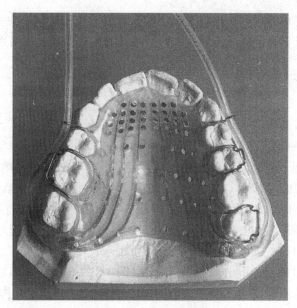

图 10-3-1　EPG 显像

评估腭裂患者所产生的正常或异常构音是很有帮助的。同样,正常发音时的 EPG 作为视觉反馈也有助于构音异常的治疗。

腭裂时 EPG 的特征数据

EPG 能够提供腭裂患者语音模式特征性的信息。Yamashita 等(1992)分析了 53 例日本腭裂患者的语音数据,试图根据 EPG 数据对已经通过语音判听确定的发音错误进行分类。研究发现不同的舌 - 腭接触方式可能产生相同的语音判听结果。这些不同的分类可以被定义为如腭化,边音化,鼻咽的错误构音。总体来讲,腭裂患者表现为更广泛和更靠近舌根后方的舌 - 腭接触关系。

EPG 为我们提供腭裂语音哪些信息?

EPG 的诊断作用是由 Gibbon(2004 年)发现的。作者回顾了 30 年中 23 篇关于 EPG 数据分析的文献,并总结出腭裂患者 8 种异常构音方式。这些构音异常包括发音时腭部过多的接触、腭部接触位置后移,以及腭裂语音表现的多样性。通过 EPG 提示腭裂语音的多样性对临床帮助很大,尽管主观判听能够确定腭裂语音,但是 EPG 能够通过特定的参数对这一多样性进行量化(Franetani 和 Provaglio,1991)。在一系列词语重复发音的过程中,EPG 可以准

确记录发音变化的程度。这将有助于监测语音矫正的进程。大量的关于 EPG
的文献回顾对于我们进一步地认识腭裂患儿的发音困难是很有帮助的。

隐藏的发音？

EPG 可以量化我们无法通过视觉或感知感触到的语音行为，并可以明确
语音判听时不确定的部分。例如，Howard 和 Pickstone 在 1995 年曾使用 EPG
验证对于一例 6 岁腭裂女孩在发出齿龈音和软腭音时有声门的参与，但并非
双重构音。EPG 不仅可以通过客观和定量的信息帮助我们确认或否定对语
音的判断，也可以通过提供比判听所能提供的更多的信息，从而有助于做出更
准确的临床判断。Gibbon 和 Crampin 于 2001 年针对一例腭裂术后成年患者
发 /t/ 和 /k/ 构音位置进行研究。语音判听提示这些目标音被发成了舌中部和
软腭接触的爆破音的同音异位音。但通过 EPG 观察到在发目标音 /k/ 时，构
音位置较发目标音 /t/ 更靠后。单纯的语音判听无法分辨这一构音差异，这也
就是我们通常所指的“隐蔽的差异”（Hewlett，1988）。这一“隐蔽的差异”提示
说话者已经意识到需要在不同音节之间做出区分，这点是非常重要的。这对
于辨别是语音和音韵错误很重要。EPG 可以作为分辨这些差别的诊断手段，
同时对于语音干预也有一定作用。因为语音错误需要通过构音方式的矫正，
而音韵的错误则更需要通过语音概念的方式纠正。（Sell 等，1994；Bernthal 和
Bankson，1988）。

举例来说，牙槽 - 软腭的双重构音就是一个常常被漏诊的腭裂语音问题。
Handcastal 等（1989）研究发现，针对 /t/，/d/ 的听觉判听结果存在多样性，即有
的判听者判为正确，但有的判听人员认为发音是 /t͡k/ 或 /d͡g/。Gibbon 等（2004）
的研究指出，通过分析 EPG 数据发现，在 15 例腭裂患者中有 10 例存在牙槽 -
软腭的双重构音，但是无一例被主观判听出来。另外，EPG 能够更好地揭示一
些隐藏的差异（例如，相对于 /k/，/g/，/t/ 和 /d/ 发音有一个更加靠近舌前份并
有侧化接触）。部分儿童偶尔会出现仅限于齿龈的接触。上述 EPG 数据不仅
仅帮助我们更多地了解发音时的舌位，同样有助于语音评估和制订语音治疗
方案。例如，上述研究中 EPG 监测到的偶发但正确的齿龈音可通过 EPG 的视
觉反馈在语音矫正过程中得到进一步的巩固，并减少其他变异的产生形式。

EPG 在腭裂患儿和成人腭裂语音治疗中的应用

EPG 通过视觉反馈作用改变异常的构音形式（参见本章后续部分：应用腭
电图参与治疗）。对于腭裂语音，尤其是表现为舌腭位构音异常的患儿或成人

治疗效果更显著。根据 Lawrence 和 Philips(1975)研究发现,约 35% 的腭裂患儿存在齿龈音构音异常。

EPG 在语音矫正方面成功的案例已有报道。2006 年,一项针对苏格兰 60 例儿童中 27 例腭裂患儿的治疗研究(Gibbon 和 Paterson,2006 年)报道,研究过程中所有儿童均于 1993 年至 2003 年接受 EPG 治疗,87% 的儿童在结束治疗时均获得了语音的改善,尤其是腭裂患儿组比功能性构音障碍组获得更好的矫正效果。除有效的治疗结果外,EPG 治疗手段还显示出较高的治疗效率(Gibbon 等 2001;Michi 等,1993)。

EPG 作为一项有效的语音治疗方式已经广为报道(如 Dent 等,1995;Michi 等,1993),但是很多研究仅仅是针对单个或多个病例的描述性报道,因此还无法获知这一效果是否可以扩展到其他个案(Lohmander 等,2010)。

持续的语音障碍

随着患儿年龄的增长,腭裂所导致的构音障碍很难实现自我纠正或通过传统的治疗方式得到解决(Nordhord 等,1990),而 EPG 治疗这些存在顽固语音异常的大龄患者有独特的优势。Whitehill 等讨论了一例手术年龄较大的 18 岁白人女孩使用 EPG 的治疗过程:13 次传统治疗过后效果不佳,但结合 23 次 EPG 治疗后患者语音得到快速有效的改善(Whitehill 等,1996,p.164),并且非目标音也得到改善。Gibbon 和 Hardcastle(1989)同样报道了 EPG 对一例传统治疗失败的 13 岁腭裂患儿的治疗效果。他们指出,该男孩处于 EPG 治疗最佳的年龄段(Gibbon 和 Hardcastal,1989,p.108)。一系列病例汇报均指出,EPG 对于大龄腭裂患儿的治疗尤其有效。

EPG 的其他治疗效果

除构音状况的改变外,EPG 治疗还有其他的疗效。如,Whitehill 等(1996)的个案研究中指出,EPG 可以同时改善鼻漏气。有学者指出,93% 语音治疗师认为 EPG 治疗方式更有助于患者意识到其语音异常的存在(Gibbon 和 Paterson,2006 年)。EPG 独特的生物反馈特点使患儿直观地看到正常和异常构音的差异,从而提高他们对于异常构音的理解。

语音类化

对于使用 EPG 和传统治疗方式来帮助已经习得语音获得泛化能力的一

项对照研究显示,EPG 具有很大的潜力。Gibbon 和 Paterson(2006)报道,88%的患者对新习得语音的泛化存在一定的困难,这一结论与 Smit(2004)的研究结果相同。Smit 指出,EPG 在患者语音建立阶段很有效,但需要强调的是,EPG 在语音的泛化和维持阶段中也是有帮助的。同样,Lohmander(2010)报道一例患者从学会(构音)到应用(语音清晰度)的进阶中也遇到同样的困难,并借助 EPG 解决,更有学者建议未来需要更多有关研究 EPG 辅助语音类化和维持稳定的相关研究(Smit,2004)。

为什么传统治疗无效而 EPG 治疗有效?

当传统治疗失败时,可以进行 EPG 治疗改变患者的发音方式,这可能与下述因素相关。EPG 实时的视觉反馈使患(儿)者能够看到构音的形式,这些客观的量化的反馈结果使患(儿)者能够观察到构音过程中微小的变化。特别的是,儿童在进行 EPG 治疗时会更加活跃和自主,更有学习的动力和快乐感,以及通过电脑所获的新奇感。但是也并非所有使用 EPG 治疗的研究均获得理想的结果。McAuliffe 和 Cornwell(2008)报道过一例使用 EPG 进行 /s/ 侧化矫正的研究。尽管 /s/ 的发音有所改善,但 EPG 模式改变却很小。随后他们尝试将 EPG 和传统语音矫正结合在·起,获得了较满意的结果。该研究提示 EPG 不能代替传统语音矫正方式,但必要时可以作为一种辅助矫正手段使用(Gibbon 和 Hardcastle,1987)。

采用 EPG 的可行性

EPG 具有许多优点,但也具有明显的局限性,即费用较高、难以广泛使用:腭护板的制作费用较高且耗时,其数据的分析也需要专业人员耗费一定的时间。为克服上述局限性,CLEFTNET Scotland 在 1996 年宣布成立(Gibbon 等,1998)。这个网络链接了苏格兰地区所有的腭裂治疗中心和爱丁堡的玛格丽特女王学院的 EPG 专家。EPG 检查数据能够传输至该中心进行分析后,结果以及相应的治疗建议会反馈回腭裂治疗中心。如今这样的模式已经应用于全英国的腭裂治疗中心,EPG 治疗的方法已经被腭裂治疗专家广泛使用(LEFTNET UK;Lee 等,2007)。便携式 EPG 训练装置(PTUs)也提高了 EPG 的实用性(Fujiwara,2007;Gibbon 等,1999)。一些体积小、价格低廉的 EPG 装置可以在家进行训练,从而提高了患(儿)者训练的频率并有助于其自行控制治疗进程,也避免患者长途奔波前往治疗中心接受常规的语音训练。

EPG 的局限性

EPG 并不是适合于所有腭裂语音障碍的患儿/成人。在治疗顽固性、难治性语音异常时 EPG 的疗效是明确的,但仍有许多其他的因素影响其治疗效果,比如患者难以适应人工腭护板,随着年龄变化口腔结构以及牙弓形态均有变化,影响了腭护板的适应性。在一项针对学龄期患儿和年轻患者的 EPG 治疗研究中,23 例患者中的 2 例因为无法忍受腭护板和上前牙的脱落导致护板无法固位,最终退出研究(Dent 等,1995)。能够将听觉刺激与视觉信号对应整合的能力是 EPG 有效治疗的前提。最近的系统回顾研究指出,患者如果想要通过 EPG 治疗获得改善,必须具备一定的认知能力(Lee 等,2009)。

治疗对象的选择

患者的年龄、成熟度、意识状态、注意力以及学习的动机、语音异常的类型和严重程度都是影响 EPG 治疗效果的可能因素。同样,父母或监护人的支持程度、治疗师的专业程度、经验、期望值和激励能力也会影响治疗的效果。因此,正如许多研究人员所建议的,EPG 的治疗需要针对患者进行适当的选择(Lee 等,2007;Dent 等;1995;Morgan Barry,1989)。

技术方面的局限性

尽管 EPG 在语音异常的诊断和治疗中有特殊的作用,但仍具有一定的技术上的局限性。电子假腭主体部分位于硬腭部,无法记录构音位置较前(如双唇或齿槽音),以及构音位置较靠后(如软腭、咽部、喉头构音)的数据。软腭发音变化的记录也与患者所发音节前后的元音相关。同样,即使 EPG 记录了硬腭位置的构音过程,但无法描述构音方式(如爆破音、擦音、鼻音)。EPG 可以提供舌-腭的接触形式但无法解释为何出现这种接触形式。这些局限性决定了 EPG 只能成为辅助主观语音判听和病史信息的一种诊断治疗方式。

EPG 也有其他技术方面的局限性。例如,在英国使用很广泛的一种腭护板,其中密密麻麻地布满了很多电极,由于口内唾液的存在,这些电极会被意外接通或断路(Wrench,2007)。同时,腭护板自身的厚度也会影响构音的清晰度(McLeod 和 Searl,2006),而且到目前为止所有的 EPG 需要从口内连接出多根导线。其他问题还包括:100Hz 的采样频率无法满足目前研究的需要;系统的软硬件与新的计算机不一定能够完全兼容;基于台式机的系统不便于转换。

上述这些都表明 EPG 的广泛应用尚存在经济的、临床的以及技术等方面的限制。

EPG 的发展方向

尽管目前有越来越多标准英语语音的 EPG 数据,但仍缺乏发音正常的腭裂患者的 EPG 数据(即,没有发音错误的腭裂患者的语音数据),这些数据更有助于诊断和治疗腭裂患者的语音障碍。

另一个常被忽略的问题是 EPG 怎样为我们提供发音过程中不同时间的异常数据。1993 年,Howard 对一个 6 岁女孩的研究发现,在对比 /t/、/k/ 与 /d/、/g/ 的发音过程中,/t/ 与 /k/ 在送气之前有较长时间的闭合。因此,构音器官在发音过程中运动的时间特征也是需要进一步研究的内容。

在许多 EPG 研究中,主要识别和分析的是孤立的声音片段(Gibbon 和 Crampin,2002),因此缺少关于腭裂患儿连续会话的研究。Haward(2004)针对 5 例难治性语音障碍儿童(其中 2 例为腭裂患儿)进行研究发现,非典型的发音行为主要出现在音节和音节交界的地方。作者认为,有必要通过仪器设备,如 EPG 收集规范的连续语音数据并与其他语音障碍患儿的数据进行比较。

设备方面,Scobbie 等(2004)改进研发出了新一代与硬件和软件系统匹配的阅读系统,从而可以进行更为便捷和强大的针对构音信息和声学特点的数据分析。这些改进还包括将 EPG 与笔记本电脑兼容并满足不同研究人员的个性化需求。未来将超声波(Stone,1997)/ 高品质的音频反馈和 EPG 影像集成的这一创新可能弥补 EPG 某些不足,如可以反映发音时 EPG 无法显示的构音位置靠后的发音。对电子假腭的改进也迫在眉睫。Wrench(2007)介绍了一种改良后的电子假腭具有如下优点:费用低、改进线路和电极设置更加轻巧、与腭部贴合更紧密,从而提高了患者对护板的适应性和佩戴的舒适程度。

最后,目前关于 EPG 改善腭裂语音障碍的系统评价(Lee 等,2009)分析了相关文献并指出,使用 EPG 进行儿童和成人腭裂语音障碍治疗的有效性的论据并不充分。大量研究是针对少量甚至个案进行汇报,而缺乏高质量、大样本的随机对照研究。英国 CLEFTNET 的出现为将来这一类型随机对照研究提供可能性。

总结和结论

综上所述,在对于有语音障碍的腭裂患儿或成人患者进行评估和治疗过程中,EPG 是一项有效的辅助手段。本章节将其优点归纳如下。

- EPG 能够发现主观语音判听所不能发现的构音行为,使得语音评估更加全面。

- 依靠数据的分析实现更精确的诊断,从而为制订更加个性化的、更加有效的矫正方案提供可能。

- EPG 通过独特的生物反馈系统方式,便于患者观测到细微的发音行为的变化。

- EPG 系统可以为传统治疗失败的儿童和成人提供另一种新颖、可视并且很吸引人的训练方式。

- EPG 对于长期的、难治性腭裂语音障碍的大龄儿童效果是明确的。

EPG 的病例选择需要考虑许多因素,特别需要关注患者在习得新的发音方式之后类化和巩固维持的能力。尽管该技术有很多优势,但其 EPG 的使用也存在一些局限性:费用高、便携性较差是比较明显的不足。目前,EPG 系统也在不断改进,电子假腭的结构设计也在不断更新。最后,尽管目前不断出现有关 EPG 效果的个案报道,但是能否够扩展到整个腭裂语音障碍患者群体仍不确定,仍需要有效的大样本随机对照研究进行研究。

用动态电子腭位仪治疗语音问题

Helen Piggott

由于成本和设备的问题,EPG 通常被认为是用来解决发音问题的最后一招。然而,它的使用可以让我们在一个相对较短的时间内获得理想的效果。本文回顾了 EPG 在语音评估和治疗中的应用,以及相关支持的文献。现在我们将简述在临床工作中如何引入及使用 EPG。

成功进行 EPG 治疗的步骤

最好的条件当然是每个临床医师都配备有 EPG,但这并不是必须的。教学辅助人员或父母大多是没有电子假腭的设备,来和孩子开展 EPG 的治疗练习。成功的 EPG 治疗必须做到以下几点:

1. 确保电子假腭的舒适性。在佩戴和取出电子假腭时,患儿及其照顾者都应该感到很舒服。了解 EPG 是如何起作用的,如何将所有的东西连接在一起以及怎样保持卫生,以及使用过程中需要注意的一些安全问题。这些问题将由腭裂中心负责治疗的言语语言治疗师来详细解释。

2. 让患者进行如下实验:在口腔中转动舌头,并尽量让舌头与电子腭接触,同时观察显示灯的变化情况。让患者尝试点亮所有的显示灯、点亮一部分显示灯、关闭所有的显示灯、点亮一边的显示灯、点亮另一边的显示灯,等等。比如:

- 没有接触——显示灯未亮
- 全部接触——显示灯均亮
- 舌尖接触——仅前面的一部分显示灯亮

鼓励患者描述怎样活动自己的舌头可以使显示灯形成不同的图案。可以和患者讨论其舌头与电子假腭的接触程度,如何形成辅音发音过程中(/t, d, s, z, ʃ/ 等)所需要的 "侧向接触"(呈桥形或弓形)。

3. 通常,使用 EPG 的目的是提高齿槽音的清晰度。第一步是当舌头触碰到牙槽嵴时,依次来命名所亮起的显示灯。如果临床医师有电子假腭,可以模拟一个不发声的 /t/ 音并且显示出相应的图案,使得这一过程更加直观。

齿槽爆破音的图案看起来像桥形或弓形,当其改变为 "开放的桥形" 时即为变成 /s/ 和 /z/ 的发音,即舌背中央沟允许气流释放从而形成摩擦音。不过如果患者乐意的话,他们也可以自己给这些发音命名。最好避免让患者命名或书写目标音,以防原有运动模式的复现。

腭电图也可以用来帮助有顽固发音习惯的孩子,例如一些有后置构音习惯的患儿。首先介绍一些齿槽辅音,例如,/n/、/l/ 或把它们作为一组来介绍。这样可以帮助孩子形成一种"桥"的舌腭接触模式并且打破"我不能发出这样的声音"的认知。

4. 让患者默默练习这种"桥"的发音方式,确保他们在可视模型的帮助下能做出准确的舌 - 板接触。

5. 然后,介绍单音节的方法,同时嘱患者保持"桥"的方式。让患者闭着眼睛,专心感知自己舌头的位置。然后睁开眼睛看显示灯的变化,看看自己有无错误。

6. 接着,同其他语音治疗的方法一样,逐步建立起辅音 + 元音或元音 + 辅音的音节结构,仔细考量在这一阶段中选用的辅音和元音,究竟能否帮助或扰乱舌 - 板的精确接触,比如采用高元音 /i/ 与 /t/ 的练习组合就比较有帮助。

7. 一旦患者能持续地发出清晰的简单词汇时,我们可以尝试给予患者一小段时间不使用 EPG 辅助的巩固练习。在患儿 / 者刚刚学会新的发音位置时进行这一练习的效果是最好的。

8. 临床医师应该清楚患儿 / 者在其 EPG 训练阶段之外,还需要在什么时间接受多少量的训练。同所有新获得的声音一样,他们很容易受到旧习惯的影响而回到之前的发音方式。给家长和学校的建议是以"少量多次"为目的的反复练习。

9. 其他声音的学习方法也可以采用类似的方法。EPG 在帮助建立单个音素的清晰发音方面最为有效。它也可以用来辅助建立新的、正确的词语。但这种方法往往对短句的帮助有限,因为视觉反馈信号较为混乱,所以不太有效。

（丁明超　译）

参考文献

Bernthal, J.E. & Bankson, N.W. (1988). *Articulation and Phonological Disorders.* Englewood Cliffs, NJ: Prentice Hall.

Dent, H., Gibbon, F. & Hardcastle, B. (1995). The application of electropalatography (EPG) to the remediation of speech disorders in school-aged children and young adults. *European Journal of Disorders of Communication, 30,* 64–277.

Farnetani, E. & Provaglio, A. (1991) Assessing variability of lingual consonants in Italian. *Quaderni del Cantro di Studio per le Ricerche di Fonetica del C.N.R, X,* 117–145.

Fujiwara, Y. (2007). Electropalatography home training using a portable training unit for Japanese children with cleft palate. *International Journal of Speech-Language Pathology, 9*, 65–72.

Gibbon, F. & Hardcastle, W. (1987). Articulatory description and treatment of 'lateral s' using electropalatography: A case study. *British Journal of Disorders of Communication, 22*, 203–217.

Gibbon, F. & Hardcastle, W. (1989). Deviant articulation in a cleft palate child following late repair of the hard palate: A description and remediation procedure using electropalatography. *Clinical Linguistics and Phonetics, 3*, 93–110.

Gibbon, F., Crampin, L., Hardcastle, B., Nairn, M., Razzell, R., Harvey, L. & Reynolds, B. (1998). CLEFTNET Scotland: A network for the treatment of cleft palate speech using EPG. *International Journal of Language and Communication Disorders, 33* (supplement), 44–49.

Gibbon, F., Stewart, F., Hardcastle, W. & Crampin, L. (1999). Widening access to electropalatography for children with persistent sound system disorders. *American Journal of Speech and Language Pathology, 8*, 319–334.

Gibbon, F.E. & Crampin, L. (2001). An electropalatographic investigation of middorsum palatal stops in an adult with repaired cleft palate *Cleft Palate-Craniofacial Journal, 38*, 96–105.

Gibbon, F., Hardcastle, W.J., Crampin, L., Reynolds, B., Razzell, R. & Wilson, J. (2001). Visual feedback therapy using electropalatography (EPG) for articulation disorders associated with cleft palate. *Asia Pacific Journal of Speech, Language and Hearing, 6*, 53–58.

Gibbon, F.E. & Crampin, L. (2002). Labial-lingual double articulations in speakers with cleft palate. *Cleft Palate-Craniofacial Journal, 39*, 40–49.

Gibbon, F. (2004). Abnormal patterns of tongue-palate contact in the speech of individuals with cleft palate *Clinical Linguistics & Phonetics, 18*, (4–5), 285–311.

Gibbon, F., Ellis, L. & Crampin, L. (2004). Articulatory placement for /t/, /d/, /k/ and /g/ targets in school age children with speech disorders associated with cleft palate. *Clinical Linguistics and Phonetics, 18*, 391–404.

Gibbon, F., Smeaton-Ewins, P. & Crampin, L. (2005). Tongue-palate contact during selected vowels in children with cleft palate. *Folia Phoniatrics Logopedics, 57*, 181–192.

Gibbon, F. & Paterson, L. (2006). A survey of speech and language therapists' views on electropalatography therapy outcomes in Scotland. *Child Language Teaching and Therapy, 22*, 275–292.

Gibbon, F., Yuen, I., Lee, A. & Adams, L. (2007a). Normal adult speakers' tongue palate contact patterns for alveolar oral and nasal stops. *International Journal of Speech-Language Pathology, 9*, 82–89.

Gibbon, F., Lee, A. & Yuen, I. (2007b). Tongue-palate contact during bilabials in normal speech. *Cleft Palate-Craniofacial Journal, 44*, 87–91.

Gibbon, F., Lee, A. & Yuen, I. (2010). Tongue-palate contact during selected vowels in normal speech. *Cleft Palate-Craniofacial Journal, 45*, 405–412.

Hardcastle, W., Morgan, Barry R. & Nunn, M. (1989). Instrumental articulatory phonetics in assessment and remediation: Case studies with the electropalatograph. In J. Stengelhofen (Ed.) *Cleft Palate: The Nature and Remediation of Communicative Problems* (pp.136-164). Edinburgh, Scotland: Churchill Livingstone.

Hardcastle, W.J., Gibbon, F.E. & Jones, W. (1991).Visual display of tongue-palate contact: Electropalatography in the assessment and remediation of speech disorders. *British Journal of Disorders of Communication, 26*, 41-74.

Hardcastle, W.J. & Gibbon, F. (1997). Electropalatography and its clinical applications. In M.J. Ball & C. Code (Eds), *Instrumental Clinical Phonetics* (pp.149-193) London: Whurr Publishers.

Hewlett, N. (1988). Acoustic properties of /k/ and /t/ in normal and phonologically disordered speech. *Clinical Linguistics and Phonetics, 2*, 29-45.

Howard, S. (1993). Articulatory constraints on a phonological system: A case study of cleft palate speech. *Clinical Linguistics and Phonetics, 7*, 299-317.

Howard, S. & Pickstone, C. (1995). Cleft palate: perceptual and instrumental analysis of a phonological system. In M. Perkins and S. Howard (Eds), *Case Studies in Clinical Linguistics* (pp.65-90). London: Whurr Publishers.

Howard, S. (2004). Connected speech processes in developmental speech impairment: Observations from an electropalatographic perspective. *Clinical Linguistics and Phonetics, 18*, 405-417.

Lawrence, C.W. & Philips, B.J. (1975). A telefluoroscopic study of lingual contacts made by persons with palatal defects. *Cleft Palate Journal, 12*, 85-94.

Lee, A.S.Y., Gibbon, F., Crampin, L., Yuen, I. & McLennan, G. (2007). The national CLEFTNET project for individuals with speech disorders associated with cleft palate. *Advances in Speech-Language Pathology, 9*(1), 57-64.

Lee, A.S.Y., Law, J. & Gibbon, F. (2009). Electropalatography for articulation disorders associated with cleft palate. *Cochrane Database of Systematic Reviews, Issue 3.*

Lohmander, A., Henriksson, C. & Havstam, C. (2010). Electropalatography in home training of retracted articulation in a Swedish child with cleft palate: Effect on articulation pattern and speech. *International Journal of Speech-Language Pathology, 12*(6), 483-496.

McAuliffe, M.J. & Cornwell, P.L. (2008). Intervention for lateral /s/ using electropalatography (EPG) biofeedback and an intensive motor learning approach: A case report. *International Journal of Language and Communication Disorders, 43*, 219-229.

McLeod, S. & Searl, J. (2006). Adaptation to an electropalatograph palate: Acoustic, impressionistic, and perceptual data. *American Journal of Speech-Language Pathology, 15*, 192-206.

Michi, K., Yamashita, Y., Imai, S., Suzuki, N. & Yoshida, H. (1993). Role of visual feedback treatment for defective /s/ sounds in patients with cleft palate. *Journal of Speech and Hearing Research, 36*, 277-285.

Morgan, Barry R. (1989). EPG from square one: An overview of electropalatography as an aid to therapy. *Clinical Linguistics and Phonetics, 3*, 81-91.

Noordhoff, M.S., Huan, C.S. & Wu, W.T. (1990). Multidisciplinary management of cleft lip and palate in Taiwan. In J. Bardach & H.L. Morris (Eds), *Multidisciplinary Management of Cleft Lip and Palate* (pp.18-26). Philadelphia, PA: W.B. Saunders.

Scobbie, J.M., Wood, S.E. & Wrench, A.A. (2004). Advances in EPG for treatment and research: An illustrative case study. *Clinical Linguistics and Phonetics, 18*, 373-389.

Sell, D., Harding, A. & Grunwell, P. (1994). A screening assessment of cleft palate speech (Great Ormond Street Speech Assessment). *European Journal of Disorders of Communication, 29*, 1-15.

Smit, A. (2004). *Articulation and Phonology: Resource Guide for School-Age Children and Adults*. New Jersey: Thomson Delmar Learning.

Stone, M. (1997). Laboratory techniques for investigating speech articulation. In W.J. Hardcastle and J. Laver (Eds), *The Handbook of Phonetic Sciences* (pp.11-32). Oxford: Blackwell.

Trost, J.E. (1981). Articulatory additions to the classical description of the speech of persons with cleft palate. *Cleft Palate Journal, 18*, 193-203.

Whitehill, T.L., Stokes, S.F. & Yonnie, M.Y. (1996). Electropalatography treatment in an adult with late repair of cleft palate. *Cleft Palate-Craniofacial Journal, 33*, 160-168.

Wrench, A.A. (2007). Advances in EPG palate design. *Advances in Speech-Language Pathology, 9*, 3-12.

Yamashita, Y., Michim K., Imai, S,. Suzuki, N. & Yoshida, H. (1992). Electropalatographic investigation of abnormal lingual-palatal contact patterns in cleft palate patients. *Clinical Linguistics and Phonetics, 6*, 201-217.

第十章 治疗方法

第四节 鼻腔构音的语音治疗和其他非手术的治疗

Ginette Phippen

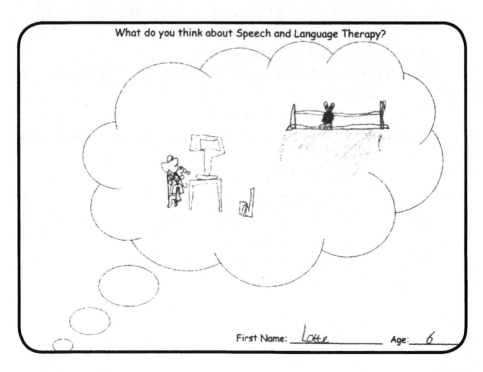

本章目的

本部分回顾了相关文献报道中关于语音治疗和其他非手术治疗鼻腔构音的内容,并且讨论在此类语音障碍的诊治中语音治疗的作用。特别深入讨论了视觉反馈治疗的内容,包括其理论背景及操作流程,以及有关这一治疗方式的一些初步的效果评价。

介绍

在过去的五十年里,有关构音机制和构音障碍不同内容的评估和分析取得了显著的突破和发展(Kuehn 和 Moller,2000)。但是,在治疗鼻音的方面,无论是语音治疗还是其他非手术治疗方式都没有达成一致意见。一般来说,有许多证据提示,在矫治代偿性的发音方式上,手术结合语音治疗是一项有效的手段。但是,采用语音治疗作为治疗鼻音的主要手段尚未得到广泛的认同。虽然如此,言语治疗在鼻音的治疗上应用仍然吸引很多关注和争议,因为仅有非常有限的证据可以证明它的有效性。

从历史上看,各种针对鼻音的干预措施主要包括腭部运动、刺激疗法、阻抗训练、生物视觉反馈、语音治疗和嗓音疗法。这些类型的行为干预可能或不可能定义为是语音治疗干预。但所有的干预都有一个前提,即任何涉及软腭的新的言语运动行为习得都需要足够的腭部组织来关闭口鼻腔。此外,软腭还必须有足够的肌肉和神经功能运动。

有关言语治疗的有效性的观点不断发展,大致经历了三个阶段(Kuehn 和 Moller,2000;Tomes,997):

第一个阶段的观点(20 世纪 40—60 年代):言语治疗是有效的。

第二个阶段的观点(20 世纪 60—70 年代):言语治疗不能治疗鼻音但可以改善构音和发音的清晰度。

第三个阶段的观点(20 世纪 70 年代—2000 年):认为言语治疗治疗鼻音可能是有效果的,但需要更多地具体的证明。尽管 20 世纪 70 年代末鼻音非手术治疗有所复苏,由于言语治疗被普遍认为对鼻音治疗无效,因此并没有受到广泛关注。并不奇怪的是,由于证据不足,这种观点在过去的 30 年里持续存在(Shprintzen 和 Marrinan,2009;Russell,2006;RCSLT,2005;Golding-Kushner,2001)。

证据是什么？有何相关研究？

○ **相关研究**

　　最近的一项系统回顾研究了（2012）Besell 等关于腭裂儿童言语治疗效果的证据。Besell 研究的纳入标准是任何语言治疗方法；在任何年龄、时间和地点（环境）。个案研究或少于 5 名参与者，包括非腭裂研究对象，没有言语结果报告的研究被排除在外。从 1242 篇论文中，只有 6 篇被确定符合这些标准，显著表明在这方面非常缺少有力的证据基础。

　　如果采用较上述系统回顾更为宽泛的方式，则可允许有关对鼻音治疗等语音治疗和其他非手术治疗方法的研究纳入进来，而不考虑样本量的大小或结果评价手段。这样的证据只限于有关并不成熟的干预措施的一些小范围的研究，并且常常缺乏理论基础。此外，结果评估也缺少对其可靠性和有效性的评价，甚至没有主观判听的结果。其他混杂因素的控制也并不一致，因此无法确定有无效果，或者对于什么人群有效。

　　很明显，在这一方面，没有足够的证据支持在实践中做出调整，到目前为止还没有研究可以证实某一个特定的言语治疗或其他非手术治疗手段对治疗鼻音的效果，大多数方法还缺少充分的研究。目前，虽然得到共识，言语治疗等非手术方法不能解决结构性的腭部缺损（Ruscello，2006；Dworkin 等，2004；Kummer，2001），但某些方法对治疗鼻音的有所帮助还是存在可能的。

对鼻音的干预以及如何进行干预？

　　任何干预鼻音的措施，其最终目标都是对言语功能的改善，且无不良影响（Boseley 等，2004；Johns 等，2003）。对于语音治疗和非手术治疗的干预措施，都需要考虑治疗措施是基于什么机制和原理，以及干预的目的，这可能是：

- 改变腭咽肌的特性（力量 / 质量 / 持久力）。
- 改变腭咽肌的控制（协调一致）。
- 改变其他言语因素，以减少鼻音的音质（呼吸 / 喉 / 发音）。

Cole（1979）给出的"直接法"和"间接法"不同提法，以区分是"刺激"还是"影响"腭咽闭合功能。Cole 所提出的定义，它的意义在于考虑干预手段的机制，也就说干预方式影响到语音功能中具体哪一部分。

　　直接干预是基于肌肉训练或刺激技术从而提高参与腭咽闭合的肌肉活动

的前提。直接治疗方法基于这样的假设,即腭部肌肉的功能会发生变化,例如,增加腭肌的力量、张力或协调性。

间接干预是指一种旨在影响腭咽闭合功能但并不特别关注肌肉的活动。通过间接的方法,可以带来行为的改变,腭部随意运动和相关的鼻音的控制力提高了。语音治疗包括反馈治疗,一般属于这一类。

直接干预

练习是一种直接干预,使用刺激,如吹、吸、吞咽和呕吐方法来治疗鼻音。它们被归类为非言语口部运动练习(NSOMEs)(Bowen,2005)。语音治疗则通过发音练习来改善发音的相关特征,如速度、清晰度和流畅性。使用非言语练习是基于运动的物理治疗原则,涉及练习和重复,还包括主动性肌肉锻炼和被动性肌肉锻炼。主动运动包括力量训练和伸展练习,而被动运动是由另一个人或另一台机器辅助某一肌肉或肌肉群的运动。重点一般在于积极锻炼腭的功能。一些作者对这种练习对这些软腭的练习提出假设,例如Witt等(1995)认为肌肉倾向于习惯性地保持其长度,积极锻炼腭肌可以使得人们在讲话中肌肉拉伸增加或扩展。

采用非言语练习来影响腭的功能或提高语音的清晰度已不被认同(Bunton,2008;Bowen,2005;Kuehn和Moller,2000)。Ruscello(2008)全面回顾和总结了这一领域的相关研究,认为肌肉的治疗对大多数腭咽功能障碍的患者来说是无效的。其理由是,语音和非语音过程中腭部运动的调控基本机制不同,两种情况下,上腭的闭合方式也不同(Kummer,2008)。对于言语和非言语口部运动行为,它们的运动特点和任务需求是相似的这一观点,Bunton(2008)特别提出质疑。作者认为,运动学习的任务特异性,以及在健康人群磁共振成像研究所发现的神经组织的差异都可以支持他的观点。

腭部刺激是一种基于生理学原理的直接干预措施,旨在增加腭的血液供应,以减少肌肉的疲劳,增加肌肉束的体积、张力和牵拉力(Kuehn等,2002)。这一的方法倾向于使用电或触觉的刺激,或两者的组合。Peterson(1974)假设,电刺激可能会导致神经纤维放电增加,因此,产生一种"主动"的软腭运动,以刺激腭部肌肉运动。

这方面的研究已经超过40年,从那时起,腭刺激方式已很大程度地被否定。因此,刺激疗法的证据是非常少,在研究方法上也存在薄弱之处。

阻力训练是一种直接的干预,需要肌肉运动抵抗一个对抗力进行运动,这种阻力通常来自于某种仪器设备(Fleck和Kraemer,2004)。这种方法的目的是在训练装置和腭部肌肉之间产生一个阻力,从而改善腭咽闭合功能。常用的方法包括定制充气装置,捏鼻训练使得正向压力进入口腔,以及持续气道正压通气（CPAP）等。

近期的研究提示，CPAP 在治疗方面可能存在积极的效果（Cahill 等，2004；Kuehn 等，2002）。这些研究涉及创伤性脑损伤后导致鼻音的成人，以及腭裂儿童和成人。这表明，需要更多的研究来明确这一治疗方式的适合人群。

假体训练是一个直接的干预，需要说话者佩戴一个专门定制的口腔矫治器在口腔内，通过上颌牙齿固定，并向后延伸至软腭（Ruscello，1982）。不断缩小这个假软腭的体积，来刺激参与腭咽闭合的肌肉和神经。随着矫治器佩戴时间和大小逐渐减少，以期让机体产生腭咽闭合代偿作用。有限的证据表明，通过这种假腭来刺激软腭功能和降低鼻音并无效果的，然而，与其他类型的直接干预措施情况类似的是，由于研究方法上的弱点，也很难得出确定的结论。

详细内容可参照本书第四章，有关目前如何使用人工假腭来治疗腭咽功能障碍 / 鼻音的治疗选择，但通常并不作为一种刺激腭部的直接干预手段。

结论

以上方面缺乏近期研究的现状反映出，与身体其他部位肌肉通过训练来提高肌肉的力度，运动的范围、速度或精度所不同，对于腭部肌肉理论研究已经逐渐减少。但应该注意的是，这一领域的研究往往缺乏大样本的，并匹配有效的对照组的研究。然而这是在临床实践中被公认的，那些直接训练腭部肌肉的方法对于鼻音的治疗是没有帮助的（Peterson-Falzone 等，2006）。

间接干预

生物反馈是一种间接干预，它通过一个外部设备向个体提供发音行为有关的信息。这使得机体有意识地通过自身的反馈的信息来改变他们的行为（Laures 和 Shisler，2004；Earles 等，2003）。治疗鼻音的生物反馈方法有两种形式：通过坚硬的或可弯曲的鼻内镜来直接观察腭咽部分的结构，或通过其他专业的仪器设备进行生物反馈。Brunner 等（2005）将鼻内镜反馈的理论分解为以下四个方面，突出强调学习的过程：

- 结构和功能的介绍
- 实验——在督导下进行自我检测
- 联结——定位运动与听觉感知
- 自动化——反复（过度）学习

他们提出，提高自我监控和改进感觉控制的概念在鼻内镜反馈的过程中是核心重要的。为要达到改善腭咽闭合的目的，必须做到这两点。同样的原则也适用于其他生理输出仪器的生物反馈，在这种情况下，就是由一个与语音相关的气流产生一个相应的视觉显示信号。这样就可以使说话者对其发音进行监测,并根据预先设定好的阈值范围尝试调整发音行为。

从研究的结果来看,视觉生物反馈的效果并不确定,但一些受试者的报告有积极的结果。这提示生物反馈有可能成为一种治疗鼻音的方法。然而,在过去的 10 年中,只有一项采用鼻内镜治疗的研究报告(Brunner 等,2005)。通常在腭裂 / 腭咽闭合不全治疗中心,鼻内镜已经较为普遍,越来越多的语音和语言治疗师独立完成这一操作检查(Sell 等,2008)。这表明,这种治疗方法还需要进一步的研究。同样,在治疗中心里还有一些其他仪器设备,如鼻音计,也可以提供视觉反馈来矫治鼻音。未来有关这些生物反馈方式的研究,需要基于一个更严格的操作流程以及将主观判听和仪器分析相结合。

构音治疗是一个通用的术语,它涉及一系列采用间接的方法来治疗由于结构异常或错误学习所造成的语音障碍(Bowen,2009)。构音治疗本质上是基于模仿和加强巩固而获得预期结果的行为治疗方法。然而 Bowen 又解释说,实际上,临床医师会利用许多理论学习框架,包括那些与认知和语言水平有关的学习框架。

尽管业内一致认为没有证据提示构音治疗能改善腭咽功能,但是构音治疗在临床上对鼻音的治疗效果尚不清楚(Kuehn 和 Moller,2000)。目前比较肯定的是,构音能力的发展与腭咽功能障碍之间存在一定的联系(Pamplona,2000),有些构音错误被认为是腭咽功能障碍时的代偿行为。

嗓音治疗是一种间接的治疗方法,目的在于改善语音的产生,方法是通过行为的模拟和巩固。治疗方案多种多样但是一般包括声音意识,姿势调整,有针对性的放松,基于生理原理的呼吸和发声模式(Cavalli,2011)。很多嗓音治疗方法还关注于社会 - 心理方面的因素(Ramig 和 Verdolini,1998)。

Cavalli(2011)指出,对那些异常嗓音并伴有腭咽功能障碍的患者,即以声音嘶哑、气息不均为特征的发音障碍,可能是一种比较适合的治疗方式。嗓音治疗并没有被广泛地用于治疗鼻音的人,尽管这是一种被感知的声音特征。这可能是因为相较于其他非手术方法,这种治疗的效果有限。由于缺乏深入研究,目前还缺乏有效性的证据。

结论

尽管仅有很少的文献支持视觉生物反馈和阻力训练的方法,但是在一些个案中,还是能见到腭咽功能的提升和鼻音特征的减少。这些发现还有待进一步研究,有些个体仍然具有通过行为治疗的方法提升语音功能的潜力。

Kummer(2002)提出,语音治疗在以下情况中可以作为比较适合的治疗方案的选择:

- 如果鼻音的特征轻微且表现不一致。

- 如果患者可以实现症状的减轻（或在一定诱导下症状可以减轻）。
- 如果是由于的错误使用了腭咽闭合的相关结构，或与口腔运动功能障碍相关。

以上的标准被定义为个体化，提示个体具有一定的腭咽闭合潜力。同样，也有一些学者承认，言语治疗对某些特殊的群体是有效果的，例如鼻音症状表现轻微和（或）不一致，或有证据表明软腭能够接触到咽喉后部（Ruscello，2008；Ysunza 等，1997）。Jones 等（2004）还介绍了一类"边缘性"腭咽闭合的患者。对于这类患者，变化的鼻音提示有可能通过语音治疗实现改善。

在言语治疗的一些其他领域中，例如构音和嗓音障碍，以及吞咽困难等，也有一些支持行为干预措施的报告（Marchant 等，2008；Hagg 和 Larsson，2004；Roy 和 Weinrich，2003）。这些相关文献提出在不同的条件下的一些更强有力的证据。

言语治疗中的反馈

在诊治不同种类的语音障碍之中，反馈技术被广泛地应用。反馈可能是口头上的，例如言语治疗师就个体对某一个目标发音的行为给予的回应（行为反馈），或由仪器或计算机根据个体的生理刺激给予的视觉上的反馈（生物视觉反馈）。生物反馈往往被用于更专业的环境，例如腭电图。另一方面，行为反馈是大多数语音疗法干预的有机组成部分。

文献报道的干预方式有：腭电图、超声、肌电图、频谱反馈、电声门图、呼吸记录图，发音电磁仪，经鼻纤维喉镜，行为反馈和言语治疗（包括反馈）。研究涉及不同的障碍、患者群体、年龄范围，特别关注的病因有脑瘫、听力障碍、构音障碍（肌肉无力）、腭裂、唐氏综合征和嗓音误用。

许多研究报告提示，反馈治疗对于言语治疗有积极的帮助。然而，由于研究方法的局限性，这一结果仅仅意味着有这样的趋势，而不能作为有效性的证据。在有关鼻音治疗的文献中，许多研究是个案研究，小样本的研究，并且缺少对照组，所以任何积极的结果不能归因于干预。然而，近期一些质量较好的研究表明，这种方法确实值得进一步深入调查。

鼻音反馈干预的发展

缺乏强有力的证据来支持鼻音的行为治疗，意味着任何新的干预都需要通过严格的评估，才能在临床中进行推广。本章作者目前正在进行这种干预的可行性测试，称为视觉反馈疗法（VFTH）。一项小样本研究结果（Phippen，

2013,未发表)初步支持这样的观点,利用反馈技术治疗后,有些人可以改善鼻音的习性(元音所表现的高鼻音)。现在需要的是进一步大规模的研究,来明确视觉反馈疗法的疗效。

视觉反馈研究(VFTH)包括两个不同但相互关联的组成部分;由视觉反馈作为核心部分,并辅以行为反馈的支持。

● 通过视觉反馈工具反映出,在发音时从鼻腔逸出的气流提供视觉生物反馈。

● 行为反馈是由言语语言治疗师给予的直接和有针对性的口头反馈。

视觉生物反馈工具

笔者对 VFTH 进行的研究中使用的生物反馈工具如图 10-4-1 所示,包括鼻音计、See-Scape™ 以及雾镜,这些工具在地区性的唇腭裂中心都可以见到。鼻音计与 See-Scape™ 以及鼻镜联合使用,可以从大体上分析口鼻腔气流的状态。

○ **名词**

　　鼻音计是通过计算机分析并显示口腔与鼻腔气流状态给予医师和患者视觉反馈的工具。当鼻音计被用于治疗时,可以为医师和患者提供即时的图片和图表,用以说明鼻音的程度。如果患者在治疗过程中达到了预期目标(比如低于一定的鼻音阈值),配套的色彩丰富又富有激励作用的游戏同时可以给患者以即刻的反馈,而参与其中的患者的主要目的就是要降低显示屏中的图表的高度(柱状图的高度越低表示鼻音程度越低)。

　　See-Scape™ 可以反馈出在发音过程中鼻腔漏气的量。当患者说话时有气体从鼻孔中的管子流出,就会吹起彩色标记的塑料浮标。使用 See-Scape™ 的主要目的就是要训练患者降低浮标的高度甚至让浮标不再被吹起来。

　　雾镜,放在患者鼻孔下方以检测说话时有无结雾的情况发生。使用雾镜的主要目的是督促患者减少或消除雾镜表面的雾气。

VFTH 中的生物反馈

利用视觉生物反馈原理可以使不明显的生理过程变得明显(Huang 等,

2006)，所以参与者可以直接通过视觉形式看到过多的鼻腔气流和鼻腔共振，如图 10-4-2 所示。Huang 等还认为，生物反馈可以作为增强的感官线索并允许患者采取一些自适应策略。此外，Brunner 等（2005）曾断言这种视觉信息可以作为一种强刺激来改变患者既有的发音方式。

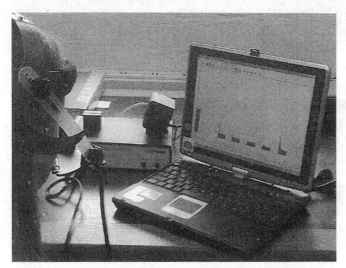

图 10-4-1（a）　鼻音计（Nasometer™ Ⅱ型 6400）

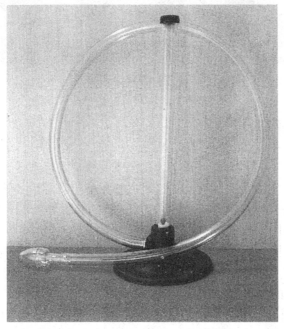

图 10-4-1（b）　See-Scape™

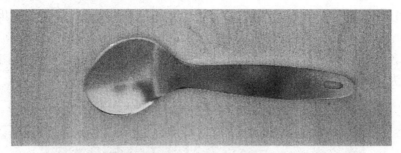

图 10-4-1(c) 雾镜

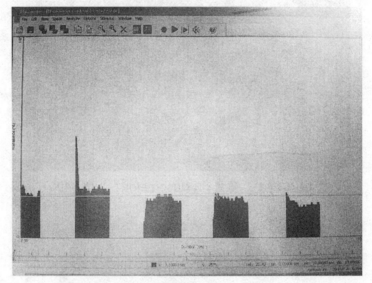

图 10-4-2

VFTh 中的绩效反馈

绩效反馈有多种用途,最初是通过比对和修订目标来帮助参与者了解视觉反馈的意义。此外,描述性的词汇可以被用来给视觉信号做标记,如毛巾、烟囱、高或矮以及听不见的声音。这些描述必须有参与者自己形成和指定,并在后续的课程中逐渐巩固。

在 VFTH 中把绩效反馈和生物反馈联合运用的理由与干预治疗的目标和反馈工具有关。在运动学习有关的文献中,绩效反馈是用来描述与感兴趣运动的性质有关的反馈的术语(Schnidt 和 Lee,2005)。这种反馈可以是由本人形成,也可以由监测参与者运动的人口头指定。于是在语音治疗过程中,绩效反馈可以被语音师用来根据语音治疗的目的进行即时、特定的口头反馈。因此,作为目标语音行为的条件强化物的同时,绩效反馈也必须是能够明确描述、"外在的"和定型的。

另外,Hooper(2004)评论道,大多数语音治疗方案是经过治疗师对患者的深入洞察并经讨论才确定,并且聚焦于对"好声音"的自我认知,这是绩效反馈在 VFTh 中的一个重要角色。事实上,与视觉生物反馈一道,大多数生物反馈治疗方法都是以生物反馈作为治疗结果解释和治疗过程监控的。Pantelemidou 等(2003)认为,这也是把有些治疗方法(如腭电图等)区别于传统的方法(如作为主动参与的个体积极配合去发现舌头的位置和语音生产之间的关系)的表现形式。同样,对鼻音的反馈治疗也会促使参与者根据视觉和绩效反馈的结果积极探索改善发音的能力。

鼻音反馈干预的发展:内容与阶段

VFTh 采用相互关联又逐步进展的方式来完成语音训练的任务,从单一的语音到声音的合成,单个的词汇,词汇的合成直到最后完整的句子。Russel(2005)曾经报道过这个代表了复杂性层级的序列,现在已经被应用在语音训练过程中。

语音训练最初的目标是建立在最初语音评估的基础上并个体化定制的。VFTh 包括了语音训练和嗓音治疗内容中的许多阶段(Hooper,2004),比如:

- 语言行为的一般认知:口鼻腔的音质和气流。
- 语言行为改变的特别认知:发出目标音而没有鼻漏气和鼻腔共振。
- 直接发声训练:重复练习目标音和目标音节。
- 音的类化:对话发音练习。

视觉反馈治疗的实施

反馈与运动学习模式说明发声系统对外界影响非常敏感,声学语音模型也可为我们揭示了语音的物理的特性以及微小变化对发声系统的影响,提示在发声系统某一方面的变化可以影响其他方面。此外,心理语言学理论从联结的角度把语音发音机制视为从感知到发声的一个整体。Stackhouse 和 Wells(2001,1997)曾提出语音处理模型,认为必须同时考虑说话者储存了的声音的"词汇表达方式"、声音特质以及这种表达方式被其他表达方式代替的可能性。

下文所示的就是 VHTh 如何具体施行的模式。这个模式是一个环形,着重显示了干预过程中反馈的中心地位,同时包括鼻音患者以及语音治疗师在内。这种反馈的产生以及语音的改善一般要经过三个关键层次:

- 第一层次是能力,对带有鼻音的患者来说,这个能力是指尽量少的发出鼻音的能力,以及发挥其生理潜力(即肌肉运动能力)和学习声音设置的能力。相应地,对语音师来说,这一水平是指对语音产生和行为纠正的机制的理解能力。

- 第二层次是学习能力,在这一层次,语音师提出明确的要求实现一定的语音行为以及需要纠正的发音机制。带有鼻音的患者需要做的就是努力实现这个目标。

- "比较器"层次,这一层次主要使用生物反馈工具和绩效反馈来检查或比较患者的发音行为。这一层次的顺利实施有赖于患者在语音师的支持和帮助下,借助视觉反馈进行自我监控和不断地巩固效果。

结论

有充分的证据说明 VFTh 等生物反馈干预系统可以作为鼻音治疗的可选方式,但是深入研究也仍有必要。在目前主要依靠外科手术治疗的情况下,这

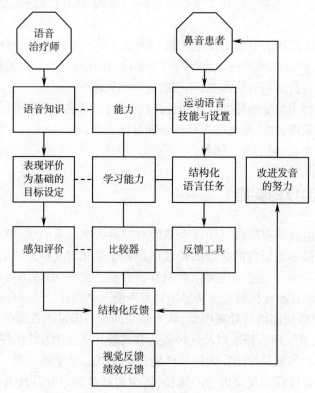

图 10-4-3　视觉反馈治疗模式

种可选方式的存在就显得很重要。有些鼻音明显的患者要求手术，通常是咽成形术，却无论如何达不到治疗效果（Sell 和 Grunwell），而其他的一些症状较轻或综合征的患者却可能从这种诊断性的、带有潜在治疗性质的 VFTh 干预中获益。在一段限定时间的 VFTh 强化干预之后，语音师可以判定患者能否改善其语音状态直到说话者和聆听者都能接受。从这个角度来说，到底什么样的结果对临床有益还需要进一步检查。

最后，笔者也介绍到了鼻音计可以更广泛地被用来作为治疗和评估的工具。这个设备适用于绝大部分地区的唇腭裂中心，易于获取和使用，其呈现出来的图表和游戏对患者和语音师都有吸引力。结合使用便携的笔记本电脑，这种治疗方式可以超出唇腭裂中心的局限，从而更加广泛地用于社区帮助特定的患者。

（汪彬昮　译）

参考文献

Albery, E. & Russell, J. (2005). *Practical Intervention for Cleft Palate Speech*. Milton Keynes: Speechmark Publishers Ltd.

Bessell, A., Sell, D., Whiting, P., Roulstone, S., Albery, L., Persson, M., Verhoeven, A., Burke, M. & Ness, A. (2012). Speech and language therapy interventions for children with cleft palate: A systematic review. *The Cleft Palate-Craniofacial Journal*, In Press. Available online at http://www.cpcjournal.org

Boseley, M.E. & Hartnick, C.J. (2004). Assessing the outcome of surgery to correct velopharyngeal insufficiency with the pediatric voice outcomes survey. *International Journal of Pediatric Otorhinolaryngology*, 68(11), 1429–1433.

Bowen, C. (2005). What is the evidence for...? Oral motor therapy. *ACQuiring Knowledge in Speech, Language and Hearing*, 7(1), 144–147.

Bowen, C. (2009). *Children's Speech Sound Disorders*. Oxford: Wiley-Blackwell.

Brunner, M., Stellzig-Eisenhauer, A., Proschel, U., Verres, R. & Komposch, G. (2005). The effect of nasopharyngoscopic biofeedback in patients with cleft palate and velopharyngeal dysfunction. *Cleft Palate-Craniofacial Journal*, 42(6), 649–657.

Bunton, K. (2008). Speech versus nonspeech: Different tasks, different neural organization. *Seminars in Speech and Language*, 29(4), 267–275.

Cahill, L.M., Turner, A.B., Stabler, P.A., Addis, P.E., Theodoros, D.E. & Murdoch, B.E. (2004). An evaluation of continuous positive airway pressure (CPAP) therapy in the treatment of hypernasality following traumatic brain injury: A report of 3 cases. *Journal of Head Trauma Rehabilitation*, 19(3), 241–253.

Cavalli, L. (2011). Voice assessment and intervention. In S. Howard & A. Lohmander

(Eds), *Cleft Palate Speech: Assessment and Intervention* (pp.181–195). Chichester, UK: Wiley-Blackwell.

Cole, R.M. (1979). Direct muscle training for improvement of velopharyngeal activity. In K. Bzoch (Ed.) *Communicative Disorders Related to Cleft Lip and Palate,* 2nd Edn. Boston, MA: Little, Brown and Co.

Dworkin, J.P., Marunick, M.T. & Krouse, J.H. (2004). Velopharyngeal dysfunction: Speech characteristics, variable etiologies, evaluation techniques, and differential treatments. *Language, Speech & Hearing Services in Schools,* 35(4), 333–352.

Earles, J., Kerr, B. & Kellar, M. (2003). Psychophysiologic treatment of vocal cord dysfunction. *Annals of Allergy Asthma & Immunology,* 90(6), 669–671.

Fleck, S.J. & Kraemer, W.J. (2004). *Designing Resistance Training Programs.* Champaign, IL: Human Kinetics.

Golding-Kushner, K.J. (2001). *Therapy Techniques for Cleft Palate and Related Disorders.* San Diego: Singular.

Hagg, M. & Larsson, B. (2004). Effects of motor and sensory stimulation in stroke patients with long-lasting dysphagia. *Dysphagia,* 19(4), 219–230.

Hooper, C.R. (2004). Treatment of voice disorders in children. *Language Speech & Hearing Services in Schools,* 35(4), 320–326.

Huang, H., Wolf, S.L. & He, J. (2006). Recent developments in biofeedback for neuromotor rehabilitation. *Journal of Neuroengineering Rehabilitation,* 3, 11.

Johns, D.F., Rohrich, R.J. & Awada, M. (2003). Velopharyngeal incompetence: A guide for clinical evaluation. *Plastic & Reconstructive Surgery,* 112(7), 1890–1897.

Jones, D.L., Morris, H.L. & Vandemark, D.R. (2004). A comparison of oral-nasal balance patterns in speakers who are categorized as almost but not quite and sometimes but not always. *The Cleft Palate-Craniofacial Journal,* 41(5), 526–534.

Kuehn, D.P. & Moller, K.T. (2000). Speech and language issues in the cleft palate population: The state of the art. *The Cleft Palate-Craniofacial Journal,* 37(4), 348–350.

Kuehn, D.P., Imrey, P.B., Tomes, L., Jones, D.L., O'Gara, M.M., Seaver, E.J. & Watchel, J.M. (2002). Efficacy of continuous positive airway pressure for treatment of hypernasality. *The Cleft Palate-Craniofacial Journal,* 39(3), 267–276.

Kummer, A.W. (2001). Speech therapy for effects of velopharyngeal dysfunction. In A.W. Kummer (Ed.), *Cleft Palate and Craniofacial Anomalies: The Effects of Speech and Resonance* (pp.459–482). San Diego, CA: Singular.

Kummer, A.W. (2002). Velopharyngeal dysfunction: Current thinking on the cause, effect, assessment and treatment. *Otolaryngology & Head and Neck Surgery,* 10(6), 455–459.

Kummer, A.W. (2008). *Cleft Palate and Craniofacial Anomalies: Effects on Speech and Resonance,* 2nd Edn. New York: Thomson Delmar Learning.

Laures, J. & Shisler, R. (2004). Complementary and alternative medical approaches to treating adult neurogenic communication disorders: a review. *Disability & Rehabilitation,* 26(6), 315–325.

Marchant, J., McAuliffe, M.J. & Huckabee, M. (2008). Treatment of articulatory impairment in a child with spastic dysarthria associated with spastic cerebral palsy. *Developmental Neurorehabilitation*, *11*(1), 81–90.

Mercer, N.S.G. & Pigott, R.W. (2001). Assessment and surgical management of velopharyngeal dysfunction. In A.C.H. Watson, D.A. Sell & P. Grunwell (Eds), *Management of Cleft Lip and Palate*. London: Whurr Publishers.

Pamplona, M.C., Ysunza, A., González, M., Ramírez, E. & Patiño, C. (2000). Linguistic development in cleft palate patients with and without compensatory articulation disorder. *International Journal of Pediatric Otorhinolaryngology*, *54*(2–3), 81.

Pantelemidou, V., Herman, R. & Thomas, J. (2003). Efficacy of speech intervention using electropalatography with a cochlear implant. *Clinical Linguistics and Phonetics*, *17*, 383–392.

Peterson, S. (1974). Electrical stimulation of the soft palate. *Cleft Palate Journal*, *11*(1), 72–86.

Peterson-Falzone, S.J., Trost-Cardamone, J.E., Karnell, M.P. & Hardin-Jones, M.A. (2006). *The Clinicians Guide: Treating Cleft Palate Speech*. St. Louis, MO: Mosby Elsevier.

Phippen, G.M. (2013). A Feasibility Study of Visual Feedback Therapy for Nasal Speech Associated with Velopharyngeal Dysfunction. D.Clin.P. thesis, University of Southampton (Unpublished).

Ramig, L.O. & Verdolini, K. (1998). Treatment efficacy: Voice disorders. *Journal of Speech Language & Hearing Research*, *41*(1), 101–16.

RCSLT (2005). *Royal College of Speech and Language Therapists: Clinical Guidelines*. Milton Keynes: Speechmark Publishers Ltd.

Roy, N. & Weinrich, B. (2003). Three treatments for teachers with voice disorders: A randomized clinical trial. *Journal of Speech Language & Hearing Research*, *46*(3), 670–688.

Ruscello, D.M. (1982). A selected review of palatal training procedures. *Cleft Palate Journal*, *19*, 181–193.

Ruscello, D.M. (2006). Treatment of velopharyngeal closure for speech: Discussion and implications for management. [online] Available at: http://www.thefreelibrary.com/Treatment+of+velopharyngeal+closure+for+speech%3A+discussion+and...-a0170157287.

Ruscello, D.M. (2008). An examination of nonspeech oral motor exercises for children with velopharyngeal inadequacy. *Seminars in Speech & Language*, *29*(4), 294–303.

Russell, B. (2006). Treatment of hypernasality in children with Down's syndrome post adenoidectomy. [online] Available at: http://www.speechpathology.com/articles/index.asp. [Accessed 20 September 2010].

Schmidt, R.A. & Lee, T.S. (2005). *Motor Control and Learning: A Behavioural Emphasis*, 4th Edn. Champaign, IL: Human Kinetics.

Sell, D.A. & Grunwell, P. (2001). Speech assessment and therapy. In A.C.H. Watson, D.A. Sell & P. Grunwell (Eds), *Management of Cleft Lip and Palate*. London: Whurr Publishers.

Sell, D., Britton, L., Hayden, C., Phippen, G. & Russell, J. (2008). Speech and language therapy and nasendoscopy for patients with velopharyngeal dysfunction position paper. Royal College of Speech and Language Therapists.

Shprintzen, R.J. & Marrinan, E. (2009). Velopharyngeal insufficiency: Diagnosis and management. *Current Opinion in Otolaryngololy & Head and Neck Surgery, 17*(4), 302–307.

Stackhouse, J., Wells, B. & Snowling, M.J. (1997). *Children's Speech and Literacy Difficulties 1: A Psycholinguistic Framework*. London: Whurr Publishers.

Stackhouse, J. & Wells, B. (2001). *Children's Speech and Literacy Difficulties 2: Identification and Intervention*. London: Whurr Publishers.

Tomes, L., Kuehn, D.P. & Peterson-Falzone, S.J. (1997). Behavioral treatments of velopharyngeal impairment. In K. Bzoch (Ed.), *Communicative Disorders Related to Cleft Lip and Palate*, 4th Edn. Austin, TX: Pro-Ed.

Witt, P.D., Rozelle, A.A., Marsh, J.L., Marty-Grames, L., Muntz, H., Gay, W.D. & Pilgram, T.K. (1995). Do palatal lift prostheses stimulate velopharyngeal neuromuscular activity? *The Cleft Palate Craniofacial Journal, 32*(6), 469–475.

Ysunza, A., Pamplona, M., Femat, T., Mayer, I. & Velasco-Garcia, M. (1997). Videonasopharyngoscopy as an instrument for visual biofeedback during speech in cleft palate patients. *International Journal of Pediatric Otorhinolaryngology, 41*(3), 291–298.

推荐阅读

Stackhouse, J., Wells, B., Pascoe, M. & Rees, R. (2002). From phonological therapy to phonological awareness. *Seminars in Speech and Language, 23*(1), 23–34.

Sweeney, T. & Sell, D. (2008). Relationship between perceptual ratings of nasality and nasometry in children/adolescents with cleft palate and/or velopharyngeal dysfunction. *International Journal of Language & Communication Disorders, 43*(3), 265–282.

第十一章　工作中的合作伙伴

Catherine Catterall, Sandra Treslove

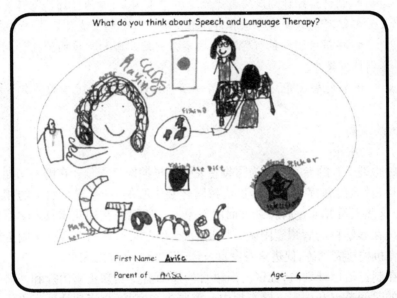

227

本章目的

本章主要介绍社区的言语语言治疗师(speech and language therapists,SLT)如何与家长及学校老师共同努力,对腭裂或腭咽功能障碍(velopharyngeal dysfunction,VPD)导致的语音功能障碍进行有效的语音功能训练。

为了达到良好的治疗效果,言语语言治疗师必须注意以下几个方面:
- 制订治疗计划时需考虑到外科手术因素,对治疗计划充满信心。
- 尽可能地使参与语音治疗的所有人员之间形成良好的合作关系。
- 将语音训练的资源和技术整合到幼儿园和学校的治疗计划或语音训练方案中。
- 对腭裂或VPD儿童,在整个教育阶段确保治疗信息有效转交不丢失。

简介

唇腭裂中心的专家主要为腭裂患儿提供早期医疗干预。在腭裂初期手术完成后,社区的医疗人员会逐步代替唇腭裂中心的专家,进行后续的相关治疗,但这些人员并非是唇腭裂方面的专家。这些患儿在幼儿园及入学后仍然会继续在多学科的唇腭裂团队中接受治疗,但更多时候需要在社区附近的健康教育机构接受训练,促进全身发育及语音和听力功能的完善。

在制订治疗计划时,社区言语语言治疗师需要熟知正畸治疗和外科手术干预的时间节点和内容。唇腭裂中心需要告知家长,与当地社区言语语言治疗师保持密切的联系。但是,由于治疗的难度及对唇腭裂疾病缺乏相应的了解,社区言语语言治疗师在为唇腭裂儿童提供治疗时往往缺乏信心。

因腭裂或VPD导致语音功能障碍的儿童都希望能和同学进行正常交流,唇腭裂中心和社区言语语言治疗师都应以此为目标。本章节着重探讨针对腭裂/VPD儿童的特定语音治疗方式,解决社区言语语言治疗师在儿童幼儿园和学龄期间阶段进行治疗时遇到的困难。

幼儿园阶段的工作

大多数英国的儿童在正式入学前都会就读幼儿园或学前班。

在英国,所有参与儿童护理的早教人员(early years practitioners,EYPs),都必须符合早期基础教育阶段体系(early years foundation stage,EYFS)的要求(英国教育部,2012a)。这个标准包含从出生到 5 岁这一阶段,涉及儿童学习、护理和身体发育的基本要求,也着重强调了在此过程中专业人士和家长 / 监护人相互合作的重要性。

大多数腭裂患儿都需要在入学前接受专业的语音治疗,可以在家里或门诊进行,尽管治疗模式和流程不尽相同。对于言语语言治疗师而言,在学龄前和幼儿园阶段与儿童进行接触是有益的。在这种情况下,语音治疗师应确保早教人员有足够的信心去治疗这些腭裂儿童,达到个体 - 社会 - 情感发展(personal,social and emotional development,PSE)和交流 - 语言 - 读写(communication,language and literacy,CLL)的发展要求。

○ **注释**

- 确保治疗机构了解唇腭裂以及该疾病对发音、语言和交流的影响。
- 在家长、早教人员和言语语言治疗师之间建立起良好的联系。
- 对儿童的治疗应贯穿于整个教育过程。

如何与早期教育机构的人员合作,共同治疗腭裂儿童?

早教人员需掌握唇腭裂的相关知识:

- 病因学:在胚胎发育早期,颌面部结构未能正确地融合导致唇腭裂的发生。唇腭裂病因尚未完全清楚,有研究认为与遗传和环境因素相关。
- 发病率:唇裂和(或)腭裂的发病率约为 1/700。
- 裂隙类型:不同类型的唇腭裂类型可参见资料 CD。唇裂可单独发生,或并发腭裂,腭裂也可单独发生。
- 腭部在发音中的作用,以及口腔和鼻腔发音的区别。
- 腭裂儿童可能会出现的病理性语音类型:使用鼻腔辅音、弱化辅音;鼻腔共鸣或代偿语音及鼻漏气。病理性语音可能是由于错误的发音方式或腭部功能异常造成的。
- 低鼻音和高鼻音的区别:这将有助于解释报告中的"鼻音"的问题。
- 听力损失:腭裂患儿常常存在听力损失的问题。腭部的肌肉在吞咽时推动咽鼓管,但腭裂患儿的腭部肌肉可能无法做到。因此,没有足够的空气进入中耳,这也会导致中耳里充满黏稠的液体(见第五章)。
- 腭裂患儿往往语音发育滞后。早教人员必须了解,无论语音发育滞后的原因是什么,对腭裂及其他语音障碍的患儿治疗时的基本原则都是一样的:在入学前制订促进早期语音发育的治疗方案,并且保证患儿能够得到足够有效的治疗。

🖥 网上资源

唇腭裂协会（CLAPA）网站是一个有用的资源，上面拥有清晰、准确的信息，包括图表和照片可以帮你理解。网址 www.clapa.com。

国立听力障碍儿童协会拥有大量可以免费或付费下载的资源，包括介绍"积液性中耳炎"的图示和手册。很多家庭在儿童入学前需要了解这些知识。网址 www.ndcs.org.uk。

家长要怎样参与到早教中去？

早期基础教育阶段体系（EYFS）规定，学前教育机构需要将儿童的发育情况、学习结果和参与情况定期地告知他们的父母或监护人（EYFS，2012）。当一位言语语言治疗师在早教机构中治疗一位患儿时，家长或监护人也必须参与其中。家长可以通过以下方式与早教人员和言语语言治疗师建立有效合作：

● 建立有效的沟通途径。可以采用电话联系、家庭访问或定期门诊的方式进行治疗的反馈，也可以安排家长和主要的早教人员当面商议，讨论治疗进程，探讨关键的治疗时机。如果治疗情况比较复杂，需要众多专业医师的参与，以儿童为中心的治疗团队（team around the child，TAC）可能更为合适，这也是常规评估架构（common assessment framework，CAF）的要求之一（DfE，2012b）。

● 早教机构有义务及时告知家长治疗进程和学习目标。利用已有的沟通途径为家长提供必要的信息，如语音治疗师在造访早教机构时利用家庭 - 入学前沟通手册给家长一些反馈意见。

● 在获得家长的允许后，告知早教人员相关的治疗信息，如听力的状态，制订的治疗计划等。

● 促进儿童独立技能的发展。保证每一位儿童获得合适的学习和照顾，但需要注意的是，儿童需要独立与人交流，不能完全依赖他人（EYFS 1.11）。最后，所有语音治疗人员需弄清楚幼儿园等机构将如何共享信息，这样才有自信去治疗这些儿童。这是对所有语音治疗人员的培训和发展的一部分，也是早教机构的要求之一（EYFS 1.12）。

早教机构中哪些游戏可以改善腭裂患儿的发音和语言？

除了幼儿园等学前机构提供如上的相关信息，言语语言治疗师需要知道早期教育中哪些活动和游戏可以改善语音。下面介绍一些腭裂患儿治疗初期可以帮助改善语音的游戏。

听觉游戏

儿童能够不自觉地将所处环境中重复出现的声音添加到其早期的语音听觉系统中去,因此在他们一天的玩耍中多听一些声音是大有裨益的。

尝试将"听觉游戏"与日常活动或经常做的游戏结合起来,并且强化两者之间的联系(比如,打开水龙头洗手时说嘘嘘嘘;或在游戏中加入声音,比如"西蒙说")。分享手册中有很多这样的示例,也是早期教育的一个关键部分。

提醒早教参与者,在语音训练时不要过度紧张喉部。相反,要利用舌的前份和唇部发出柔和的声音。告诉患儿声音是如何产生的,提醒他们注意嘴唇形态及舌头运动。

○ 相关研究介绍

一项小样本的研究证实,利用讲故事的方式训练发音可以获得良好的语音训练效果。尽管目前还缺乏足够的证据,但心理语音的理论证实让儿童接收一定频率和数量的听力输入对于发音输出是有帮助的。

"轻轻地吹"游戏

这种游戏不是为了增强腭部功能,而是鼓励患儿去掌握使用口腔气流。这种游戏也有助于患儿理解口腔气流和鼻腔气流。

⊙ CD 资源

附带 CD 资源中的口腔气流游戏章节有推荐的游戏和歌曲,可以参考。

听觉分辨游戏

大多数言语语言治疗师都掌握了很多针对学龄前儿童的听力分辨游戏,这里不再赘述。

○ 重要的小提示

边走边听:边走边听是一个有趣的游戏,即患儿在行走时听不同的声音,游戏空间越大声音就需要越大,观察他们是否能够重复出他们听到的声音。http:/www.letters-and-sounds.com/resources/plears.pdf 网页可提供游戏模板。

学龄前主题游戏

在学龄前阶段,通常需要将患儿的游戏和艺术类活动与一年里的某一个特定的主题或季节联系起来。在听力训练游戏中也可以做类似的尝试,比如:

- **生命周期**：为什么不试试介绍蒲公英呢？它的生长周期十分有趣,同时有机会让患儿练习吹一下蒲公英的种子。因特网上有许多利用蒲公英作为学龄前游戏的尝试。
- **季节更替**：在圣诞装饰时使用足够轻的饰品,让患儿来吹动它们,练习发声,如 /pʰ pʰ pʰ/、/ʃ/ 等。在秋天,收集干的落叶,用线穿起来让患儿练习吹落叶。
- **烟火之夜**：鼓励患儿去想一想可能会在烟火夜晚听到的声音,然后去模拟它们,比如,烟火爆炸的嘈杂声,烟火发射时的尖锐声,风吹树的声音和猫头鹰叫声等。

说话便签

鼓励患儿讲出刚刚发生在他们身上的事情,在幼儿园这种方法被称为"说话便签"。老师在一张便签纸上简要写下当天发生的事情,然后让患儿把便签带回家,向家人讲述一下一天中发生的事情。比如,老师可以写"我今天看了蝌蚪"。便签纸上的内容可以作为一段对话的开始,同时对于一些智力缺陷的患儿在向家人描述时可以起到提示语境的作用。

入学后的工作

在英国,腭裂治疗的目的是使腭裂患儿在入学前能够获得正常的语音(皇家语音治疗学院[RCSLT],2005),但事实上,很多患儿在他们入学时仍然需要进一步的语音治疗。因此,除了幼儿园阶段的语音训练之外,皇家语音治疗学院建议以学校教育为基础,对学龄患儿进行进一步的语音训练。这种治疗通常采用顾问模式:首先由一位言语语言治疗师评估患儿的语音情况,然后制订治疗方案,指导学校的一位教学助理(teaching assistant,TA)完成,这种被称为间接性治疗。

通过顾问模式治疗腭裂患儿

尽管言语语言治疗师在患儿入学后经常采用顾问模式,但这种方式在实际操作过程中往往缺乏依从性。有报道表明,直接训练和通过顾问模式治疗,两者之间的治疗频率和内容会有显著的差异。

RCSLT 认为,尽管语音障碍的治疗最好由经验丰富的言语语言治疗师来完成,但经过正规培训的教学助理也能够胜任。同时,利用视频的方式,也可以实现与言语语言治疗师进行面对面的治疗。

即便是有经验的教学助理,在训练有语音障碍的腭裂儿童时也会有些担心,这是因为与没有腭裂的儿童相比,腭裂患儿的语音训练方式完全不同。此外,腭裂患儿常常表现出病理性的腭裂语音,而这些可能是教学助理之前没有遇到的。

○ **注意事项**

　　1. 保证教学助理充分理解语音训练的理念和方法。
　　2. 与家长保持密切联系,要求家长积极参与治疗过程。
　　3. 与患儿、家长和教师共同努力,在教育过程中保证治疗信息的共享和有效传递。

在治疗腭裂患儿时如何与教学助理保持精诚合作?

　　由于课堂教师和专职教育人士有一定教学任务,教学助理往往是与语音治疗师接触最多的人。言语语言治疗师应尽可能地与治疗患儿的所有人员接触,了解患儿的需求和治疗方案,就治疗有疑问的地方进行讨论。为了最大限度地优化间接治疗方案和保证治疗的有效,需要注意以下几个方面:

　　● 治疗方式需灵活多样。在治疗的早期,言语语言治疗师需要经常进行现场指导,这样一方面可以为教学助理提供较多观摩学习的机会,另一方面言语语言治疗师也可以监督后续的治疗执行情况。在教学助理有信心进行后续的治疗时,言语语言治疗师可以减少现场指导的次数。

　　● 治疗理念务必清晰明确。在适当的阶段,向教学助理强调腭裂或腭咽闭合不全的治疗难度,有利于帮助教学助理完成治疗工作。如果教学助理能够充分了解语音治疗的理念,他们也能够辅助语音诊断工作,比如确定是否需要后续的手术治疗等,教学助理往往比其他人更容易做出早期判断。

　　● 帮助教学助理理解语音的组成。与一般人相比,经验丰富的言语语言治疗师能够更准确地评估儿童的语音状态并做出相应的指导。经过专业培训的教学助理也可以指导患儿进行语音训练。在语音训练时如果出现错误,教学助理能够以更有效的方式做出反馈并进行准确的指导。

　　● 鼓励教学助理根据患儿的兴趣、优势和不足来制订治疗计划。治疗活动必须基于这样的理念:患儿能够理解语音训练且从中得到启发,促使他们完成后续的治疗。因此,当教学助理发现患儿在某些方面的能力存在不足时,如阅读或者绘画技能,也需要建议言语语言治疗师避免采用与此相关的治疗内容。

　　● 鼓励教学助理根据自身的知识和技能对语音治疗进行创新。比如,教学助理如果熟练应用网络技术,可以使用软件和应用程序来进行语音训练。

● 与教学助理建立有效的沟通渠道。保证教学助理能够在整个过程中都与言语语言治疗师保持联系,在治疗过程中可以通过电话,邮件或视频会议的方式进行交流。在现场指导时,要求教学助理如实地反馈语音训练的效果及存在的问题,并将解决问题作为治疗的一部分,认真对待任何教学助理认为是无效的治疗行为。

● 语音训练治疗中应包含有效的课堂教学模式,这些包括:

◆ 可视化的治疗素材有助于患儿集中注意力倾听并做出反应。

◆ 沟通方式,比如利用计算机作为语音治疗活动的一部分,这将有助于患儿关注自己的发音。

◆ 奖励机制。

● 资源共享。教学助理可能没时间去制作后续语音训练的素材,例如小组游戏或活动等,资源共享可以在很大程度上解决这个问题。这样教学助理可以花更多的时间与患儿相处,减少用于制作语音训练素材的时间。其次,在掌握并理解了语音治疗的理论和概念后,教学助理也能够通过共享的资源,从已有的游戏和治疗素材中进行有效地甄选。

怎样让家长参与入学后的语音治疗?

在患儿入学后,家长在其治疗的过程中也仍然能够发挥积极有效的作用。家长与言语语言治疗师应保持密切的联系,可以从中学习并掌握语音训练技术,以方便他们的孩子在家里进行训练。如果家长希望能够像教学助理一样,也参与到治疗周期中去,需要注意以下几点:

● 有些患儿在上学时不愿意和父母分开,因此需要将语音训练安排在学期前或期末时。

● 有些患儿对于他们的父母也来参加学校活动会感到困惑。家长和学校老师需要讨论一下,在治疗的过程中谁占主导,确保得到患儿的理解和支持。

● 有些患儿当家长不在场时的表现更好。这种情况下,家长最好在治疗结束后去与言语语言治疗师及教学助理见面,或偶尔参与语音训练过程,观察治疗活动以及了解治疗进展。

● 家长和学校老师需要决定谁在后续的治疗过程中占据主导。家长和老师需要良好地沟通,统一意见,记录好患儿的治疗进程。家长会发现,帮助患儿完成少量家庭作业对于语音是很有帮助的,比如练习"每周/每天一词",这些可以与其他家庭作业同时进行。

● 无论在学校还是家里,对于语音练习的奖励必须一致。

● 相对于有听力困难的年幼患儿而言,有持续语音障碍的大年龄患儿可能会抵制来自于家长的指导(Pascoe,Stackhouse 和 Wells,2006)。

如果家长不能够参加学校的治疗过程,言语语言治疗师应尽可能地安排与家长进行一次正式的会面,来讨论如何进行治疗信息的共享。家长应该清楚治疗信息反馈的方式及频率。

● 选择一个适合家长的交流模式。电话、邮件、短信或手写的文字信息都可以,只要当地政策允许并获得家长同意。

● 利用现有的交流方式,如家庭 - 学校联系手册,这种方式既可以为家长提供反馈,也可以给教师查看。

● 保证家长和言语语言治疗师之间的沟通是相互的。如果选择的沟通方式不当,有些因素可能会影响家长与专业人员之间的交流,比如家长的受教育程度。家长读写能力的不足导致其不愿与他人进行书面交流,可能会被误解为不愿意与言语语言治疗师和学校老师合作。

最后,帮助家长形成理性的治疗预期并接受可能的治疗结果。在后续的治疗过程中,家长和教师应就治疗过程、治疗技巧及期望值进行开诚布公地讨论。同时,也需要向家长告知,当孩子达到怎样的水平时,就可以结束治疗过程。这样做的目的是将完成治疗作为一个积极的目标(Baker,2010)。

如何与患儿、家长以及老师合作,保证治疗的过渡和转移过程顺利?

整个童年,患儿都会经历教育阶段过渡的过程,而在教育阶段过渡的过程中,很多儿童和家长都会出现焦虑的情绪,对于有交流障碍的儿童而言,这种焦虑可能更为明显(Ayre 和 Roulstone,2009)。

"成功过渡的关键在于分享相关的信息。"

Wade,2008,p.10

老师在遇到任何一个处于教育过渡阶段的腭裂患儿时,都需要了解很多相关信息。他们可能缺乏教育腭裂儿童的经验,需要获取可靠的信息来应对这种情况,比如儿童语音障碍的基本情况、语音训练方式、后续的训练以及课堂教学中的语音训练方案等。

同时,也要帮助老师了解到,患儿需要接受唇腭裂多学科治疗团队的治疗,以及不同的专家分别给予患儿怎样的治疗内容。学校的老师往往只是对于当地的儿童医疗情况比较熟悉,却不了解地区性的团队医疗模式。

○ **注释**

治疗顺序

在每一个教育过渡的阶段,所有参与患儿教育的相关人员都应该了解唇腭裂治疗的相关信息,因为即使在婴幼儿时期手术修补了唇裂和腭裂,大部分患儿仍然需要长达 20 年的治疗过程。唇腭裂的常规后续治疗包括:

- 在 5 岁,10 岁,15 岁阶段在唇腭裂治疗中心进行常规的多学科评估。
- 常规的听力评估(持续到至少 7 岁,可能更大年龄)。
- 如果发音不清,需要进一步的手术治疗,但这个手术时间因人而异。
- 正畸治疗(这是必须的,因为唇腭裂会明显影响牙齿的生长和排列)。
- 裂隙影响到牙槽骨的儿童需要在 8~11 岁时进行牙槽嵴裂植骨手术。
- 在青少年后期或成年早期可能需要唇、鼻或颌骨的矫正手术,手术时间因人而异。

患儿接受语音训练或手术治疗时,可能会错过一些学校课程。因此,需要告知老师关于治疗的频率和内容,预定的治疗计划及治疗效果。

○ 注释

在治疗的每一个阶段,首先要关注的是儿童语音系统的发育,但无论从眼前抑或长久来看,众多系统能够发挥功能从而使儿童有效表达自我更为重要。这些系统包括:

- 符号 - 支持系统,比如,Sigalong© www.signalong.org.uk 和 Markaton®:www.makaton.org
- 沟通手册 - 进一步信息可以查看由 Latham 编著的《发展和使用沟通手册》;www.ace-cenre.org.uk。
- 高科技沟通帮助 - 进一步信息需要查看,www.communicationmatters.org/page/high-tech-aac。
- 选择智能电话和平板电脑等高科技沟通方式,可能比较适合于发音不清楚的儿童。

在教育过渡和转移的间期如何共享信息?

在治疗有发音障碍的腭裂患儿时,所有共享信息的方法都是合适的,包括正式书面的报告和信息分享会议。

对于年龄较小的患儿而言,这种信息的传递不需要他们参与,而是由他们的父母、健康护理专家以及提供书面和语音信息的早教人员完成。

对于有持续发音障碍的年龄较大的患儿而言,让他们参与信息的传递过程尤为重要,原因如下:

● 大龄的患儿明白哪些治疗方式对自己有用,同时也很希望分享这些信息。

● 因为患儿自身经历整个教育体系,他们将会与很多老师频繁地接触。

● 存在持续发音障碍的患儿会担心,人们是优先关注他们的发音障碍,然后才是他们的能力和个性。以患儿为中心的信息传递,允许患儿表达他们的优势和兴趣,而不仅仅是发音障碍。

○ 注释

信息转移:儿童自身的参与

以下的记录可以由家长、教育人员以及儿童自己完成,是信息传递的重要部分:

沟通护照————一本记录患儿信息的手册,包括医疗需求、优势与不足,以及其他人员与儿童患儿交流时的便利方式(Millar 和 Aitken,2003)。查看 www.communicationpassports.org.uk 获得进一步的信息和模板,以适应沟通护照使用者的需求。

一页纸模式————在一页纸上记录关键的信息,比如儿童的优点和不足,以及治疗的方式(Erwin 和 Sanderson,2010),还可以把它的复印件交给学校的登记处或老师作为备案。

沟通卡————用小卡片记录了患儿的需求和有用的治疗方案等基本信息,可以在因儿童语音障碍而无法交流时发挥作用。

总结

众多腭裂或腭咽功能障碍的患儿需要接受语音训练,以期望达到一个最好的语音效果。言语语言治疗师、家长、教育人员和儿童自身之间的共同努力,在早教、小学、初中各个阶段的通力合作,可以有效地将语音治疗融入整个教育体系中。

言语语言治疗师需要保证教育人员能够获得足够有关患儿病情的信息,以及这种病情对患儿发音和语言的影响。言语语言治疗师会针对腭裂相关的语音障碍给出治疗建议,这些可能与常规的治疗发音和语言障碍的儿童有区别,也有可能没有区别。

治疗由腭裂或腭咽功能障碍导致的语音障碍极为复杂，即使是对于经验丰富的言语语言治疗师也有相当难度。但是，根据本章节中的建议和提供的资源，整合社区言语语言治疗师已有的专业治疗，可以在教育过程中的任何阶段，为存在语音障碍的腭裂患儿提供有效的语音治疗。

○ **教师最常问的问题**

◆ **为什么不只一位言语语言治疗师参与治疗过程？**

教育体系中的教育人员和家庭成员一样，可能并不清楚社区言语语言治疗师和唇腭裂治疗中心的言语语言治疗师的区别，他们发挥着不同的作用，因此从一开始就必须明确并清楚这一点。

◆ **腭裂儿童能够在发音不清的情况下学习语音学？**

需要解释一下的是，不必将唇腭裂患儿排除在语音学教学之外，尤其是听力训练，教师的发音必须轻柔。患儿在练习发音时不停出错，会让他们产生挫败感。相反，教师应鼓励他们用听和看来代替发音练习。建设性地向患儿提议：用你的耳朵去聆听，让你的嘴巴休息一会。即使是不会说话的患儿，也能够指出他们所听到的字母。

◆ **儿童发声不准确时该怎么做？**

所有人都需要明白，语音训练是模拟，而不是纠正错误。儿童需要时间通过听、看来学习。建议训练时在一个自然段落里不断地重复某一个词，比如：是的，这是一只猫，一只大猫，但不要强求儿童去重复这个词。

◆ **如果其他的小孩评价唇裂儿童说话或看起来和其他人不一样，该怎么办？**

低年龄的孩子总是对周围的事物充满好奇心。在好奇心的驱动下，他们会询问、评价甚至去触碰唇裂患儿脸上和他们不一样的地方，而成年人往往明白应该如何做出恰当的反应。必须承认，当儿童看到或听到不一样的事物，如果不能够满足他们单纯的好奇心，会导致他们认为裂隙是一个谈论的禁区。最好的方法是，通过一个与年龄合适的方式以简单的回答来回应。比如：

"Jack 出生时在他的嘴唇上有一个裂隙，但他在婴儿时就愈合了"。

"Jack 有一个瘢痕，但对他并没有影响"。

然后，你可以进一步强调，他们与 Jack 的共同点，比如：

"Jack 也真的很喜欢玩这个积木，我们可以一起玩吗？""还有谁也住过院吗？"

即使是年龄较大的儿童,在评价和询问时并不意味着心存恶意,这也可以帮助儿童树立积极的应对方式。然而,在学校里腭裂患儿被戏弄的情况也可能会发生,需要及时有效地处理。教师、家长和儿童可以从唇腭裂团队的临床心理学家中获得进一步的意见。

(杜一飞 译)

参考文献

Ayre, A. & Roulstone, S. (2009). Transition to Secondary School: Supporting Pupils with Speech, Language and Communication Needs. Report to the Communication Trust. [Electronic version] www.thecommunicationtrust.org.uk. Retrieved September 18, 2012 from https://www.thecommunicationtrust.org.uk/media/13562/transition_report_final.pdf

Baker, E. (2010). The experience of discharging children from phonological therapy. [Electronic version] *International Journal of Speech-Language Pathology*, *12*(4), 325–328.

Calzolari, E., Bianchi, F., Rubini, M., Ritvanen, A. & Neville, A. (2004). Epidemiology of cleft palate in Europe. *Cleft Palate-Craniofacial Journal, 41*(3), 244–249.

Christiansen, K. (1999). The 20th century Danish facial cleft population – Epidemiological and genetic-epidemiological studies. *Cleft Palate-Craniofacial Journal*, 36(2), 96–104.

Department for Education (2012a). Early Years Foundation Stage. Available from https://media.education.gov.uk/assets/files/pdf/e/eyfs%20statutory%20framework%20march%202012.pdf

Department for Education (2012b). Team Around the Child (TAC). Available from http://www.education.gov.uk/childrenandyoungpeople/strategy/integratedworking/a0068944/team-around-the-child-tac

Erwin, L. & Sanderson, H. (2010). One-page profiles with children and young people. [Electronic version] Helen Sanderson Associates. Retrieved May 1, 2013 from http://www.helensandersonassociates.co.uk/ media/35085/onepageprofilesinschools.pdf

Friberg, J.C. & Lund, K.K. (2010). The effects of supplemental joint storybook reading on preschool students use of strident sounds: A preliminary investigation. *Issues In Communication Science and Disorders, 37*, 174–180.

Gardner, H. (2006). Training others in the art of therapy for speech sound disorders: An interactional approach. [Electronic version] *Child Language Teaching and Therapy, 22*(1), 27–47.

Mecrow, C., Beckwith, J. & Klee, T. (2010). An exploratory trial of the effectiveness of an enhanced consultative approach to delivering speech and language intervention in schools. *International Journal of Language & Communication Disorders, 45*(3), 354–367.

Millar, S. & Aitken, S. (2003). *Personal Communication Passports: Guidelines for Good Practice*. Edinburgh: CALL Centre, University of Edinburgh.

Pascoe, M., Stackhouse, J. & Wells, B. (2006). *Persisting Speech Difficulties in Children: Children's Speech and Literacy Difficulties, Book 3*. Chichester: John Wiley & Sons Ltd.

Rahimov, F., Jugessur, A. & Murray, J. (2012). Genetics of nonsyndromic orofacial clefts. *Cleft Palate-Craniofacial Journal, 49*(1), 73–91.

Royal College of Speech and Language Therapists (2005). *Clinical Guidelines,* 3rd Edn. [Electronic vversion] Bicester: Speechmark Publishing Ltd. Retrieved September 18, 2012 from http://www.rcslt.org/members/publications/clinicalguidelines

Royal College of Speech and Language Therapists (2006). *Communicating Quality 3 – RCSLT's Guidance on Best Practice in Service Organisation and Provision*. London: RCSLT.

Stackhouse, J. & Wells, B. (1997). *Children's Speech and Literacy Difficulties: A Psycholinguistic Framework*. London: Whurr Publishers.

Vieira, A.R. (2008). Unravelling human cleft lip and palate research. *Journal of Dental Research 87,* 119–125.

Wade, C. (2008). Video profiling: Smoothing school transition. *RCSLT Bulletin, 680,* 10.

第十二章　治疗特需患儿过程中面临的挑战

Zoe Gordon, Carrie Luscombe

What do you think about Speech and Language Therapy?

My son had a cleft of the soft palate when he was born at the time we thought that this was all that was wrong.
When Rhys reached the age of about 18 months we noticed he was not progressing as he should. Rhys has global developmental delay, he is now 5 but still doesn't speak. The therapists have offered help and visited and I know that I can always call for advise which is always good to know. Rhys speech therapy is ongoing and will be for many years to come and hopefully one day Rhys will speak to us.
All we can do is try to help Rhys as best we can the rest is up to him.

First Name: Rhys

Parent of Alison　　　　Age: 5

"prob…lem…sol…ving?" Pooh said slowly, scratching his head. "That sounds like a 'what'. The 'whats' are easy. It's the 'hows' that are difficult."

（From: Inner book jacket, Winnie The Pooh Management and Problem Solving by Roger Allen, 1995）

本章目的

1. 讨论治疗特需患儿过程中的难点，同时列出国际上的相关文献与指导的大纲，希望给临床上的医师以及患儿家庭提供一些帮助。

2. 根据研究指出，在当今临床上对于特需儿童的治疗中，医师们最有可能遇到的难题，并提供一些可供参考的处理方法。

3. 根据医师们的社区实践，指出一些医师们最有可能遇到的唇腭裂相关综合征。

4. 指导医师们总结出临床上对于特需患儿的系统性治疗方案。

介绍

很大一部分唇腭裂患儿在经过外科的修复手术之后，其身心方面仍会出现一些手术未能彻底治愈的问题，如语言发音，进食、心理方面的问题，这些患儿以及家长对于这些问题的解决有着非常急切的需求，所以将这类患儿称为"特需患儿"。（译者注）

患者的"特殊需求"都是不尽相同的，随着过去十几年医疗保健水平的快速发展，这些需求正在变得越来越复杂与难以满足。本章我们将会讨论患儿会出现的如唇腭裂相关的语音、发育、进食方面的困难，以及一些生理发育、情感表达方面的需求。尽管严重程度不同，每个患儿表现出来的这些问题的形式都是独一无二的。

之前的章节里面我们已经介绍过，先天性唇腭裂患儿在外科手术修复以及其他的干涉治疗完成后，仍需要面对较长时间的康复治疗。对于有些合并其他异常情况的唇腭裂患儿，在语音治疗时会面临着额外的挑战，因为这样的患儿可能没法像普通唇腭裂患儿一样接受标准的语音治疗程序。语言交流与进食障碍是大部分患儿所表现出来的重要先天症状，在语音治疗的过程中，这些症状往往是患儿的特征性症状，并且足以引起唇腭裂序列治疗小组的重视（Reilly, 2006）。

过去 20 多年，各地的研究小组在研究种族、基因变异对于唇腭裂综合征的影响以及流行病学方面的改变趋势时，发现唇腭裂相关综合征已多达 400

多种（Wyszynski 等，2006；Winter 和 Baraister，2001），而有明确记载的发生率已从 15% 升至 60%（Juggesur 等，2009；Eppley 等，2005；Stoll 等，2000；Schutte 和 Murray，1999）。另有研究表示，单纯腭裂的特需患儿数量以及他们出现的身心异常要多于唇腭裂患儿以及单纯唇裂患儿（Mossey 和 Modell，2012；Wyszynski 等，2006；Stanier 和 Moore，2004；Schutte 和 Murray，1999）。

治疗特需患儿过程中的指导与参考

随着联合国在 1989 年出台了《儿童权利公约》，21 世纪以来也有大量战略性的文件出台以保障儿童的权利，这使得满足特需患儿的需求变成了一项日渐重要的内容，而为特需患儿提供的服务也越来越规范化（表 12-1）。

"特需患儿"这个概念的提出自然也出现了"特需治疗"。"特需治疗"综合了健康、教育以及社会保障等各方面（Rankin 和 Regan，2004）。关于这点，SSNDS 第 15 篇（2010 年）呼吁唇腭裂序列治疗小组为患儿以及家长提供完整的、高质量的医疗服务。

接触就是开始，陪伴就能进步，合作即能成功。

Henry Ford

在临床实践中，首先需要序列治疗小组的优秀、全方位的合作。这需要序列治疗小组成员之间充分的信息共享。其次，小组成员之间也应该分工明确，并将所有信息完整地介绍给患儿家庭，这样的话，患儿家庭也更容易接受这些治疗。

但是在实践过程中，资源的缺乏以及日渐变多的需求使得"特需治疗"的实际开展面临着很大的困难。与此同时，许多国内外的组织正积极努力的推行"特需治疗"。其中，在教育部门的指导下，一个普适的评估体系的框架正在搭建，与此同时，TAC 组织（Team Around the Child）与早期教育机构（Early Support）也在努力为"特需治疗"打造一个更迅速、更协调的服务体系。语音治疗师常常是"特需患儿"序列治疗团队中的关键成员，尤其是那些有着语言交流困难的患儿，他们对于语音治疗的需求更为迫切。

📖 *推荐阅读*

http://www.education.gov.uk/childrenandyoungpeople/strategy/integratedworking/caf/a0068957/the-caf-process

"特需患儿"的家长们需要得到及时、有效的讯息来决定自己的孩子应该接受何种治疗。在经过完善的条款中，可以允许"特需患儿"的某些需求被公开（当然是在家长允许的范围内）（National Service Framework，2004），这样的

表 12-1　特需儿童治疗时间表

1989	UN Convention Rights of the Child
1996	Child Health In Community: A guide to good practice http://www.dh.gov.uk/en/Publicationsandstatistics/Publications /PublicationsPolicyAndGuidance/DH_4007846
1997	Green Paper Excellence for All Children: Meeting Special Educational Needs Guide to good practice. DFEE.
1998	'HSC 1998/002 Clinical Standards Advisory Group Report on cleft lip and/or palate services' Department of Health, London.
2001	Special Educational Needs and Disability Act. DFES.
2002	SEN Code of Practice. DFES.
2003	Audit Commission: A review of services for disabled children and their families http://www.auditcommission.gov.uk/SiteCollectionDocuments/ AuditCommissionReports/ NationalStudies/Disabled-report.pdf
2003	Every Child Matters. DFES.
2004	Removing Barriers to achievement: The Government's strategy for SEN http://www.inclusive-solutions.com/pdfs/removing%20barriers.pdf
2004	National Service Framework: CYPF and Maternity Services. DH.
2006	Our Health, Our Care, Our say white paper. DH.
2007	Aiming high for Disabled Children. DFES. www.hmtreasury.gov.uk/media/C/2/ cyp_disabledchildren180507.pdf
2007	Children's Plan: Building a brighter future. DCFS.
2008	Bercow Review of Services for Children and Young people (0–19) with Speech, Language and Communication Needs. DCFS.
2008	Quality Standards for Special Educational Needs (SEN) Support and Outreach Services. DCFS.
2009	Transforming Community Services: Enabling New Patterns of provision. DH.
2009	The Protection of Children in England: A Progress report aka 'The Lord Laming report' https://www.education.gov.uk/publications/eOrderingDownload /HC-330.pdf
2010	Early Intervention: Building Brighter Futures for children and young people
2010	National Specialised Commissioning Group (NSCG) Cleft Lip and Palate All Ages. National definition set 15 http://www.specialisedservices.nhs.uk/ library/26/ Cleft_Lip_and_Palate_Services_all_ages.pdf
2011	Support and aspiration: A new approach to SEN and disability. DfE.
2012	NHS Patient Experience Framework http://www.dh.gov.uk/health/2012/02/patient-experience-framework/
2012	Health care for disabled children and young people. Care Quality Commission.
2012	Health and Social Care Act http://www.dh.gov.uk/health/2012/06/act- explained/

表 12-2　我们家庭的预约时间表——摘自 Alfies 母亲的日程表

周一	周二	周三	周四	周五
6 日 上午:与全科医师会面 下午 2:00 返回	7 日 托儿所	8 日	9 日 上午 2:30 社区护理团队家访	10 日 上午:早教游戏小组
13 日	14 日 拜访当地耳鼻喉科医师	15 日	16 日 上午 11:00 社区护理团队家访	17 日 上午:早教游戏小组
20 日 上午:与全科医师会面 下午 2:00 返回	21 日 托儿所	22 日 腭裂专科护士和语音治疗	23 日 与 TAC 组织会面	24 日 暂缓治疗
27 日 拜访地区医院人工耳蜗植入团队	28 日 托儿所	29 日 卫生随访诊所 上午 11:00 与当地社工会面	30 日 当地医院进行护理以及口腔治疗	1 日 拜访三级医院的神经外科医师
4 日 下午 2:00 出发	5 日 上午 11:00 臀部扫描 下午 3:00 与营养专家会面	6 日 与 CCN 团队会面	7 日 拜访地区眼科医院（离家 45 公里）	8 日 上午:早教游戏小组 下午:与神经病学专家会面

话,家长们有机会和许多有经验的"特需患儿"的家长交流,以获得更全面、更专业的信息(Carter 等,2007)。

特需患儿的家长常常需要在短时间之内成为某些领域的行家。他们需要一边判断着患儿的需求,一边不停地预约会见许多专家、主任,同时也要扮演好父母的角色。专业的医疗人员会同时确定介入治疗的目的与时机。根据治疗计划、保健计划、个别教育计划(IEPs)、家庭动员会和专家咨询会提供的信息,使得"特需治疗"的现实可行性大大地提高。然而,专家们提供的信息往往更为重要,因为他们需要在提供帮助的同时,更要防止治疗过程中出现意外,使得患儿家庭雪上加霜。

除了其他各学科领域的专家之外,治疗团队中必须也要有一位经验丰富的语音治疗专家,而且在特需患儿的治疗团队中,有多位语音治疗专家的情况也并不少见,可见语音治疗专家的重要性。

以下病例是需要和语音治疗专家保持频繁联系的,可供读者参考:

- 神经发育问题导致的先天性肌无力同时伴有腭裂的患儿。随着这类患儿的成长,需要由社工、神经学专家和语音治疗专家一起追踪观察。当患儿日后出现语音发音困难时,需要认定问题是由腭裂相关综合征还是神经系统方面的病变导致的。
- 伴有中度神经性耳聋合并有腭裂的患儿。
- 正在被构音困难和神经方面问题所困扰的唇腭裂患儿。

在这些病例中,如果让语音治疗专家在治疗小组中担任指导职位,会对患儿的病情有很大的帮助。语音治疗专家可以联合其他专家和护理人员们,并可以主导治疗计划随着患儿的需求而做出适当的调整。

📖 *推荐阅读*

Gascoigne, M. (2006). Supporting Children with Speech, Language and Communication Needs Within Intgrated Children's Services. Position Paper. RCSLT: London.

与特需患儿的家长合作:向专家学习

> "养育一个特需患儿是很辛苦的,家长心中会有一丝成就感与幸福感,但是往往要面对更大的遗憾和伤痛。"
> McConkey, Barr 和 Baxter, 2007, p.12

尽管有着大量的专家、医师们的支持,但最了解特需患儿内心想法的往往是他们的家人。因此,如果可能的话,应该鼓励患儿家长与其他患儿家长交流,并参考他们的意见做出治疗计划的选择。另外,临床医师们也要考虑到以下情况:

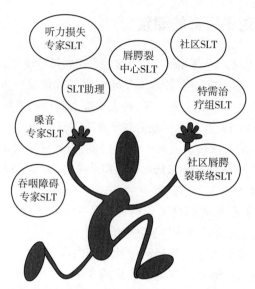

图 12-1 支持的程度如何？语音语言治疗专家的多重角色

- 患儿之间生长环境差异
- 患儿间文化差异
- 社会 - 心理对患儿的影响

这些因素或多或少都会在患儿家长们做出治疗决策时影响他们。尽管文献资料表明大部分的特需患儿父母都有着积极的态度和美好的期望，但是仍有一些家长对于患儿的支持比较有限，患儿得不到及时、有效的治疗。

○ **研究**

MacDonald 和 Callery（2007）采访了 26 对特需患儿家长，以及 17 名专家，旨在研究患儿和家长的需要随时间的变化。这次深入调查的目的是为了创建一份发展性照顾指导图。他们发现，在婴儿期，经过外科修复手术之后，某些患儿的异常表现被他们婴儿期的发育情况所掩盖，不会引起家长的重视，这段时间内，与家长们交流最多的一般是亲戚朋友们。但是当患儿到了学龄期，与同学们相比，他们的异常会显得明显。研究人员发现，在这个时间段内，家长们可能会在工作生活中出现失望、孤独、无助等负面情绪，而且会觉得能从亲戚朋友那得到的帮助越来越少。随着患儿的年龄越来越大，患儿的家里面会变得"医疗化"，简单来说，就是家里会准备许多医疗器械如轮椅等以备患儿的不时之需。

特需患儿家长对于医师的期望

　　"我们已经见过太多的专家了,以至于我都记不清他们的名字以及具体的工作。甚至有些专家的工作我都没有听说过……有你们在这边帮助治疗我的孩子真是太棒了,我也没有想到这些工作是这么复杂!我很感激你们,但我真的希望我的孩子没有得这种病。我的日程很满,以至于我的 NCT 班的朋友们一直在约我,而我却没有时间。我很想像普通的母亲一样每天早上悠闲地享用着早餐,而没有任何的心事。"

　　Joseph(4 个月大)的母亲

不论是何种情况,家长们都希望负责自己孩子的医师具备以下品质:

- 专业水平高,能够掌握相关疾病的情况
- 善于交流,能够清晰地解释治疗计划和内容
- 职业敏感性,能够及时察觉出病情的变化
- 富有爱心,能够让患儿感受到关爱
- 持之以恒,能提供稳定的医疗保障

靠谱能干的医师一般都需要具备以上这些品质(Nelson 和 Kirk,2012;Stone 等,2010)。不仅仅是唇腭裂特需患儿,在其他非唇腭裂患儿中,对责任医师的要求也有着相似之处。Carter 等在 2007 年调查的结果认为以下特质最为关键:

- 及时分享信息
- 较好的医患沟通能力
- 互相尊重
- 互相信任
- 口碑良好
- 懂得变通

在现实案例中,家长往往对于如何获得相应的医疗服务以及如何处理所获得的大量信息感到困难。有关家长需求的定性研究对于医师如何提供医疗建议给出了一些建设性的指导意见。Nelson 和 Kirk(2012 年)强调,家长们希望孩子的诊疗计划能及时更新,而且他们更喜欢那种量身定做的诊疗计划,特别是当特需患儿长大成人后,每个人的差异会变得更加明显,这时候一个量身定做的诊疗计划就显得更为重要。

○ 研究

　　当地政府研究机构的一份调查显示(Easton 等,2012),患儿家庭刚开

始接触通用评估框架（CAF）体系进行病情评估时是比较抗拒的，因为他们一开始对这个各方面综合评估体系了解得比较少，因为未知所以抗拒。但是，调查表明每当患儿家庭发现在这个体系下，患儿的病情开始出现好转，他们便会开始了解到这个评估体系的优越之处，而成为这个体系坚定的支持者（Munro，2011）。

📖 *推荐阅读*

Norgate, R., Traill, M.&Osbourne, C. (2009). Common Assessment Framework (CAF)-Early views and issues. Educational Psychology in Practice, 25 (2), 139-150.

1 号挑战：腭裂手术实际——现在，稍晚，或不需要？

关于实施第一次腭裂修复术的时机一直存在争论。英国的大多数唇腭裂治疗中心认为，患儿 12 个月大时是腭裂修复的最佳时机。对于特需患儿而言（尤其是伴有呼吸困难或先天性心脏问题的患儿），手术时机最好应该推迟几个月，以确保比腭裂威胁更大的病情先得到控制，比如先进行心脏手术、神经外科介入手术、胃造口术等手术，待这些病情得到控制之后，确保不会对腭裂修复术造成影响之后，再进行手术。患有特殊的上腭以及下颌骨发育不全的患儿（例如腭裂 - 小颌畸形 - 舌下垂综合征，下颌骨颜面发育不全综合征，22q11 微缺失综合征，眼 - 耳 - 脊柱发育不良综合征，半面短小综合征）在刚出生不久时是很难进行腭裂外科修复术的，通常需要患儿再长大几个月才能接受手术。

另外，关于病情复杂的患儿是否应该接受腭裂修复术这个话题通常还会涉及一些医学伦理学的问题，例如：

- 患儿病情严重可能在学龄前就去世。
- 有严重的运动以及认知障碍的患儿，例如脑瘫粗大运动功能分级系统（GMFCS）中评估为 5 级损伤以至于可能永远无法进行口头语言交流。
- 病情严重以至于社交活动必须受到严格限制的患儿。

在英国，医疗决策中心的专家组由先天性唇腭裂专家、语音治疗专家、儿科专家和保健专家组成。他们会结合许多重要的各方面信息来决定患儿什么时候该接受腭裂外科修复术。

关于这个话题争论的焦点在于，腭裂修复术一般要在全身麻醉下进行，如果腭裂修复术的效果可能并不是那么明显或仍然存在争议，于是不少人就不太赞同冒着全身麻醉的风险进行这个手术。其他一些情况,例如小下颌畸形、张口受限等都可能导致手术医师无法很好地完成手术。另外,若患儿的肌肉/黏膜组织量不足,很可能导致修复的失败或需要待患儿长大一些、手术入路更方便时接受二期修复。问题的关键是这一治疗手段对于患儿长期的语言能力的发展是否有确实的帮助。对于有神经运动障碍和学习严重困难的患儿,这就值得商榷。所以在许多案例中对于修复术的选择,并没有对错之分,就连专家们对于这一点也存在许多分歧。这自然就变成到了一个医学伦理学的问题:对于一个注定将来和正常人不一样的特需患儿来说,怎样的治疗是最好的呢? 如果患儿的病情很严重,以至于手术会造成患儿气管损伤或其他健康问题,这种情况往往需要各方面专家组成的专家组的仔细研究,以及父母对于孩子未来的谨慎考虑。

📖 推荐阅读

Body, R & McAllister, L.(2009).Ethics in Speech and Language Therapy.Chichester:John Wiley & Sons Ltd.

⦿ 病例研究:Ruby

诊断:黏膜下腭裂,心房房间隔缺损,脑瘫粗大运动功能分级系统(GMFCS)4级,脑性瘫痪肢体,额颞叶皮层萎缩,胼胝体发育不全,复发性肺炎。

早期治疗史:Ruby 在医院出生时就被诊断为心脏房间隔缺损。在3天大时,她父母就带她离开了医院并在家喂食,但是在第5天就因为胸腔感染又重新入院,并用抗生素治疗。当她15天大时,她的父母自愿出院并在17天大时去了印度。在印度,她又因为急性肺炎以及黏膜下腭裂再次入院。当Ruby 在12个月大时,她们一家回到了英国工作。到了这个时候,她已经出现了一些发育问题,MRI结果也有异常。她在印度时因为呼吸道感染曾6次入院治疗。

腭裂序列治疗小组指导

Ruby 一开始被建议在15个月时进行黏膜下腭裂的修复术,但是考虑到她的心脏疾病以及学习能力存在的问题,所以后来专家们认为腭裂修复术并不很适合她。因为腭裂修补术的目的是为了解决语言交流的困难,但是以Ruby 现在的情况预测将来很难有语言能力。当她18个月时出现了进食方面的问题,所以被建议去寻求吞咽专家的帮助。

语音治疗专家的建议

Ruby 出现了许多严重的症状,如她在喝饮料或吃东西时,鼻子里面会漏出液体或食物,这是吞咽与呼吸异常的典型表现。她的母亲只好用加了营养液的浓汤来喂她,而每次喂食时,Ruby 都会哭得很厉害,但她的母亲只能这么做,因为 Ruby 急需要营养。她的母亲还告诉我们,只有当 Ruby 躺着进食时,食物才不会从她的鼻子流出来。Ruby 已经开始能说一些元音的发音了,但是她却不能长时间重复练习。专家们的建议是,最好给 Ruby 最适当的食物,食物的黏度也应该是适当的,并且需要换一个更安全的姿势喂食。

客观评价

Ruby 的吞咽动态电视透镜检查结果显示:

- 她的黏膜下腭裂导致了鼻腔的食物反流。
- 她的神经疾病以及肌肉麻痹导致流质摄入比普通婴儿慢很多。
- 虽然存在吞咽的迟缓,但是食物和流质很少流入气管,因为她的吸气是正常的。
- 但是如果她的食物或流质没有经过很好地处理,她吸气时误吸入气管的可能性会增加。

下阶段的治疗

外科治疗小组建议 Ruby 可以考虑佩戴一个辅助进食管。语音治疗小组建议后期跟踪观察治疗来解决语言交流问题。她的父母希望尽早进行腭裂修复手术来解决她的进食困难问题并且让她能够开始学着说话。

语音治疗团队以及儿科专家还需要和 Ruby 的父母商讨并让她们明白 Ruby 的问题并不是腭裂修复术就能解决的,并加深她的父母对于她的总体病情的认识和理解。由腭裂导致的发音问题以及鼻腔反流食物的临床表现,让 Ruby 的父母误以为只要进行腭裂修复术就能解决她所有的口腔疾病问题以及能让她学着开口说话。但实际上,正如之前所说,Ruby 还存在着神经肌肉甚至心脏方面的问题,所以根据她的这种情况,腭裂修复术是不推荐的。总的来说,就是腭裂修复术的风险远大于收益。

语音治疗后续

3 个月之后,Ruby 和治疗腭裂吞咽困难的专家以及语音专家进行了两次关键的会面。在这期间,Ruby 已经可以发出可爱的元音以及可以连续不断地说起几个小句子。她也可以用眼神来表示出她喜欢哪个玩具,也可以记住家人的名字,还有如何引起我们的注意。这时候的 Ruby 用鼻胃管进食并对一些食物表示出了一些抗拒。

下一个阶段的计划

没人知道 Ruby 会面对什么样的未来,但是她现在已经展现了她将来可以正常交流沟通的潜力。但是因为她无法发出压力性辅音,所以她的语言仅限于"妈妈,奶奶"等简单的单词。她这个问题确实是由于没有做腭裂修复术造成的,我们不确定在将来她是否能说出更复杂的话或进行更复杂的交流。

多学科序列治疗小组的决定

序列治疗小组包含了 15 位专家,其中有两位语音治疗专家,还有儿科专家、营养学家、社工、理疗专家、职业护理师、神经学家以及社区护理师。他们一起探讨 Ruby 的治疗计划。这时候他们在心脏外科医师的配合下,决定让 Ruby 进行腭裂修复术,因为心脏外科医师经过观察,确保她的状态能够挺过这个手术。

外科医师

Ruby 的手术是在 2 岁 4 个月时进行的。在手术之后几个月,Ruby 开始尝试吃一些其他食物,并且再也没有出现鼻腔反流的情况。Ruby 的脸上开始出现了笑容。尽管她只能发出轻轻的说话声,但是从语言交流的方面来说,仍然算得上是一个巨大的进步。她也开始可以和她父母进行一些小的交流,她的父母对此也表示很开心。

15 个月之后(3 岁 7 个月时)她说话仍然有很重的鼻腔音,虽然她的某些发音还是比较轻(如 /g,d/),但是实属不易。她还尝试着发一些带有(/d,g/)音的单词。

给我们的启示

● 特需患儿必须接受及时以及基本的治疗,但是每个患儿和父母必须独立思考患儿的情况而做出最适合患儿的治疗计划。

● 多领域专家的联络、会谈、商讨和决策是患儿能够得到最佳治疗的关键。但是所有专家不必在所有方面达成共识,有分歧并不一定是坏事。

● 我们需要多次地在某些重要的治疗步骤上认真思考,因为不论哪一步都可能带来不确定的后果,所以我们一定要权衡利弊,做出最合适的选择。

我们的治疗建议需要变得更人性化

若是单纯有唇腭裂的非特需患儿,通常是有一套标准的唇腭裂治疗流程的,患儿们通常能在早期就得到很好的治疗建议,但是总是有患儿不能及时进入治疗流程。

对特需患儿来说,他们通常有比唇腭裂更严重的问题需要解决,所以他们更需要其他方面的治疗。但是通常都应该先告诉父母关于唇腭裂的后续的治疗问题,这样的话,可以先给他们普及一些相关的信息,为以后的唇腭裂治疗做好准备。关于提出建议的时机虽然关键,但也因人而异,而往往在专业的唇腭裂言语语言治疗师以及社区语音治疗师的联合治疗时是最好的。

2 号挑战:带有气管插管的特需患儿

近年来,医疗水平以及新生儿护理水平逐渐提高,越来越多的特需患儿可以在进行气管造口术之后出院回家调养。这意味着,在临床中,语音交流治疗师们很有可能遇到一个带有气管插管的患儿,并且要从幼儿期持续的追踪观察到学龄期。

简单介绍一下气管造口术。有呼吸困难的患儿如果不能通过非手术的方法或技术而解决呼吸困难的问题,则一般需要进行气管开口术,建立一个人为的呼吸通道,并放置一个气管插管,使得患儿可以从喉咙以下的通道进行呼吸。

儿童的气管造口术和成人的气管造口术的适应证有着显著的区别。先天性唇腭裂的患儿,若是伴有腭裂 - 小颌畸形 - 舌后坠序列征(Pierre-Robin Sequence),常会接受气管造口术。

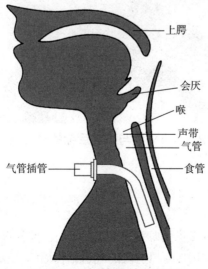

图 12-2　气管插管的位置

○ **名词**

Micrognathia	小下颌
Retrognathia	下颌后缩
Glossoptosis	舌根后坠

另外,先天性唇腭裂患儿也会存在气管变异的情况。可能造成这种情况的原因如下:

- 神经功能缺损
- 颜面畸形造成的气管构造异常,造成了呼吸阻塞
- 喉部异常等疾病造成的喉骨软化病、声带合并喉部肌肉麻痹
- 下呼吸道问题,如肺部发育畸形、下呼吸道萎缩或者肺部慢性疾病
- 急性呼吸道感染

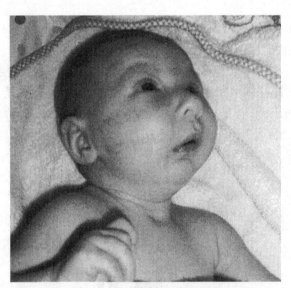

图 12-3　小下颌与下颌后缩的患儿,4 个月

○ **名词**

　　喉软骨软化病:又称为喉软化,是一种先天性的喉软骨发育异常。这将会导致在吸气过程中,声门上段的气道结构塌陷,造成气道阻塞。
　　声门下硬化症:声门下气道狭窄。

> **声带闭合麻痹**：即声带保持在一个闭合状态。
> **慢性肺病**：肺部组织破坏。在婴幼儿这一情况多见于早产儿。

📖 推荐阅读

Seidman，A.，Sinz，E and Goldenberg，D.（Eds）（2011）.Tracheotomy Management：A Multi-disciplinary Approach.

气管切开术对于语言能力发展的影响

如果说婴儿刚开始学说话时的元音发音以及连续说话的能力是将来语言交流能力的基础，那么从小带有气管插管的患儿可以说是有着先天的劣势。如果气管插管与气管紧密贴合（图12-4），气流就会完全从插管中进出。这种紧密贴合插管的情况常见于先天性气管狭窄，而气管狭窄的患儿常常会因为气流不足而出现失音的情况。

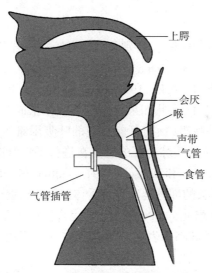

上腭

会厌
喉

声带
气管

食管

气管插管

图 12-4 紧密气管插管的位置

失音的婴儿常常不能像正常婴儿一样地哭笑和低语来表达自己的情绪，而父母们也经常不能及时了解孩子想表达什么，这样的沟通不畅会对婴儿早教造成很重要的影响。失音的患儿通常不能对外界的声音做出回应。很多时候他们的听觉不存在问题，但就是无法发声，以至于患儿父母会因为和孩子交流但是常常得不到回应，而放弃这样的交流。如果父母对此不引起重视而继续这样的话,很有可能会导致患儿学会说话的时间明显推迟(Bohm 等,2010;Kraemer 等,2005;Orringer,1999;Adamson 和 Dunbar,1991)。

气管切开术的时机是否会对语言交流能力造成影响?

学龄前儿童

我们将没有潜在的神经系统问题的患儿分为是 / 否进行过气管造口术的两组。有一些研究表明,在学龄前,气管造口术确实会对患儿的语言能力造成影响。若患儿在开始学习说话之前就进行了气管造口术(18 个月以下),有比较大的可能会对将来的语言能力造成影响(Kertoy 等,1999)。相反地,有人认为在学习说话之前就移除气管插管,之后的语言能力和认知能力是在同一水平线的,也就是说如果早日移除插管,影响其实不大(Woodnorth,2004;Jiang 和 Morrison,2003)。有关于这个方面的争论的前提就是,是否应该把幼儿时期那些牙牙学语的声音看作是将来说话能力的基础。

学龄患儿

如果年纪稍大一些的患儿,特别是已经有较好的语言学习基础的患儿,也有可能会接受气管造口术(Bohm 等,2010;Kraemer 等,2005;Jiang 和 Morrison 等,2003;Arvedson 和 Brodsky,1992;Hill 和 Singer,1990;Kaslon 和 Stein,1985)。例如,一个 5 岁的患儿如果要进行下颌牵张成骨的话,可以先进行一次气管造口术来辅助呼吸,预防可能出现的呼吸困难等问题。但是,研究发现,像这样的无唇腭裂相关综合征的患儿在进行了气管造口术之后也会出现语言能力的损伤。Kamen 和 Watson(1991),Vallino 等(2006)解释了原因:因为气管插管会限制舌头的部分运动并把舌体限制在口腔中的较后部位。那些有着结构发育异常的患儿,如 Pierre-Robin 综合征的患儿,本身已经出现了腭裂 - 小颌畸形 - 舌下垂的临床表现,自然就会导致发音出现一系列的问题。

○ **相关研究**

有关牙牙学语的重要性的争论

☹ ☺

正方:缺乏牙牙学语的过程会影响患儿日后交流能力的发展。 反方:缺乏牙牙学语的过程没有影响。Vihman 与 Miller(1998)认为牙牙学语的

Oller 等于 1999 年曾有综述,回顾了一组因为各种原因导致牙牙学语延迟的孩子,这些原因并不一定与气管插管有关。与对照组相比,这些孩子在 18、24、36 个月时的词汇量均较少。结合一些早期的证据,作者认为这些牙牙学语开始较晚的孩子由于在语音形成过程中,中枢在检索和运用既往的语音表达过程中更易于出现语音能力的缺陷。

Bohm 等在 2010 年进一步提出假设并报道称,无论语音发育从哪个年龄开始,牙牙学语的过程都是公认的证据。

过程对孩子语音和语言的发育没有影响,他们认为尽管这两个过程是按照一定序列发生,但是二者之间并没有积极或消极的影响关系。

Jiang 和 Morrison(2003)证实,有 60.9% 的气管插管患儿会有正常的语言发育且没有发现潜在的神经发育问题。当然这些孩子平均气管插管的年龄为 36 个月并且拔管时间都有约 2 个月的延长。

Adamson 与 Dunbar(1991)回顾了正常语音和语言发育的各个阶段,尤其是动词之前的牙牙学语,发现这并不是语言发育的关键因素,并且他们认为牙牙学语对语言发育的影响还缺乏细致深入的研究报告。

语音治疗专家给气管造口术患儿术后语言问题给出的建议

根据上文给出的资料,言语语言治疗师需要及时让患儿家长和其他治疗师明白早期语音治疗的重要性(如下)。

- 帮助那些成年后仍没有变声的患儿提高他们的语言语音声调等方面的能力。
- 帮助患儿家长们明白,不应该忽略失音的患儿平时渴望交流的表现,如眼神交流、肢体动作等信号。
- 帮助失音患儿慢慢开始提高发音能力。
- 向患儿多次重复一些简单的发音语法,逐步提升语言能力。
- 向父母介绍在与患儿交流时,面部表情和自然动作也很重要。
- 帮助患儿父母选择最适当患儿的语音语言的培养方式。
- 让患儿多尝试轻声吹气和一些口腔功能的练习,这对语音语言提升的帮助很大。

气管造口术后语言交流时可能出现的表现

漏气语音

当患儿越长越大,气管也会越来越粗,气管插管与气管壁之间就会出现不小的间隙,当发音时,气流会从间隙中流过,就会形成所谓的“漏气语音”。“漏气语音"常常声音微弱且带有呼吸声,由于气流通常会从阻力最小的通道流出,所以呼气时,一部分气流会由下往上从气管插管中流出而不是从声道中发出。

　　如果你认真听一下孩子的哭闹和咳嗽的声音,就会很容易地听到"漏气语音"。但要注意的是,"漏气语音"并不是一直存在的,只是时不时会出现。这样的患儿和同龄人相比会显得话比较少,而且说的句子都偏短,从而最大限度地利用他们所残余的呼吸支持。在某些情况下,患儿可能采用代偿性的发声方式,也就是用假声带而不是真声带发声(Woodnorth,2004)。因此,需要和耳鼻喉专家团队进行密切联络,探讨是否可以减小气管插管的尺寸来为发声提供更多的气体。

手指堵管法

　　当气管插管的周围有足够的空气时,让患儿用手指或颏部轻轻地堵住气管口,可以防止气流漏掉而进入口腔中,这又称为手指闭合法。在儿童需要提高音量来吸引成人的注意,或他们需要大声表示拒绝时,这一方法就显得很有用。但是,这一方式可能导致患儿使用硬起音的方式发声,而不是腭咽功能障碍患者多推荐的软起音的方式。同时,用颏部关闭气管口也会影响患儿在交流过程中和他人的视觉接触。一旦使用手指来堵住气管插管口,患儿就无法一边说话一边用手玩耍。但是无论如何,手指堵管法都是一种很好的尝试,可以便于治疗师判断患儿是否可以考虑使用发音瓣膜。

表 12-3　对于行气管造口术后患儿的早期交流互动以及诊疗建议的模板

为先天性腭裂患儿提供的标准化早期交流以及建议	为 Ellie(12 个月龄)制订的治疗计划 (2 周龄时曾行气管造口术)
向家长们解释何为正常的腭咽闭合功能和正常的语言发音能力	同左
模拟发音前口腔状态以及训练发出非语音的音节	同左。Ellie 需要一直接受着外界持续的听觉刺激,这点至关重要。早上 Ellie 起床、换尿布、洗漱等时间就是最佳的时机。发音前口腔状态的训练有助于患儿良好的发音习惯的养成。这是为了防止那些同时接受气管造口术(因为气管位置较高)和腭裂修复术的患儿形成不良的代偿
模拟发出腭咽闭合音,送气音	同左。另外,如果发现患儿气管造口附近有越来越多的漏气,短暂地用手指把气孔闭合可能会让患儿在发音练习的过程中得到更好的反馈并学会更清晰的发音
鼓励父母多模仿患儿的发音,与患儿互动	像 Ellie 这样的患者无法发音,所以她的父母更需要密切关注并及时发现她对于交流的尝试,加强这样的互动

续表

为先天性腭裂患儿提供的 标准化早期交流以及建议	为 Ellie（12 个月龄）制订的治疗计划 （2 周龄时曾行气管造口术）
多感官的互动交流	同左。另外,关于是否要扩大交流的种类方法,Makaton 等觉得,至少要确定一种交流模式以至于少走弯路,减小失败的概率

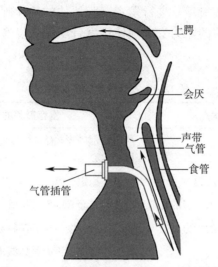

图 12-5　气管插管周围的"漏气语音"

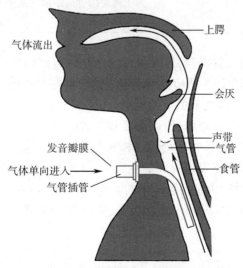

图 12-6　发音瓣膜调整气流通道以便发音

发音瓣膜

对于佩戴有气管插管和未进行腭裂修复的患儿来说,压力性辅音的发音是非常困难的。他们既缺乏产生足够口腔压力的能力,又无法维持足够的声门下压力,只能依靠一个"会漏气"的发音系统。因此,一旦患儿气管插管的周围有足够的空间,就可以考虑发音瓣膜。

发音瓣膜是一种连接在气管插管末端的单向阀。空气可以通过瓣膜吸入气管插管,但是却从喉咙和声道呼出去,而不是经由气管插管口。接受发音瓣膜需要多专科会诊决定。进行发音瓣膜评估的治疗师需要接受特别的培训以保证他们有足够的能力安全地使用发音瓣膜。发音瓣膜的优劣比较如表 12-4。

表 12-4　发音瓣膜的优劣比较

发音瓣膜的优点	发音瓣膜的禁忌证
声音大而清晰	严重口部畸形(需要与耳鼻喉科或呼吸科医师会诊确定)
帮助患儿在口鼻咽储备压力	病情不稳定
让患儿每次呼吸能够发出更多的音节	患儿带有套囊的气管插管
语音训练时有更加清晰的听力反馈	患儿需要频繁吸出分泌物或分泌物非常黏稠
吞咽时防止误吸	气管插管周围没有气体漏出
	患儿佩戴发音瓣膜时严重不适
	由于气管插管周围漏气或瘢痕/肉芽组织导致发音瓣膜经常脱落

有各式各样的发音瓣膜,患者可以向当地的言语语言治疗师或呼吸治疗团队咨询。患儿需要逐步适应发音瓣膜。这一瓣膜会影响患儿咽喉部分的感知,并且需要额外的力气来抵抗瓣膜进行呼气(Seidman 等,2011)。并不是所有的患儿都能接受发音瓣膜,所以需要和患者的家长达成一个实际的预期目标。可以向家长了解,哪些玩具/绘本是患儿所喜欢的。用这些患儿所喜欢的内容来分散他们对于发音瓣膜的注意力,并鼓励他们把瓣膜打开。对于年龄较大的儿童,奖励图也是很有效果的。还有一些练习吹气的小游戏,如一边发"ppp"或"hhh"的声音,一边吹吸管、吹泡泡、吹羽毛、吹塑料球、吹镜子都很有帮助。

○ 案例研究：Ellie

进行气管造口术的原因：

Ellie 是先天性软硬腭综合裂的患儿，还伴有舌下垂和颌后缩，并被诊断为 Pierre-Robin 综合征。她在只有 1 天大时戴了一个鼻咽喉插管来辅助呼吸。不幸的是，这样的插管非常不稳定，当她被抱起或换尿布时，她的氧气就会不足。因此，她在 2 周大时进行了气管造口术，放入了一个气管插管。在 8 周大时出院回家了。

在唇腭裂中心的常规检查下，Ellie 的声门下情况基本正常，但是在 5 个月大的时候，气管插管造成了一些组织增生并使得气管部分有些塌陷，导致了气管狭窄。在 10 个月大时，Ellie 进行了腭裂修复术并移除了增生的组织，恢复了气管的结构。

早期语言教育

在 12 个月大时，Ellie 已经可以用"漏气语音"发出一些轻声以及一些元音。她的母亲在语音治疗专家的建议下，每天都会帮 Ellie 矫正发音以及进行语音训练。Ellie 也非常喜欢这样的互动时刻。当她用比较轻但是标准的语音发出"dada"这个单词时，她的父亲更是大喜过望。很明显，Ellie 的软腭可以实现一定的腭咽闭合能力并发出有一定口腔压力的声音，但是 /d/ 的发出是由于 Ellie 的 VPD 或因为漏气语音所致还无法判断。

在 12 个月大时，Ellie 去耳鼻喉科复诊，耳鼻喉科专家在经过仔细检查之后，建议将她的气管插管增大一号以适应她的气管发育。但是，在进行了插管增号之后，Ellie 又出现了失声的症状。语音治疗专家又需要根据她现在的情况进行治疗计划的调整，开始尝试进行 Makaton 手语训练。

气管插管移除后的语音问题

当患儿长大之后，气管得到良好的发育，临床医师们认定患儿可以不需辅助设备自主呼吸时，就可进行气管插管拔管术。对于那些需要长期气管插管的唇腭裂患儿，必须要在腭裂修复术之后才可以进行拔管术，对于那些下颌后缩造成上气道阻碍的，可以考虑进行下颌骨牵张成骨术来改善上气道的情况。

推荐阅读

Seaenna, E, Magnani C 等（2012）

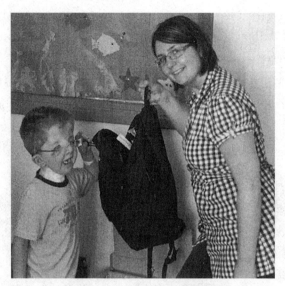

图 12-7 再见啦,气管插管

○ **名词**

　　截骨手术:去除部分骨组织从而改变骨的排列关系的手术方式。
　　牵张 / 牵张成骨术:某一块骨组织,在本个案中是下颌骨,被切开并通过牵引器的牵引产生骨分离。在切开的骨组织之间,将会有新的软组织和骨组织生成,从而延长了下颌骨。

　　尽管有一些研究显示,"气管插管拔管术"后的几周或几个月内,语音发音的改善可能没那么明显,但就算是非腭裂患儿也会出现这样的情况(Woodnorth,2004;Kertoy 等,1999;Bleile 等,1993),所以在"气管插管拔管术"前进行语音教学可能会对拔管术后的语音发育产生影响。这些影响包括语音模仿能力以及对语音音素的判断能力。另外,在进行"气管插管拔管术"后的前几个月内,要监测呼气 / 吸气控制和发声的音调。拔管之后,由于患儿发声过程中可能会合并气息声,或出现失声的情况,这些都可能会影响腭咽功能的系统评估,因此要再次鼓励患儿用呼气去发声(可参见第六章有关嗓音对于共鸣的影响一节)。

3 号挑战:先天性唇腭裂患儿合并其他综合征

　　现已知的唇腭裂并发症已有 400 多种。接下来的内容将着重介绍几种常见的腭裂相关综合征,并且详细介绍它们对于言语、语言和交流的影响。关于合并症和相关问题发病率的报道,各个文献数据不尽相同。因此,下面的数据请谨慎对待。

表 12-5　一个综合征? 一个续发事件? 一个并发症?

它是什么	这意味着什么	举例
染色体综合征	特殊的染色体,遗传或致畸特征的一组症状和体征	由于 22q11.2 染色体缺失导致表现为 22q11 微缺失综合征或腭心面综合征
续发事件	由于单一结构缺陷引起的已知的或推定的连锁反应	在 Pierte-Robin 综合征中,认为阻碍腭突融合,引起小颌畸形,并导致舌后坠,都可以在腭裂中得到体现
并发症	几种无特殊病因的形态学改变会随机发生	虽然原因未知,但唇腭裂与心脏病相关

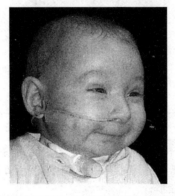

Pierre Robin 序列征(PRS)

伴随综合征	Stickler 综合征,22q11 微缺失综合征,Treacher Collins 综合征,Nager 头面骨发育不全综合征,胎儿酒精综合征
共同特征	小下颌畸形,舌后坠,伴 / 不伴有腭裂,腭裂通常为 U 形且同时涉及硬腭与软腭,上呼吸道阻塞
发病率	83% 的患者表现为上述畸形,34% 的患者与 Stickler 综合征表现相同,11% 的患者与 22q11 微缺失综合征表现相同
病因	Pierre Robin 序列征可以单发,也可以表现为其他综合征的部分症状,大多数患者都有遗传因素(如 22q11 微缺失综合征)
语音	患者的语音发育情况依赖于有无罹患腭裂以及是否伴发其他综合征
共振	同上

续表

Pierre Robin 序列征（PRS）

语言	同上
听力	同上
喂养	早期大约 70% 的患者存在喂养障碍,患儿无法掌握正确的吸吮方式,口咽部吞咽动作不协调(经常与严重的气道问题有关)
参考资源	Izumi 等,2011;Shprintzen,1992

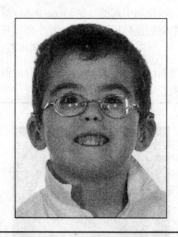

STICKLER 综合征

共同特征	下颌骨发育不全,显性腭裂或腭隐裂,舌后坠,Pierre Robin 序列征,早期喂养困难,近视 / 视网膜脱离 / 青光眼,早发性骨关节炎,关节僵硬 / 关节过于灵活,脊柱侧弯
发病率	1∶10 000
病因	常染色体显性遗传,与胶原产生有关的结缔组织病,与多个基因有关
语音	听力可有损失,腭裂会导致语音发育延迟 / 障碍,语音问题也可能来自错𬌗畸形或腭咽功能障碍
共振	由于鼻咽腔狭窄可能导致低鼻音,和(或)由于腭咽功能障碍或腭裂导致高鼻音
语言	听力损失可能会影响或延迟语言的发育过程
听力	高频的神经性听力损失风险增加,同时有可能因为腭裂导致的中耳积液造成传导性听力损失
喂养	参见 Pierre Robin 序列征
参考资源	Richards 等,2010;www.stickler.org.uk

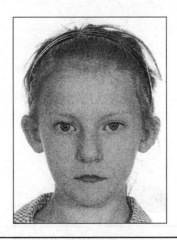

22q11 微缺失综合征（22q11 DS），（腭心面综合征，Di George，Catch 22，
Shprintzen 综合征）

最常见的裂隙类型	显性腭裂（11%），黏膜下腭裂（15%），腭咽功能障碍（29%），大约 17% 的患者没有腭部异常
共同特征	有超过 180 个特征，但是在每个患者的组合表现都不尽相同，这些特征包括：先天性心脏病（76%），免疫缺陷（77%），低钙血症（49%），肾脏异常（36%），喂养 / 吞咽困难（35%），Pierre Robin 序列征（15%~20%），身材短小，精神异常（25%~30%，相对于正常人群的 1%）。
发病率	最低 1∶4000，最高可达 1∶2000
病因	常染色体显性遗传。经免疫荧光原位杂交实验（FISH）证实为 22q11 的亚显微缺失，有些不典型病例经 FISH 实验可能为阴性。比较基因组学实验以及多重连接探针扩增技术可以更加准确地发现各种缺失片段的大小
语音	常见严重受限和不典型的语音发育障碍，非口腔发音错误较多，声门及咽部的代偿以及与腭咽功能障碍有关的发音错误，压力性辅音的弱化或缺失，鼻腔塞擦音。儿童期言语失用症也考虑为语音困难的原因
共振	高鼻音，与腭咽功能障碍伴发
语言	语言发育延迟，牙牙学语过程较短或缺失。早期语言理解能力有轻至中度延迟，表达性语言严重受影响。在学龄期的患儿有 40% 表现出特殊语言能力受损。高年级时可发现明显的社交困难，有自闭症倾向
听力	听力损失中有 75% 与分泌性中耳炎导致的传导性听力损失有关，或 15% 的 22q11 微缺失患者有神经性听力损失
喂养	喂养 / 吞咽困难（35%），即咽部功能障碍
参考资源	Niklasson 等（2009）；Kummer 等（2007）；Digilio 等（1999）；Gerdes 等（1999）；McDonald-McGinn（1997）

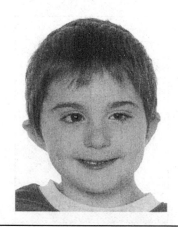

CHARGE 综合征

伴随综合征	22q11 微缺失综合征,Smith-Lemli-Opitz 综合征(SLOS)
共同特征	各种表现,多种感觉障碍,眼部各种程度的缺损占 70%~80% 心脏缺损占 60%~70% 后鼻孔闭锁(由于软组织或骨组织导致的狭窄或阻塞)占 30%~60% 生长迟缓占 80%,通常由于内分泌问题所致 生殖泌尿系统畸形,男占 70%,女占 30% 耳畸形占 90%~100% 喂养和吞咽问题,总体发育迟缓占 70%~75% 单侧面神经麻痹(第Ⅶ对脑神经损伤),肌张力低下 气管食管瘘
发病率	1∶(8500~12 000)
病因	常染色体显性遗传,大约 50% 患者的第 8 号染色体上 CHD7 基因突变或缺失
语音	可能存在先天因素导致的语音发育迟缓,也可能存在由于面神经损伤导致的代偿性语音,以及与腭裂有关的腭咽功能障碍
共振	由腭咽功能障碍导致的高鼻音和(或)后鼻孔阻塞导致的低鼻音
语言	由于先天因素导致的语言发育迟缓,和(或)听力发育迟缓
听力	没有特征性改变,可有从轻到重度的神经性和混合性的听力损失,占 60%~90%。由听小骨畸形,镫骨肌肌腱畸形引起的中耳问题或分泌性中耳炎导致的传导性听力损失
喂养	31%~96% 的患儿喂养困难,特别是在 1 岁以内需要滴管喂食,可以持续到青春期。味觉丧失,进食时间延长,吸吮无力,第Ⅴ、Ⅶ、Ⅸ、Ⅹ对脑神经损伤,误吸,瘦弱,鼻腔反流(没有腭裂时也会出现),食管运动功能障碍以及反流
参考资源	Blake 等,2005;Aramaki 等,2006;Tegay,2012

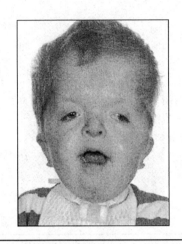

APERT 综合征（Ⅰ型尖头畸形）

伴随综合征	容貌相似但是没有严重的手足问题的综合征：Crouzon 综合征，Carpenter 综合征，Pfeiffer 综合征，Saethre Chotzen 综合征
共同特征	颅缝早闭——颅骨生长线过早闭合。面中份比例小且发育不足，导致气道狭窄。眼眶较浅。并指 / 并趾。腭裂（30%），其他患儿有较长而厚的腭。脑积水。小脑扁桃体下疝畸形
发病率	1∶65 000
病因	常染色体显性遗传，第 10 号染色体上 FGFR2 基因改变
语音	语音发育一般延迟。由于口腔空间狭小以及前牙殆，患儿常表现出各种代偿性构音。由于解剖结构异常造成的构音异常一般只有在面中份充分发育或外科牵张手术后才能有效地解决
共振	由于面中份发育不足以及鼻后孔阻塞而造成低鼻音。如果患儿罹患腭裂以及腭咽功能障碍，还会表现出混合型的共振。这种共振情况随着外科手术的治疗以及面中份向前会发生相应变化
语言	患儿注意力困难，语言发育迟缓，有特殊语言损害，社交困难。早期进行扩大性及替代性沟通系统（augmentative and alternative communication system, AAC）干预对患儿或许有益
听力	传导性听力损失较神经性听力损失常见
喂养	早期由于呼吸道阻塞而导致喂养困难，以后会因为持续开口的状态而流口水
参考资源	Shipster 等，2002；www.oxford-craniofacial.org

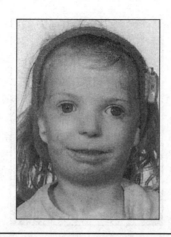

TREACHER COLLINS 综合征（下颌骨 - 面骨发育不全综合征）

伴随综合征	Nager 综合征，又称为 Nager 头面部发育不全综合征
共同特征	症状和严重程度变异较大。腭裂（28%~35%），上呼吸道阻塞（20%~25% 的患儿需要气管插管），上颌骨 - 下颌骨发育不全（78%），常常导致前牙殆，颧骨发育不全甚至缺失（81%），眼睑向外下倾斜（89%），下眼睑缺损或仅见切迹，咽腔肌肉组织结构发育不良以及舌体随颌骨后缩导致咽腔狭窄而拥挤，咽部畸形，鼻后孔阻塞
发病率	1∶（25 000~50 000）
病因	常染色体显性遗传
语音	30%~40% 患者有腭咽功能障碍。由于错殆畸形、颌骨畸形、听力损失、口腔内空间减少等原因导致言语困难
共振	常见混合型共振，鼻咽腔拥挤形成"死胡同"。有腭裂存在时可伴随有腭咽功能障碍以及高鼻音
语言	语言发育迟缓。早期进行扩大性及替代性沟通系统干预对患儿或许有益
听力	外耳与中耳畸形，外耳道缺失，耳郭畸形。双侧中重度传导性听力损失，通常需要骨内助听器。神经性听力损失较少见
喂养	早期由于呼吸道阻塞导致喂养困难，鼻腔反流，异常的咽腔动度与咽腔间隙，口内无法形成吮吸需要的负压，厌食，咬合问题进一步影响咀嚼
参考资源	Shete 等（2001）；Trainor 等（2008）；Vallino 等（2006）

4 号挑战：关注特需患儿的改变

在经过了很多的尝试与实践之后，我们在家庭方面与医疗方面综合考虑，慢慢摸索出了治疗特需患儿的最佳标准流程。在英国的每个唇腭裂治疗小组中,都会有负责审查的专门人员,他们会根据(CAPS-A)条例以及患儿临床上语音评估的表现来对治疗计划做出审查。

然而,对那些特殊需要的患儿进行评估却是一个挑战。一个方面的复杂性往往会影响其他方面(Chen 等,2012),对这些孩子的评估结果常常被排除到一般评估结果以外。

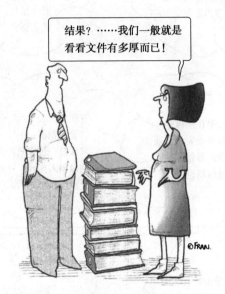

图 12-8 漫画

声明:感谢 Fran Orford 提供图片

www.francartoons.co.uk

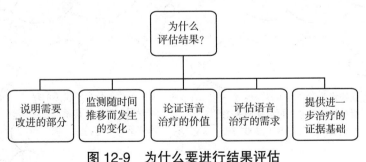

图 12-9 为什么要进行结果评估

结果评估可以采用不同的形式:
- 儿童观察的结果:确定的和可评估的目标的获得。

支持治疗应当及时并相互协调，并对儿童和家庭的需要做出反应。如果有多个机构参与，有关信息就必须有适当重复。

不要以为自己很了解患者家庭的诉求和需要，应该常规询问——对有特殊需要的患儿，主要处理内容常常会发生变化。

让患儿家属知道你在积极地和相关的同行和专业人士沟通，这说明你为了获得最佳的效果而正在进行有效的联合工作。

有些"家长认为……"
"家长觉得……"
常常是一位家长的意见，感觉也因人而异，这也常常会使治疗目标滞后。

在给学龄患儿设定治疗目标时需要有家长参与，如果能取得家长对治疗目标的理解和共识，家庭练习会很顺利地开展并有助于实现治疗目标。

家长是孩子照顾的专家，把这些与你的专业知识和技能联合起来，将有助于实现最佳的治疗结果。

让残疾儿童和青年参与地区一级的治疗服务，可以使服务工作更加高效（DFES，2007）。

有关治疗的信息不仅是治疗师专用，患儿及其家长也应该共享。

最终思考：要点总结

● 患者报告的结果：满意度调查，主诉的评价，生活质量评估，儿童报告结果的评估。

● 治疗过程的结果：就诊时间，护理途径评价，特殊干预措施的结果，适当的结束时间。

● 专业人员主导的结果：等候时间长短，费用效价比，护理阶段，干预时间的长短，干预的模式。

尽管现在有很多可用的结果评估方法，但是在异质性最明显的患儿群体中也很难建立"金标准"来对治疗效果进行评估。

但是不管怎样，选择一个合适的方法可以做到：

"让我们的专业人员们更清楚地了解我们预期的结果，并且给我们一个工具以确保我们的预期结果符合他们的期望"

（Bercow，2011，p.4）

如果对这些领域的内容进行进一步在细节上的探究将超出本章的研究范围，然而下面列出的结果评估方法可以作为有用的参考：

● Therapy Outcome Measures（TOMS）（Enderby 等，2006）

● East Kent Outcome System（EKOS）（Johnson 和 Elias，2002）

● Craniofacial Experience Questionaire（CFEQ）（Roberts 和 Shute，2010）

● Cleft Evaluation Profile（TURNER 等，1997）

● How RU？Outcome Scale（Clifford 等，2002）

● Pediatric Quality of Life Inventory（PedsQL）（Varni 等，2011）

● School Function Assessment（Coater 等，1998）

● FOCUS：Focus on the Outcomes of Communication Under Six（Thomas-Stonell 等，2009）

● PedSaL QoL Scale（Markham，2008）

📖 *推荐阅读*

Chen，A.Y.，Schrager，S.M.& Mangione-Smith，R.（2012）.Quality measures for primary care of complex pediatric patients.*Pediatrics*.DOI：10.1542/peds.2011-0026

Commissioning support programme（2011）.Speech，language and communication needs. Evaluating outcomes.Onlinehttp：//www.thecommunicationtrust.org.uk/media/12886/slcn_tools_evaluating-outcomes_1_.pdf

Roulstone，S.& McLeod，S.（2011）.*Listening to Children and Young People with Speech，Language and Communication Needs*.Guildford：J&R Press.

（邱秋　译）

参考文献

Adamson, L. & Dunbar, B. (1991). Communication development of young children with tracheostomies. *Augmentative and Alternative Communication, 7*(4), 275–283.

Aramaki, M., Udaka, T., Kosaki, R., Makita, Y., Okamoto, N., Yoshihashi, H. & Kosaki, K. (2006). Phenotypic spectrum of CHARGE syndrome with CHD7 mutations. *Journal of Pediatrics, 148*(3), 410–414.

Arvedson, J.C. & Brodsky, L. (2002). *Pediatric Swallowing and Feeding: Assessment and Management.* Early Childhood Intervention Series. New York:Thomson Delmar.

Baker, S.R., Owens, J., Stern, M. & Willmot, D. (2009). Coping strategies and social support in the family impact of cleft lip and palate and parent's adjustment and psychological distress. *Cleft Palate-Craniofacial Journal, 46*, 229–236.

Blake, K.D., Salem-Hartshorne, N., Daoud, M.A. & Gradstein, J. (2005). Adolescent and adult issues in CHARGE syndrome. *Clinical Pediatrics, 44*(2), 151–159.

Bleile, K.M., Stark, R.E. & McGowan, J.S. (1993). Speech development in a child after decannulation: Further evidence that babbling facilitates later speech development. *Clinical Linguistics & Phonetics, 7*(4), 319–337.

Body, R. & McAllister, L. (2009). *Ethics in Speech and Language Therapy.* London: John Wiley & Sons Ltd..

Bohm, L.A., Nelson, M.E., Driver, L.E. & Green, G.E. (2010). Babbling, vegetative function, and language development after cricotracheal resection in aphonic children. *The Laryngoscope, 120*(12), 2494–2497.

Carter, B., Cummings, J. & Cooper, L. (2007). An exploration of best practice in multi-agency working and the experiences of families of children with complex health needs. What works well and what needs to be done to improve practice for the future? *Journal of Clinical Nursing, 16*(3), 527–539.

Chen, A.Y., Schrager, S.M. & Mangione-Smith, R. (2012). Quality measures for primary care of complex pediatric patients. *Pediatrics.* doi: 10.1542/peds.2011–0026.

Clifford, P.I., Katsavdakis, K.A., Lyle, J.L., Fultz, J., Allen, J.G. & Graham, P. (2002). How Are You? Further development of a generic quality of life outcome measure. *Journal of Mental Health, 11*(4), 389–404.

Coster, W., Deeney, T., Haltiwanger, J. & Haley, S. (1998). *School Function Assessment (SFA).* San Antonio: The Psychological Corporation.

Department of Health (2004). *National Service Framework for Children, Young People and Maternity Services.* London: The Stationery Office.

Digilio, M.C., Pacifico, C., Tieri, L., Marino, B., Giannotti, A. & Dallapiccola, B. (1999). Audiological findings in patients with microdeletion 22q11 (Di George/velocardiofacial syndrome). *British Journal of Audiology, 33*, 329–334.

Easton, C., Featherstone, G., Poet, H., Aston, H., Gee, G. & Durbin, B. (2012). Supporting families with complex needs: Findings from LARC 4. Slough: NFER.

Enderby, P. M., John, A. & Petheram, B. (2006). *Therapy Outcome Measures for Rehabilitation Professionals: Speech and Language Therapy, Physiotherapy, Occupational Therapy, Rehabilitation Nursing, Hearing Therapists.* Chichester, UK: John Wiley & Sons.

Eppley, B.L., van Aalst, J.A., Robey, A., Havlik, R.J. & Sadove, A.M. (2005). The spectrum of orofacial clefting. *Plastic and Reconstructive Surgery, 115*(7), Available at: http://journals.lww.com/plasreconsurg/Abstract/2005/06000/The_Spectrum_of_Orofacial_Clefting.38.aspx.

Gerdes, M., Solot, C., Wang, P., Moss, E., La Rossa, D., Randall, P. & Zackai, E. (1999). Cognitive and behavior profile of preschool children with chromosome 22q11.2 deletion. *American Journal of Medical Genetics, 85*, 127–133.

Hill, B.P. & Singer, L.T. (1990). Speech and language development after infant tracheostomy. *Journal of Speech and Hearing Disorders, 55*(1), 15.

Izumi, K., Konczal, L.L., Mitchell, A.L. & Jones, M.C. (2011). Underlying genetic diagnosis of Pierre Robin Sequence: Retrospective chart review at two children's hospitals and a systematic literature review. *The Journal of Pediatrics, 160*(4), 645–650.

Jiang, D. & Morrison, G.A.J. (2003). The influence of long-term tracheostomy on speech and language development in children. *International Congress Series (Vol. 1254*, pp.367–371). London: Elsevier.

Johnson, M. & Elias, A. (2002). East Kent Outcome System for Speech and Language Therapy: Clinical Effectiveness in the Workplace. East Kent Coastal Primary Care Trust. Speech and Language Therapy Department.

Jugessur, A., Farlie, P.G. & Kilpatrick, N. (2009). The genetics of isolated orofacial clefts: From genotypes to subphenotypes. *Oral Diseases, 15*(7), 437–453.

Kamen, R.S. & Watson, B.C. (1991). Effects of long-term tracheostomy on spectral characteristics of vowel production. *Journal of Speech, Language and Hearing Research, 34*(5), 1057.

Kaslon, K.W. & Stein, R.E. (1985). Chronic pediatric tracheotomy: Assessment and implications for habilitation of voice, speech and language in young children. *International Journal of Pediatric Otorhinolaryngology, 9*(2), 65–171.

Kertoy, M.K., Guest, C.M., Quart, E. & Lieh-Lai, M. (1999). Speech and phonological characteristics of individual children with a history of tracheostomy. *Journal of Speech, Language and Hearing Research, 42*(3), 621.

Kraemer, R., Plante, E. & Green, G.E. (2005). Changes in speech and language development of a young child after decannulation. *Journal of Communication Disorders, 38*(5), 349–358.

Kummer, A., Lee, L., Schaadt Stutz, L., Maroney, A. & Weidenbach Brandt, J. (2007). The prevalence of apraxia in patients with velocardiofacial syndrome as compared with other cleft populations. *Cleft Palate-Craniofacial Journal, 44*(2), 175–181.

McConkey, R., Barr, O. & Baxter, R. (2007). *Complex Needs: The Nursing Responses to Children and Young People with Complex Health Needs.* Belfast, UK: Department of Health, Social Services and Public Safety and University of Ulster.

McDonald-McGinn, D., La Rossa, D., Goldmuntz, E., Sullivan, K., Eichier, P., Gerdes, M. & Zackai, E. (1997). The 22q 11.2 deletion: screening, diagnostic workup, and outcome of results: report on 181 patients. *Genetic Testing, 1*, 99–108.

MacDonald, H. & Callery, P. (2007). Parenting children requiring complex care: A journey through time. *Child: Care, Health and Development, 34*, 207–213.

Markham, C. (2008). The development and validation of a quality of life scale for children with speech, language and communication needs. Unpublished, PhD.

Mossey, P.A. & Modell, B. (2012). Epidemiology of oral clefts: An international perspective. *Frontiers of Oral Biology, 16*, 1–18.

Munroe, E. (2011). The Munro Review of Child Protection: Final Report, A child–centred system. Vol. 8062, London: Department for Education. London Stationery Office.

Nelson, P.A., Kirk, S.A., Caress, A.L. & Glenny, A.M. (2012). Parents' emotional and social experiences of caring for a child through cleft treatment. *Qualitative Health Research, 22*(3), 346–359.

Niklasson, L., Rasmussen, P., Oskarsdottir, S. & Gillberg, C. (2009). Autism, ADHD, mental retardation, and behaviour problems in 100 individuals with 22q11 deletion syndrome. *Research in Developmental Disabilities, 30*, 763–773.

Oller, D.K., Eilers, R.E., Neal, A. R. & Schwartz, H.K. (1999). Precursors to speech in infancy: The prediction of speech and language disorders. *Journal of Communication Disorders, 32*(4), 223–245.

Orringer, M.K. (1999). The effects of tracheostomy tube placement on communication and swallowing. *Respiratory Care, 44*(7), 845–855. www.oxford-craniofacial.org. http://www.oxforcraniofacial.org/HL2_Apert_Syndrome.pdf

Rankin, J. & Regan, S. (2004). *Meeting Complex Needs: The Future of Social Care*. London: Turning Points/Institute of Public Policy Research (IPPR).

Reilly, S. (2006). Communication and swallowing disorders associated with congenital syndromes. *Advances in Speech Language Pathology, 8*(1), 1.

Richards, A.J., McNinch, A., Martin, H., Oakhill, K., Rai, H., Waller, S. & Snead, M.P. (2010). Stickler syndrome and the vitreous phenotype: Mutations in COL2A1 and COL11A1. *Human Mutation, 31*(6). Available at: http://onlinelibrary.wiley.com/doi/10.1002/humu.21257/pdf

Roberts, R.M. & Shute, R. (2011). Living with a craniofacial condition: Development of the Craniofacial Experiences Questionnaire (CFEQ) for adolescents and their parents. *The Cleft Palate-Craniofacial Journal, 48*(6), 727–735.

Schutte, B.C. & Murray, J.C. (1999). The many faces and factors of orofacial clefts. *Human Molecular Genetics, 8*(10), 1853–1859.

Sealey, L. & Giddens, C. (2010). Aerodynamic indices of velopharyngeal function in childhood apraxia of speech. *Clinical Linguistics and Phonetics, 24*, 417–430.

Seidman, A., Sinz, E. & Goldenberg, D. (Eds) (2011). *Tracheotomy Management: A Multidisciplinary Approach*. Cambridge: Cambridge University Press.

Sesenna, E., Magri, A.S., Magnani, C., Brevi, B.C. & Anghinoni, M.L. (2012). Mandibular distraction in neonates: indications, technique, results. *Italian Journal of Pediatrics, 38*(1), 7.

Shete, P., Tupkari, J.V., Benjamin, T. & Singh, A. (2011). Treacher Collins syndrome. *Journal of Oral and Maxillofacial Pathology, 15*(3), 348.

Shipster, C., Hearst, D., Dockrell, J.E., Kilby, E. & Hayward, R. (2002). Speech and language skills and cognitive functioning in children with Apert syndrome: A pilot study. *International Journal of Language & Communication Disorders, 37*(3), 325–343.

Shprintzen, R. (1992). The implication of the diagnosis of Robin Sequence. *Cleft Palate Journal, 29*, 205–209.

Specialised Services National Definitions Set 15 (2010). Available at: www.specialisedservices.nhs.uk/.../Cleft_Lip_and_Palate_Services_all_ages.pdf

Stanier, P. & Moore, G.E. (2004). Genetics of cleft lip and palate: Syndromic genes contribute to the incidence of non-syndromic clefts. *Human Molecular Genetics, 13*(suppl 1), 73–81.

Stoll, C., Alembik, Y., Dott, B. & Roth, M.P. (2000). Associated malformations in cases with oral clefts. *The Cleft Palate-Craniofacial Journal, 37*(1), 41–47.

Stone, M.B., Botto, L.D., Feldkamp, M.L., Smith, K.R., Roling, L., Yamashiro, D. & Alder, S.C. (2010). Improving quality of life of children with oral clefts: Perspectives of parents. *Journal of Craniofacial Surgery, 21*(5), 1358–1364.

Strand, E. & McCauley, R. (2008). Differential diagnosis of severe speech impairment in young children. *The American Speech-Language-Hearing Association Leader*. Available at: http://develop.asha.org/publications/leader/2008/080812.f080812a.htm

Tegay, D.H. (2012). CHARGE Syndrome work up. http://emedicine.medscape.com/article/942350-workup

Thomas-Stonell, N.L., Oddson, B., Robertson, B. & Rosenbaum, P.L. (2009). Development of the FOCUS (Focus on the Outcomes of Communication Under Six), a communication outcome measure for preschool children. *Developmental Medicine & Child Neurology, 52*(1), 47–53.

Trainor, P.A., Dixon, J. & Dixon, M.J. (2008). Treacher Collins syndrome: Etiology, pathogenesis and prevention. *European Journal of Human Genetics, 17*(3), 275–283.

Turner, S.R., Thomas, P.W.N., Dowell, T., Rumsey, N. & Sandy, J.R. (1997). Psychological outcomes amongst cleft patients and their families. *British Journal of Plastic Surgery, 50*(1), 1–9.

Vallino, L.D., Peterson-Falzone, S.J. & Napoli, J.A. (2006). The syndromes of Treacher Collins and Nager. *International Journal of Speech-Language Pathology, 8*(1), 34–44.

Varni, J.W., Limbers, C.A., Neighbors, K., Schulz, K., Lieu, J.E., Heffer, R.W. & Alonso, E.M. (2011). The PedsQL™ Infant Scales: Feasibility, internal consistency reliability, and validity in healthy and ill infants. *Quality of Life Research, 20*(1), 45–55.

Vihman, M.M. & Miller, R. (1988). Words and babble at the threshold of language: Acquisition. In D. Michael & J.L. Locke (Eds), *The Emergent Lexicon: The Child's Development of a Linguistic Vocabulary* (pp.151–183). Developmental Psychology Series. San Diego, CA: Academic Press.

Winter, R.M. & Baraister, M. (2001). *London Dysmorphology Database, London Neurogenetics*

Database and Dysmorphology Photo Library on CD-ROM (Version 3). Oxford: Oxford University Press.

Woodnorth, G.H. (2004). Assessing and managing medically fragile children: Tracheostomy and ventilatory support. *Language, Speech and Hearing Services in Schools, 35*(4), 363.

Wyszynski, D.F., Sárközi, A. & Czeizel, A.E. (2006). Oral clefts with associated anomalies: Methodological issues. *The Cleft Palate-Craniofacial Journal, 43*(1), 1–6.

参考书目

Deutsch, E.S. (2010). Tracheostomy: Pediatric considerations. *Respiratory Care, 55*(8), 1082–1090.

Norgate, R., Traill, M. & Osbourne, C. (2009). Common Assessment Framework (CAF) – Early views and issues. *Educational Psychology in Practice, 25*(20), 139–150.

第十三章 22q11 微缺失综合征

Carrie Luscombe

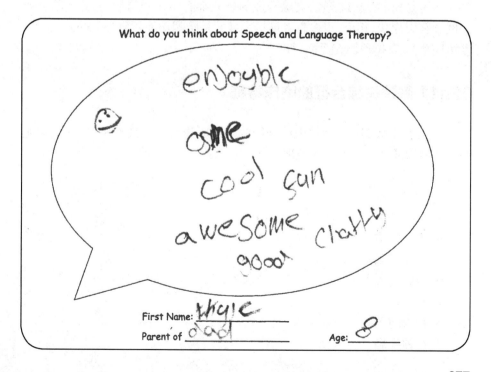

277

本章目的

- 增进对 22q11 微缺失综合征及其特征的认识。
- 了解 22q11 微缺失综合征是如何影响患儿的认知、语音和语言能力的发展。
- 提供治疗和处理这种复杂情况的建议。

什么是 22q11 微缺失综合征?

22q11 微缺失综合征(22q11 DS),又被称为腭心面综合征(velocardiofacial syndrome,VCFS),Di George 序列征以及 Shprintzen 综合征,是英国所有唇腭裂中心最常见的综合征,因为这是合并腭裂最多的综合征(Shprintzen,2000),其发病率大约为 1∶4000(Bassett 等,2011),但是 Shprintzen 等也曾报道在活产儿中的发病率为 1∶2000(2008)。尽管 22q11 微缺失综合征的病因还不完全清楚,但其确实是目前所有微缺失综合征中最常见的,而所谓的微缺失综合征即是由于染色体上一段序列缺失导致的一系列临床症状。22q11 微缺失综合征是造成患儿发育延迟、先天性心脏病的第二个主要原因,仅次于唐氏综合征(Rausch 等,2006)。

并不是所有 22q11 微缺失综合征的患儿都有明显的腭裂、黏膜下腭裂或隐匿型腭裂症状,相反,很多患者最早表现的是腭咽功能障碍(Kirshner,2005,参第四章)。具体原因在后面讨论。

22q11 微缺失综合征的临床特征

临床上疑似 22q11 微缺失综合征的症状因患者的年龄而不同,一般会包括以下两项或两项以上临床表现:

- 发育性残疾
- 学习障碍
- 心脏异常
- 腭的缺陷
- 喂养问题
- 鼻腔反流
- 高鼻音
- 行为问题
- 精神疾病

- 免疫缺陷
- 低钙血症

这个清单并不详尽,可以参考第 12 章综合征摘要表以及 www.vcfsef.org 中的 VCFS 链接以获得更加详尽的了解。22q11 微缺失综合征临床表现的清单有助于回顾患者的病史,提示一些比较共性的特征。

22q11 微缺失综合征还具有一些面部特征(图 13-1),这些面部特征包括:

- 杏仁形状的眼睛
- 长面型,常伴有颧骨平坦
- 鼻过长,鼻背突出
- 鼻孔过小
- 小下颌
- 小而突出的耳朵,位置较低且顶端折叠

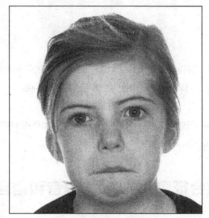

图 13-1　一位 22q11 微缺失综合征的患儿,显示出部分面部特征

22q11 微缺失综合征的遗传学研究

在大约 90% 的患者,这种微缺失都是一种新的突变(新生突变),这是发生在遗传学改变之后,并非继承于父母任何一方,有报道称仅有 10% 是遗传于父母的一方(Basset 等,2011)。22q11 微缺失综合征是常染色体显性遗传,这意味着患者有 50% 的概率将这一突变传给后代,且男女概率相等。

📖 *推荐阅读*

Philip,N.,Basset,A(2011).Cognitive,behavioural and psychiatric phenotype.In 22q11 Deletion Syndrome.Behavioural genetics,41,403-412.

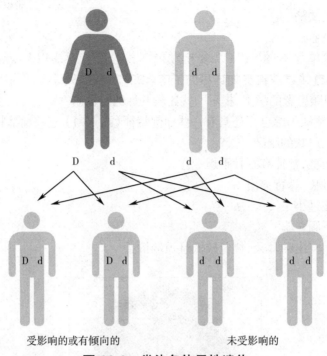

受影响的或有倾向的   未受影响的

图 13-2   常染色体显性遗传

Shprintzen, R.J. (2006). Genetics, Syndromes and Communication Disorders. San Diego, London: Singular Publishing Group Inc.

22q11 微缺失综合征患儿的听力，语音和语言

听力

22q11 微缺失综合征患儿更易于罹患分泌性中耳炎并进而影响听力（Bayliss 等，2008；Digilio 等，1999；Reyes 等，1999），由于听力水平的变化，分泌性中耳炎会使患儿只能接收到不完整的或失真的听觉信号，这将影响到患儿的语音感知和语音识别能力（Broen 等，1996）并进一步影响患儿的语音产生（Finnegan，1974）。有报道称，大约 15% 的 22q11 微缺失综合征患儿会罹患神经性听力损失（McDonald-McGinn 等，1997）。有关听力部分参见第五章。

语言

婴儿期

22q11 微缺失综合征在婴儿期主要表现为：

- 学语开始时间延迟（Solot 等，2001）。
- 动作姿势发育延迟，是 12 个月以内的患儿的特征（Gerdes 等，2001）。
- 早期接受语言和语言表达能力的受损（Persson 等，2006；D'Antonio 等，2001；Moss 等，1999；Van Trappen 等，1999；Nayak 与 Sell，1996；Golding-Kushner，1985）。
- 词汇贫乏（Scherer 等，1999）。

学龄前期

12~30 个月的 22q11 微缺失综合征患儿语音和语言能力受损的严重程度正逐渐受到重视，而语言的受损又先于认知能力的发展（Solot 等，2000；Scherer 等，1999）。2001 年，Solot 的一项测试结果表明，有 1/4 的 22q11 微缺失综合征患儿的语言能力发展水平比认知能力发展水平低了 10%，有 30% 的患儿在 4 岁时仍无法使用口语 / 无法使用句子进行表达。一些类似研究也证实，在 22q11 微缺失综合征患儿中，表达能力的缺陷更大于认知能力的缺陷（Mills 等，2006；Solot 等，2001）。然而，在患儿 3~4 岁时其语言表达能力常常会有一个巨大的发展（Solot 等，2001；Shprintzen，2000），这也是 22q11 微缺失综合征患儿交流行为的特征性发展模式（Mills 等，2006），22q11 微缺失综合征患儿语言功能的紊乱常常是独立于腭咽功能和语言技巧的（Solot 等，2000；Scherer 等，1999）。

2006 年，Mills 指出正式的符号系统常常被用来帮助患儿早期语音和语言的发育，但是也总是引发一些争论。22q11 微缺失综合征患儿总是有办法形成并利用他们自己非正规的姿势来辅助发音和与别人的交流（Goorhuis-Brouwer 等，2003）。不过 Golding-Kushner（2001，p.136）却认为那些正常的手势应该被禁止使用，而正式的符号系统不应该采用，因为"它们分散了患儿的注意力和关注的焦点，疏忽了发音的问题和解决这些问题的方法"。由于缺乏确切的研究证据，目前看来对 22q11 微缺失综合征患儿来说，全方位的交流手段都可以成为他们满足交流需要的方法和手段，这个观点也是 Solot 等（2001）所赞同的。

学龄期

在这一年龄段，对语言的感知能力和表达能力之间的差距变得不那么显著（Glasser 等，2002）。有研究人员已经证实，相对于他们的语言智商，22q11 微缺失综合征患儿仍然显示出低于预期的语言技巧（Moss 等，1999）。此外，高达 40% 的患儿还表现出特殊的语言能力的损害（Solot 等，2001，2000）。

在这一年龄段中，22q11 微缺失综合征患儿可能遇到的特殊困难主要存在于：

- 概念、词汇、句法和词语搜索（Solot 等，2000）
- 在叙述能力上，有报道指出患儿使用的语法难度水平较低，表达的语句较短。也有认为患儿复述时会发生较少的错误（Persson 等，2006）。

- 倾向于使用简洁和具体的语言（Golding-Kushner，1995）。
- 数学和抽象推理能力（De Smedt 等，2007；Swillen，2001）。

撇开这些问题不谈，22q11 微缺失综合征患儿在其他一些方面还有相对的强势，比如阅读、拼写和强行记忆。

📖 *推荐阅读*

Cutler-Landsman，Donna（2007）.Education children with Velo-Cardio-Facial Syndrome，（Genetics and Communication Disorders Series）.

成人阶段

当 22q11 微缺失综合征患儿长大后，会遇到一些实际的语言问题，对他们的社会交往产生不利的影响（Glaser 等，2002）。由于不能进行有效地交流，22q11 微缺失综合征患儿与同伴之间就无法传递足够多的信息，无法得到相应的协助，无法参与技术性的谈话，这种情况会一直延续到成年。当患者的父母也存在类似情况时，将大大地增加治疗的难度。

📖 *推荐阅读*

Butcher，N.，Chow，E.W.C.，Costain，G.，Karas，D.，Ho，A&Bassett，A.S.（2012）.Functional outcomes of adults with 22q11.2 deletion syndrome.Genetics in Medicine，14，836-843.

心理上的困境

众所周知，22q11 微缺失综合征患者易于罹患心理疾病。

注意缺陷多动障碍（attention deficit hyperactivity disorder，ADHD）是 22q11 微缺失综合征最常见的心理问题，有报道称约有 1/3~1/2 的患儿会有 ADHD 的问题（Antshel 等，2007；Gothelf 等，2004）。

心境障碍，焦虑症以及对立违抗性障碍（一种反复发作的消极、敌对、不顺从和违抗性的行为）在 22q11 微缺失综合征患者中也越来越多地被发现（Gothelf 等，2004）。最近，又有研究分析了泛自闭症（autistic spectrum condition，ASC）与 22q11 微缺失综合征的共同病理特征（Niklasson 等，2009；Antshel 等，2007），另有些研究报道了 22q11 微缺失综合征与精神分裂症样精神病之间的联系（Bassett 等，2011）。

📖 *推荐阅读*

Shashi，V.，Veerapandiyan，A.，Schoch，K.，Keshavan，M.，Ip，M.and Hooper S.（2001）.Social skills and associated psychopathology in children with chromosome 22q11.2 deletion syndrome: Implications for intervention.Journal of Intellectual Disability Research.

语音

严重的言语障碍在 22q11 微缺失综合征患者中很常见（Golding Kushner，2005；Solot 等，2000）。患儿常常表现出严重受限和不典型的语言发育，很多时候表现为非口语的发音。声门塞音是最常见的替代，尤其常见于牙牙学语的 8 个月左右年龄的患儿（Golding-Kushner，2005；D'Antonio 等，2001）。这种综合征的声门塞音和咽塞音的发生率是其典型特征，可以作为诊断的依据。Golding-Kushner（2005）假设这种声门塞音是一种与腭咽功能障碍有关的"代偿性错误"。尽管在腭咽功能障碍患者中是比较常见，但是在没有罹患腭咽功能障碍的学龄前儿童中也可以发现这种情况（Scherer 等，1999）。

被动性腭裂语音（cleft speech characteristics，CSCs）包括辅音弱化、鼻化的爆破音和摩擦音，擦音和塞擦音的滑动，以及被咽腔发音代替的缺少压力的口腔辅音。

○ **注释**

2005 年，Mills 与 Sell 进行了一项特殊的观察研究，他们发现有 4% 的 22q11 微缺失综合征患儿会发出咔哒声，这种情况只发生在南非的患者中。Gibbon 与 Crampin（2008）曾猜测这是腭咽功能障碍的患者在利用负压来发出爆破音。

发育性词汇运用障碍（developmental verbal dyspraxia，DVD）/儿童言语失用症（childhood apraxia of speech，CAS）——这也是 22q11 微缺失综合征的一个特征吗？

运动型言语障碍也被报道为 22q11 微缺失综合征的一个特征（Mills 等，2006；Shprintzen，2005；Solot，2000）。最近，Kummer 等（2007）设计了一个研究项目来比较 22q11 微缺失综合征患儿是否比单纯唇腭裂患儿或单纯腭裂患儿具有更多的 CAS 的特征。Kummer 发现 22q11 微缺失综合征患儿表现出更多的言语失用症的特征。有证据表明，22q11 微缺失综合征患者有严重的言语障碍和神经系统的异常，相关文献也证实二者之间存在联系。有人曾假设，由于 22q11 微缺失综合征患儿有较高的大脑发育异常的风险，他们也会罹患由言语失用症（CSA）带来的严重语言问题，这也是因为具有其本身的神经系统病因。

22q11 微缺失综合征患者的腭咽部的解剖结构、中枢神经系统对神经肌肉功能的组织和协调功能都会存在风险（Kirshner，2005）。在这种情况下，发育性词汇运用障碍（DVD）与儿童言语失用症（CAS）的共存会成为 22q11 微缺失综合征患儿诊治过程中的另一个复杂因素。

📖 推荐阅读

The paper by Mills，Gosling and Sell（2006）Extending the communication phenotype associated with 22q11.2 Microdeletion Syndrome，provides an excellent overview on this area.

📓 有用的链接

www.youtube.com/watch? v=afxA_aLJCg for the publiçation：'Velo-Cardio-Facial Syndrome Volume Ⅱ Treatment of Communication Disorders' by Karen Golding-Kushner and Robert Shprintzen.This shows a short and useful selection of media samples where you are able to hear and see children with 22q11 DS speaking and videofluoroscopy fooage.

22q11 微缺失综合征患儿腭咽功能障碍的治疗

病因

文献中关于 22q11 微缺失综合征患儿罹患腭咽功能障碍的发病率差异很大，从 30% 至 84% 都有（D'Antonio，2001，Nayak 和 Sell，1998；McDonald-McGinn 等，1997）．

Kirshner（2005）和 Golding-Kushner（1991）指出，大约 75% 的 22q11 微缺失综合征患儿罹患有程度不同的腭咽功能障碍，这有可能是由于颅底扁平症、咽部肌肉发育异常、腺样体组织缺失、腭咽比例失调、软腭发育不全或软腭麻痹。

○ **名词**

颅底扁平症：颅底扁平，使得鼻咽腔气道的深度和体积增加。

咽部肌肉发育异常 / 咽部肌张力低下：咽部肌肉处于较低的健康状态如肌张力或阻力减小，通常包括肌肉组织力量减小。

腭咽比例失调：参见第四章。

软腭发育不全：软腭肌肉发育水平低下。

软腭麻痹：可能是由于脑神经缺陷造成，常常包括迷走神经。

评估与语音语言治疗

早期的语音和语言评估关注是否有综合征或其他潜在的病因。

早期的处理开始于患儿自信心尚未开始发展之前(Lipson 等,1991)。考虑到腭咽功能障碍对语音的严重影响,尽早地使患儿实现腭咽闭合完全或接近完全是首要目标,而且持续性的腭咽功能障碍还将把语音问题拖延到学龄期。

在实际工作中,如果语言发育的延迟必不可免,就很难在患儿早期获得足够的语音样本来评估腭咽功能。此外,如果患儿持续发出来自声门和咽腔的声音,也会妨碍腭咽功能的评估,这是因为这些声音并非由口腔发出,不需要腭咽闭合。所以,如果想要获得有价值的腭咽功能评估结果,就必须至少在获取语音样本之前设法排除这些干扰因素。然而 Golding-Kushner(2005,2001)报道说在手术前减少声门塞音并不会增加 22q11 微缺失综合征患儿腭咽部的动度。如此看来,如何处理腭咽功能评估相关的声门发音或咽腔发音的错误,如何确定外科手术的时间,都还存在争议。

对 22q11 微缺失综合征患儿的腭咽功能障碍进行评估和处理相对较为困难,尤其是当需要对患儿进行录音和腭部 X 线检查,需要患儿配合时。如果在开始检查和评估之前对患儿予以充分的鼓励,给予家长书面的指导以及角色扮演等都将有助于这一过程的实施。

外科处理措施

到目前为止,还没有针对 22q11 微缺失综合征患儿腭咽功能障碍最佳手术方法的共识。腭咽闭合功能障碍的手术被认为是:

> "手术本身就很困难,需要更多的二期手术"。
>
> Losken 等,2006,p.1493

手术方式

很多人主张施行一个宽阔的蒂在上的咽后壁瓣咽成形手术或腭咽肌瓣咽成形手术,其他人则注重保持腭部的正常形态,比如腭成形术或 Furlow 反向双 Z 腭成形术(Mehendale 等,2004;D'Antonio 等,2001)。Mehendale(2004)提出了两阶段的腭裂修复术,即在初期腭裂整后,患儿如果存在持续的腭咽功能障碍,再施行咽后壁增高术(Hynes 咽成形术)。截至目前,尚无文献报道 22q11 微缺失综合征患儿经过如此手术治疗后的效果,这样的研究报道将有助于临床医师向患儿的家长解释和说明手术对患儿的作用。

名词

　　咽组织瓣咽成形术：从咽后壁掀起一个垂直向的组织瓣并跨过鼻咽腔后缝合于上腭。这个术式在咽腔两侧各留下一个小孔，在发音时由于咽部组织向中线运动，关闭小孔从而实现腭咽闭合。

　　Hynes 咽成形术：一种括约肌式的咽成形术，从两侧咽侧壁掀起组织瓣并向中线旋转缝合，形成一个水平方向的阀门，从而实现咽腔的缩小。这种术式将在中线位置留下一个通气孔，并在软腭上抬时实现腭咽闭合。

　　腭成形术：通过重建软腭的肌肉来恢复上腭形态的手术。

　　Furlow 反向双 Z 成形术：延长软腭的手术。

手术禁忌证

　　22q11 微缺失综合征患儿的手术禁忌证通常与患儿伴发的心脏畸形和免疫缺陷有关。向近中移位的颈内动脉（Mehendale 等，2004；D'Antonio 等，2001a）需要术者更加谨慎地手术或排除手术的选择。为确定颈内动脉的位置，术前可以行 MRI 检查。

　　如果 22q11 微缺失综合征患儿因为手术禁忌证的问题而无法接受外科治疗，那么修复性的治疗方式也会对患儿有益（参第四章）。

📖 *推荐阅读*

Total Obturation of the Velopharynx for treatment of Velopharyngeal Hypodynamism：Case Report.（2012）The Cleft Palate-Craniofacial Journal，49，488-493.

22q11 微缺失综合征患者的语音效果

　　相较于没有综合征的患者，22q11 微缺失综合征患者的语音效果通常较差（Widdershoven 等，2008；Losken 等，2006，2003）。

相关研究

　　Sprujit（2012）的一项研究表明，没有任何术前的指征可以提示术后的高鼻音的情况或者能说明是否需要再次手术。该研究还提到,共鸣的情况会随着患者长大而逐渐改善。研究人员报道称,在 22q11 微缺失综合征患儿,平均在术后 5 年逐步正常。这一发现对以前的研究结果产生了疑问,也提示需要时间来验证手术的效果究竟如何。

结论

本章着重讨论了 22q11 微缺失综合征患儿复杂的交流特点,这些患儿同时还罹患有腭裂、腭咽功能障碍、严重的发音障碍、语言困难、社会交往障碍以及发育迟滞和学习困难。这个综合征累及多个系统,也就需要多学科共同努力来参与治疗和解决患儿的问题。言语语言治疗师在与家长或其他机构协作干预时应该熟悉这一复杂情况,以期获得有效的治疗结果。最后,本章提供两个病例来说明如何处理 22q11 微缺失综合征患儿的喂养问题以及他们不同的交流方式。

📖 网上资源

有关 22q11 微缺失综合征更多的信息可以参考:

www.maxappeal.org.uk/www.vcfsef.org/www.22q.org/

○ 病例报告:Polly

由于家长对 Polly 的语言和语言发育问题很担心,她被保健医师介绍来见社区言语语言治疗师,她的家长同时也被提醒要警惕 Polly 潜在的精细运动技能发育迟缓。经过检查和评估,社区言语语言治疗师确信 Polly 存在理解能力发育迟缓以及一定程度的表达能力和精细运动的发育迟缓。Polly 学步也比较晚,也曾经因为耳朵的问题看过耳鼻喉科的医师,除此之外并无别的问题。Polly 最显著的问题是在说话时的语音清晰度,她所有的辅音,包括声门音和鼻音,全部减弱。这些问题促使她在 3 岁时被转诊到唇腭裂中心的言语语言治疗师。

唇腭裂中心的言语语言治疗师尝试用刺激性测试来评估 Polly 的口腔压力性辅音并进行了口腔检查。Polly 在鼻子被堵住的情况下能发出 /b/ 和 /d/,其他辅音都由声门或咽腔发出。口腔检查没有发现分叉的腭垂、上腭中间也没有透明带或明显的缺口。Polly 特殊的面容、低位的双耳以及长而逐渐变细的手指引起了医师的注意，于是结合 22q11 微缺失综合征的系列症状来进行对照。

根据以上发现，唇腭裂中心的言语语言治疗师告诉 Polly 的父母有关语言问题的潜在原因，并且在唇腭裂中心安排了多学科的会诊。最终，Polly 被确诊为 22q11 微缺失综合征。Polly 持续受到唇腭裂中心和社区言语语言治疗师的指导，并使用鼻夹来练习口腔压力性辅音。荧光照相技术也显示 Polly 的软腭具有一定的动度，但是她的腭咽腔比例失调。

直到 Polly4 岁时，通过 MRI 的检查，接受了咽后壁瓣咽成形手术。到 5 岁时，她已经可以发出所有的口腔压力性辅音。尽管 Polly 一直简化她的塞擦音，还有轻度的鼻音，但是语音的清晰度已经大为改善。

◯ 病例报告：Lola

Lola 在出生 4 周时就被诊断为 22q11 微缺失综合征并且有心脏的问题和喂养困难，口腔查体没有发现腭裂。从最初因为吞咽困难就诊，Lola 从专科医师到社区言语语言治疗师一直看到了唇腭裂中心的言语语言治疗师。

21 个月：Lola 能够挥手"再见"，微笑并且有良好的眼神接触，能够听从指令并且发出更多的声音，但并不是词汇。Lola 被建议去学习手语和 Hanen™ 课程的一些规则。

2 岁 3 个月：Lola 参加了当地的儿童发展中心，能够使用 20~30 个手势。

2 岁 7 个月：Lola 联合运用手势，并尝试说出"Mum"并用声门和咽腔发出声音。尽管父母并没有担心她的听力问题，但还是被安排定期进行听力检查，结果正常。

3 月 1 个月：鉴于 Lola 发生系统的问题，她被转诊到了唇腭裂中心。Lola 没有鼻腔反流的病史，只能发出很少的音，有时从声门和咽腔发出声音。Lola 非常怕羞并且很少出声，也很少做出面部表情，对口腔检查也很不配合。

Lola 还在咨询老师的指导下接受了辅助和替代测试（Augmentative & Alternative Communication，AAC），结果和表现都与学校里的观察一致。

Lola 于是在唇腭裂中心的言语语言治疗师那里接受了一段时间的诊断和口语治疗（参见第十章）。通过努力，Lola 通过使用输入模型的方法可以发出元音、/p/、/m/、/l/ 以及齿间摩擦音（参见第七章）。通过练习使用联合的手势，Lola 的表达能力也得到提高。语音训练的进展较为缓慢，各种尝试都被记录下来，尽管 Lola 可以发出 /m/、/l/、/h/，但是和 Lola 的所有元音一样，缺乏准确度和口唇的运动。

3 岁 7 个月：Lola 能够配合接受口腔检查并且愿意参加角色扮演类的游戏了！尽管没有发现黏膜下的腭裂，但是在发 /ah/ 时的软腭没有动度。

4 岁 3 个月：根据语言中心的建议，要对 Lola 进行规定的评估并形成报告。Lola 可以使用 3~4 个单词的表达方式并伴有唇舌的运动以及双元音。

4 月 6 个月：Lola 开始上学。语言中心有两名治疗师，一个负责 Lola 的手势和语言的发展，另一个负责 Lola 的语音。语音 /m/、/n/、/ɑ/、/ʒ/、[⊙]（双唇音）、/h/、/l/ 可以自发地发出。同时开始练习元音和辅音 - 元音搭配。

很快，Lola 开始清楚地说出 "Mum"。

4 岁 11 个月：Lola 使用 AAC 来帮助与周围的交流，这包括一本 Widgit™ 符号书和图表书，包括所有能用到的符号和视觉表格，可以用在课堂上和操场上。Lola 开始用鼻夹来帮助发出 /f/ 和 /s/。

5 岁：Lola 接受了荧光照相的检查。尽管已经是尽最大努力了，Lola 的软腭还是没有动度（软腭麻痹）。

5 岁 7 个月：Lola 接受了咽后壁瓣咽成形手术。术后，Lola 在发出口腔压力性辅音的能力有提高，但是总体上的腭咽功能障碍依然存在，代偿性构音的问题（咔哒声、吸气和呼气）也还在继续。

6 岁：吹号疗法（Sara Rosenfeld-Johnson）被用来训练 Lola 区分口鼻腔的气流，同时继续使用提示音（Jane Passy）来帮助训练口语。

网上资源

Horn Therapy：http://www.talktools.com/original-horn-kit

http://verbalbehavior.pbworks.com/f/StrawsandHornsInSpeechtherapy.pdf

Cued Articulation：http://cuedarticulation.com

推荐阅读

'Horns as therapy tools', by Sara Rosenfeld-Johnson, M.S., CCC/SLP, published in ADVANCE Magazine, May 31, 1999.

'Straw as therapy tools', by Sara Rosenfeld-Johnson, M.S., CCC/SLP, published in ADVANCE Magazine, May 31, 1999.

22q11 微缺失综合征言语问题的复杂性在这个病例的表现尤为突出，说明这是结构性和潜在的神经病理问题的结合。如果 Lola 表现出持续性的 VPD，那么很大可能上将继续修复治疗。

（李盛 译）

参考文献

Antshel, K., Aneja, A., Strunge, L., Peebles, J., Fremont, W., Stallone, K. & Kates, W. (2007). Autistic spectrum disorders in velo-cardio-facial syndrome (22q11.2 deletion). *Journal of Autism and Developmental Disorders, 37*, 1776–1786.

Bassett, A., McDonal-McGinn, D., Devrient, K., Digilio, C., Goldenberg, P., Habel, A. & Vorstman, J. (The International 22q11.2 Deletion Syndrome Consortium) (2011). Practical guidelines for managing patients with 22q11.2 deletion syndrome. *Journal of Pediatrics, 159*, 332–339.

Baylis, A., Benjamin, M. & Moller, K. (2008). Factors affecting articulation skills in children with velocardiofacial syndrome and children with cleft palate or velopharyngeal dysfunction: A preliminary report. *Cleft Palate-Craniofacial Journal, 45*(2), 193–207.

Broen, P., Moller, K., Carlstrom, J., Doyle, S., Devers, M. & Keenan, K. (1996). Comparison of hearing histories in children with and without cleft palate. *Cleft Palate Journal, 33*, 127–136.

D'Antonio, L., Davio, M., Zoller, K., Punjabi, A. & Hardesty, R. (2001a). Results of Furlow Z-plasty in patients with velocardiofacial syndrome. *Plastic and Reconstructive Surgery, 107*, 1077–1079.

D'Antonio, L., Schere, N., Miller, L., Kalbfleisch, J. & Bartley, J. (2001b). Analysis of speech characteristics in velocardiofacial syndrome (VCFS) and children with phenotypic overlap without VCFS. *Cleft Palate-Craniofacial Journal, 39*, 455–467.

De Smedt, B., Devriendt, K., Fryns, J., Vogels, A., Gewillig, M. & Swillen, A. (2007). Intellectual abilities in a large sample of children with Velo-Cardio-Facial Syndrome: An update. *Journal of Intellectual Disability Research, 51*, 666–670.

Digilio, C., Pacifico, C., Tieri, L., Marino, B., Giannotti, A. & Dallapiccola, B. (1999). Audiological findings in patients with microdeletion 22q11 (di George/velocardiofacial syndrome). *British Journal of Audiology, 33*, 329–334.

Finnegan, D. (1974). Speech sound discrimination skills of seven and eight year old cleft palate males. *Cleft Palate Journal, 11*, 111–121.

Gerdes, M., Solot, C., Wang, P., Moss, E., La Rossa, D., Randall, P. & Zackai, E. (2001). Taking advantage of early diagnosis: Preschool children with 22q11.2 deletion. *Genetics in Medicine, 3*, 40–44.

Gibbon, F., Lee, A., Yuen, I. & Crampin, L. (2008). Clicks produced as compensatory articulations in two adolescents with velocardiofacial syndrome. *Cleft Palate-Craniofacial Journal, 45*(4), 381–392.

Glaser, B., Mumme, D., Blasey, C., Morris, M., Dahoun, S., Antonarakis, S. & Eliez, S. (2002). Language skills in children with velocardiofacial syndrome (deletion 22q 11.2). *Journal of Pediatrics, 140*, 753–758.

Golding-Kushner, K.J., Weller, G. & Shprintzen, R.J. (1985). Velo-cardio-facial syndrome:language and psychological profiles. *Journal of Craniofacial Genetics and Developmental Biology, 5*, 259–266.

Golding-Kushner, K. (1991). Craniofacial morphology and velopharyngeal function in four syndromes of clefting. Unpublished doctoral dissertation. The Graduate School and University Center, New York.

Golding-Kushner, K. (1995). Treatment of articulation and resonance disorders associated with cleft palate and velopharyngeal insufficiency. In R. Shprintzen & J. Bardach (Eds), *Cleft Palate Speech Management: A Multidisciplinary Approach* (pp.327–351). St Louis: Elsevier Mosby.

Golding-Kushner, K. (2001). *Therapy Techniques for Cleft Palate Speech and Related Disorders* (p.136). San Diego: Singular.

Golding-Kushner, K. (2005). Speech and language disorders in velo-cardio-facial syndrome. In K. Murphy and P. Scambler (Eds), *Velo-Cardio-Facial Syndrome: A Model for Understanding Microdeletion Disorders* (pp.181–199). Cambridge: Cambridge University Press.

Goorhuis-Brouwer, S., Dikkers, F., Robinson, P. & Kerstjens-Frederikse, W. (2003). Specific language impairment in children with velocardiofacial syndrome: Four case studies. *Cleft Palate-Craniofacial Journal, 40*, 190–195.

Gothelf, D., Presburger, G., Zohar, A., Burg, M., Nahmani, A. & Frydman, M. (2004). Obsessive-compulsive disorder in patients with velocardiofacial (22q11 deletion) syndrome. *American Journal of Medical Genetics. Part B, Neuropsychiatric Genetics, 126*, 99–105.

Kirshner, R.E. (2005). Palatal anomalies and velopharyngeal dysfunction associated with velo-cardio-facial syndrome. In K.C. Murphy, and P. J. Scambler (Eds), *Velo-Cardio-Facial Syndrome: A Model for Understanding Microdeletion Disorders* (pp.83–104). Cambridge: Cambridge University Press.

Kummer, A., Lee, L., Schaadt Stutz, L., Maroney, A. & Weidenbach Brandt, J. (2007). The prevalence of apraxia in patients with velocardiofacial syndrome as compared with other cleft populations. *Cleft Palate-Craniofacial Journal, 44*(2), 175–181.

Lipson, A., Yiulle, D., Angel, M., Thompson, P., Vandervoord, J. & Beckerham, E. (1991). Velocardio-facial (Shprintzen) syndrome: An important syndrome for the dysmorphologist to recognize. *Journal of Medical Genetics, 2*, 596–604.

Losken, A., Williams, J., Burstein, F., Malick, D. & Riski, J. (2003). An outcome evaluation of sphincter pharyngoplasty for management of velopharyngeal insufficiency. *Plastic and Reconstructive Surgery, 112*, 1755–1761.

Losken, A., Williams, J., Burstein, F., Malick, D. & Riski, J. (2006). Surgical correction of velopharyngeal insufficiency in children with velocardiofacial syndrome. *Plastic and Reconstructive Surgery, 117,* 1493–1498.

McDonald-McGinn, D., La Rossa, D., Goldmuntz, E., Sullivan, K., Eichier, P., Gerdes, M. & Zackai, E. (1997). The 22q11.2 deletion: Screening, diagnostic workup, and outcome of results: Report on 181 patients. *Genetic Testing, 1,* 99–108.

Mehendale, F., Birch, M., Birkett, L., Sell, D. & Sommerlad, B. (2004). Surgical management of VPI and velocardiofacial syndrome. *Cleft Palate-Craniofacial Journal, 41,* 124–135.

Mills, L., Gosling, A. & Sell, D. (2006). Extending the communication phenotype associated with 22q11.2 microdeletion syndrome. *Advances in Speech-Language Pathology, 8*(1), 17–27.

Moss, E.M., Batshaw, M.L., Solot, C.B., Gerdes, M., McDonald-McGinn, D.M., Driscoll, D.A. & Wang, P.P. (1999). Psychoeducational profile of the 22q11.2 microdeletion: A complex pattern. *Journal of Paediatrics, 134*(2), 193–198.

Nayak, J. & Sell, D. (1998). Velocardiofacial Syndrome. *The Bulletin,* Royal College of Speech and Language Therapists, 6–7 March.

Niklasson, L., Rassmussen, P., Oskarsdottir, S. & Gillberg, C. (2009). Autism, ADHD, mental retardation, and behaviour problems in 100 individuals with 22q11 deletion syndrome. *Research in Developmental Disabilities, 30,* 763–773.

Persson, C., Niklasson, L., Oskarsdottir, S., Johansson, S., Jonsson, R. & Soderpalm, E. (2006). Language skills in 5–8-year-old children with 22q11 deletion syndrome. *International Journal of Language and Communication Disorders, 41,* 313–333.

Rausch, A., Hoyer, J., Guth, S., Zweier, C., Kraus, C., Zenker, M. & Trautmann, U. (2006). Diagnostic yield of various genetic approaches in patients with unexplained developmental delay or mental retardation. *American Journal of Medical Genetics, Part A 140*(19), 2063–2074.

Reyes, M., LeBlanc, C. & Bassilia, M. (1999). Hearing loss and otitis media in velo-cardio-facial syndrome. *International Journal of Pediatric Otorhinolaryngology, 47,* 227–233.

Scherer, N., D'Antonio, L. & Rodgers, J. (1999). Early speech and language development in children with velo-cardio-facial syndrome. *American Journal of Medical Genetics (Neuropsychiatric Genetics), 88,* 714–723.

Shashi, V., Veerapandiyan, A., Schoch, K., Keshavan, M., Ip, M. & Hooper, S. (2012). Social skills and associated psychopathology in children with chromosome 22q11.2 deletion syndrome: Implications for intervention. *Journal of Intellectual Disability Research, 56,* 865–878.

Shprintzen, R. (2000). Velo-cardio-facial syndrome: A distinctive behavioural phenotype. *Mental Retardation and Developmental Disabilities Research Reviews, 6,* 142–147.

Shprintzen, R. (2005). Velo-cardio-facial syndrome. In S. Cassidy and J. Allanson (Eds), *Management of Genetic Syndromes* (pp.615–632). New York, NY: John Wiley & Sons.

Shprintzen, R. & Golding-Kushner, K. (2008). *Velo-Cardio-Facial Syndrome* (Vol. 1). San Diego, CA: Plural.

Solot, C., Handler, S., Gerdes, M., McDonald-McGinn, D., Moss, E, Wang, P. & Driscoll,

D. (2000). Communication disorders in 22q 11.2 microdeletion syndrome. *Journal of Communication Disorders, 333*, 187–204.

Solot, C., Gerdes, M., Kirshner, R.E., McDonald-McGinn, D., Moss, E., Woodin, M. & Wang, P. (2001). Communication issues in 22q11.2 microdeletion syndrome. Children at risk. *Genetics in Medicine, 3*, 67–71.

Spruijt, N.E., Widdershoven, J.C., Breugem, C.C., Speleman, L., Homveld, I.L.M., Kon, M. & Mink van der Molen, A.B. (2012). Velopharyngeal dysfunction and 22q11.2 deletion syndrome: A longitudinal study of functional outcome and preoperative prognostic factors. *Cleft Palate-Craniofacial Journal, 49*, 447–455.

Swillen, A., Devriendt, K., Ghesquiere, P. & Fryns, J. (2001). Children with a 22q11 deletion versus children with a speech-language impairment and learning disability: Behavior during primary school age. *Genetic Counselling, 12*, 309–317.

Van Trappen, G., Devrient, K., Swillen, A., Rommel, N., Vogels, A.S., Eyskens, B. & Fryns, J. (1999). Presenting symptoms and clinical features in 130 patients with the velo-cardio-facial syndrome. The Leuven experience. *Genetic Counselling, 10*, 3–9.

Widdershoven, J.C., Stubenitsky, B.M., Breugem, C.C. & Mink van der Molen, A.B. (2008). Outcome of velopharyngoplasty in patients with velocardiofacial syndrome. *Archives of Otolaryngology – Head & Neck Surgery, 134*, 1159–1164.

参考书目

Butcher, N., Chow, E.W.C., Costain, G., Karas, D., Ho, A. & Bassett, A.S. (2012). Functional outcomes of adults with 22q11.2 deletion syndrome. *Genetics in Medicine, 14*, 836–843.

de Cássia Rillo Dutka, J., Uemeoka, E., Aferri, H.C., Pegoraro-Krook, M.I. & de Castro Marino, V.C. (2012). Total obturation of velopharynx for treatment of velopharyngeal hypodynamism: Case report. *Cleft Palate-Craniofacial Journal, 49*, 488–493.

第十四章 患儿喂养

第一节 为唇腭裂患儿提供喂养——解开这个谜题

Zoe Gordon

本章目的

这个章节向社区基层医师介绍有关患有唇腭裂的婴幼儿以及学龄前儿童如何喂养的问题。如若参考第十二章则更有益进一步讨论对于病情复杂的孩子,强调父母参与协调照顾的重要性。这个章节的目的在于:

- 探索一个经常被许多家庭或其他健康专业人员问及的关于喂养唇腭裂患儿或伴有相关综合征的患儿的问题。
- 专业的临床医师对于有关唇腭裂患儿喂养的参考书和网络资源有着浓厚的兴趣,在本章节将提供这些资源并详细地探索唇腭裂患儿喂养的困难。

简介

每一位家长的核心任务是喂养他们的孩子,让他们苗壮成长,唇腭裂患儿或单纯腭裂的患儿的父母需要改变传统的喂养方法,为他们的孩子进行喂养,让他们可以苗壮成长。英国临床护理专家被公认为最好的地区性唇腭裂护理团队。这些临床护理专家可以为出生时伴有唇腭裂孩子的家庭提供专业的意见。言语语言治疗师也可能参与没有腭裂患儿吞咽功能障碍治疗的过程。

喂养常见的问题

❓ 单侧唇裂的患儿有哪些喂养困难?

单侧唇裂患儿经常遇到以下几个典型的喂养困难。唇裂可以影响唇密封的完整性,以及婴儿在乳头上形成完整闭合的能力。这可能混合牙槽嵴裂。

据推测,唇密封的强度可以影响非唇腭裂婴儿使用真正的吮吸技巧来哺乳(Arvedson 和 Brodsky,2002)。然后,在实践中,如果父母希望用乳房或奶瓶喂养时,对于单纯的唇裂,母亲可以选择用手指或乳头挡住。

◇ **腭裂患儿喂养时面临何种困难?**

　　患有腭裂的婴幼儿伴或不伴唇裂,可能出现:

- 喂养时间延长。
- 低效或无效的吮吸。
- 他们的吮吸功能与普通婴幼儿有广泛的差异。
- 吞咽吮吸呼吸的过程不协调。
- 吞咽启动延迟,这可能是由于腭弓、腭垂、软腭和咽部的感觉弱化。
- 瞬时的吮吸。
- 前庭沟里的食物残留。
- 体重增加缓慢。
- 牛奶和半固体以及固体的食物从鼻腔反流。
- 喂养时吸入空气。

(Bessell 等,2011;Masarei 等,2007;Reid 等,2007)

　　另外,出生时需要治疗或有相关综合征的婴幼儿可能有更复杂的喂养困难,他们需要更多专业性的干预。婴幼儿的喂养困难经常是多方面的(图 14-1-1)。在深入探索喂养困难的类型时,不论何种裂隙,他们的病因和治疗手段都是详细的。其他地方则超出本章范围,下文可见到进一步阅读的建议。

📖 *推荐阅读*

Wolf,L & Glass,R.(1992).Feeding and Swallowing Disorders in Infancy:Assessment and Management.Tuscon,AZ:Therapy Skill Builders.

Arvdson,J.C & Brodsky,L.(2002).Pediatric Swallowing and Feeding:Assessment and Management.New York:Singular.

Evans Morris,S & Dunn Klein,M.(2000).Pre-feeding Skills:A comprehensive Resource for Mealtime Development.Tuscon,AZ:Therapy Skill Builders.

Sullivan,R.B.(Ed.)(2009).Feeding and Nutrition in Children with Neurodevelopmental Disability.London:Mackeith Press.

Rommel,N.De Meyer,A.M.,Feenstra,L.& Veerman-Wauters,G(2003).The complexity of feeding problems in700 infants and young children presenting to a tertiary care institution.Journal of Pediatric Gastroenterology and Nutrition,37,75-84.

◇ **为什么腭裂会影响喂养?**(生理上的内容)

　　当一个婴儿通过乳房或奶瓶喂养时,他需要能够理解如何吮吸乳头。此外,婴儿的生长需要口腔内足够的压力来从乳头中获取足够的奶量。这一过程包括两个相关但不相同的动作。

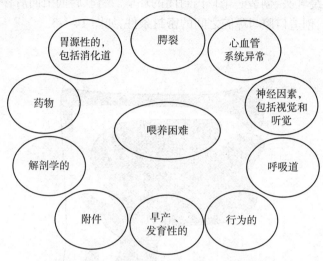

图 14-1-1　婴幼儿喂养的关键影响因素

（1）口腔内正压力的产生

婴儿需要在他们的舌头与硬腭之间压紧乳头,来使乳头挤出乳汁。伴有完全性硬腭裂的婴儿的父母可能需要额外的支持,来应对现有的组织和腭裂以期望最大限度地发挥口腔内压力,找到乳头吮吸时最好的位置。腭部不需要提升就可以获得这类型的压力（图 14-1-2）。

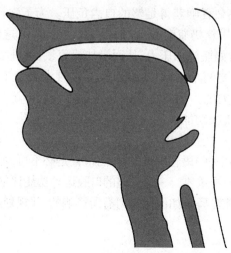

图 14-1-2　静息状态下的软腭

（2）口腔内负压力的产生

除了压缩，婴儿也需要口腔内的负压来帮助吸吮。这个过程的实现需要唇部紧密围绕乳头，创造一个口内封闭的环境。将软腭向上向后移动，咽壁向前内侧移动，创造口腔与鼻腔之间的密封条件，如图 14-1-3。

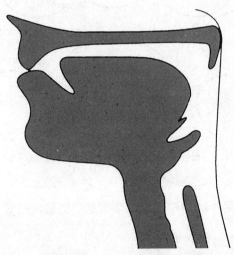

图 14-1-3   上抬时的软腭

为了给婴儿的下巴和舌头在吮吸时有更多的空间，口腔内产生负压（Wolf 和 Glass，1992）。最近的研究表明，这一行为给患有唇腭裂婴儿提供高浓度母乳时没有被记录（Geddes 等，2011）。因此，腭裂的婴儿味觉功能受神经系统损伤的影响，难以为高效吞咽获得足够的口内负压。为了弥补负压产生的不足，腭裂的婴幼儿通常用软奶瓶喂养，以提供"辅助喂养"。这使父母在婴儿吮吸时，用温和的压力对奶瓶施加压力，从而增加奶流量，促进喂养成功。

吞咽和呼吸需要两个不同的吮吸压力，使婴儿建立有节律的吞咽吮吸。呼吸是成功喂养的关键。不能这样做会导致母乳获得不足，窒息或疲劳。辅助/挤压喂养应对吮吸功能失调的或非腭裂相关的腭裂功能障碍的婴幼儿谨慎使用。

在研究与腭裂相关的语音困难时，口内检查是必不可少的，这与治疗师致力于喂养困难的问题一样重要。一个完整的口腔运动功能评估将有助于医师了解腭裂或腭咽闭合功能障碍是如何使吸力有所影响的，并规划适当的治疗方法。

📖 *推荐阅读*

For a useful overview of normal sucking and sucking development see：

Delaney,A.L.&Arvedson,J.C.（2008）.Development of swallowing and feeding:Prenatal through first year of life.Developmental Disabilities Research Review,14,105-107.

Wolf,L&Glass,R.（1992）.Feeding and Swallowing Disorders in Infancy:Assessment and Management.Tuscon,AZ:Therapy Skill Builders.

❓ 腭裂患儿可以用母乳喂养吗?

一项系统回顾（Mei 等,2009）研究腭裂婴幼儿的母乳喂养的可行性,父母往往在母乳喂养他们孩子上与专业人士相互矛盾,给出不一样的建议。他们对于"成功"母乳喂养的定义往往与专业人士不同。

单侧唇裂的婴幼儿往往可以成功哺乳,唇腭裂专科护士,助产士,卫生访视员可以帮助母亲尝试不同的位置,以使唇部最优化密封。

伴有软腭裂的婴幼儿很少可以完全母乳喂养,因为他们难以使用吸力来获取母乳。轻微的软腭裂可以实现部分的母乳喂养。但是,父母通常需要用瓶装母乳或配方牛乳补充不足。颅面部综合征,例如阿佩尔综合征的孩子可以有更好的母乳喂养,因为他们面中部发育不足,舌根位置改变,腭咽闭合空间减少。

天生伴有腭裂,裂隙较宽的唇腭裂或明显后缩的孩子通常很少可以成功喂养。希望用母乳喂养的母亲当得知母乳喂养是不可能时,可能会感到极度沮丧和气馁,共同制订喂养计划是重要的。健康专业人士应鼓励母亲定期用杯装或瓶装母乳喂养。这将给予婴幼儿母乳的营养价值,并减少父母的压力（Mei 等,2009）也可以让婴儿在非喂养时间,贴在乳房上,使肌肤和肌肤亲密接触。

❓ 裂隙的大小和类型是否影响喂养的结果?

如果没有辅助喂养技术的帮忙,裂隙的大小被公认为可以影响喂养困难的程度（Miller,2011;Reid 等,2007;Arvedson 和 Brodsky,2002;Wolf 等,1992）唇腭裂的婴幼儿根据硬腭受累程度会影响是否可以达到吸吮和压迫乳头的效果。在经验上,裂隙较宽的婴儿比裂隙较小的婴儿喂养更加困难,他们有时也可以实现弱吸（Reid 等,2007）。另外,一些唇腭裂婴儿可以比单纯腭裂或牙槽嵴裂的婴儿喂养效率更低下,腭部或牙槽嵴组织的缺乏使他们挤压乳头的能力损伤。

❓ 支持喂养的作用是什么?

腭裂临床护理专家（CNS）在最初几周或几个月的喂养建立中可以提供喂养支持,并且使家长对裂隙相关喂养困难的病因基础有一个良好的理解。虽然英国各地的操作有所不同,但是 18~24 个月的婴幼儿通常由临床护理专家照料。英国一些腭裂服务机构组织也有为腭裂患儿提供吞咽训练,SLT 提供专门的支持。社区团队成员也管理着更有复杂喂养需求的儿童。然而,对于特别是吞咽功能障碍的儿童长期复杂的需求,以社区为基础的言语语言治疗师可能会为他们提供进一步的支持和建议(表 14-1-1)。

　　SLT 和 CNS 的组合可以为有更复杂需求的孩子最大限度地提高喂养的积极效果。关于哪些专业领导或协调支持喂养需求更复杂的婴幼儿,是由其各种情况基础以及以下因素所决定的:

- 父母的决定。
- 孩子的年龄。
- 喂养困难的性质和严重性。
- 孩子的复杂需求是否已完全在与 SLT 的交流中获得支持。
- 个体团队成员的专业性。
- CNS/SLT 与患儿家庭之间的关系。
- 管理人员的资源。

表 14-1-1　CNS 和 SLT 在喂养问题中扮演角色的举例

CNS	新生儿婴幼儿第一个港湾
	"典型"腭裂喂养者
	不协调或无组织的喂养者
	喂养时间延长
	暮气沉沉的喂养者
	最初观察喂养给出断奶建议和监测
SLT	关注:吸入和吞咽功能障碍
	过渡期的喂养困难
	裂隙不是影响进食的关键因素
	年长的幼童或发育困难儿童的喂养困难
CNS and SLT	伴有腭裂综合征的孩子
	复合的喂养者
	功能失调的喂养者
	喂养技能退化
	中度严重不协调的喂养者
	给予需要的建议
	长期使用鼻饲管

⑦ 未修复唇腭裂的婴儿能断奶并正常地进食固体食物?

　　在世界卫生组织(2001)的建议下,伴有唇腭裂的婴幼儿应在正常年龄时进食固体食物,可见:

　　(http://www.who.int/nutrition/topics/infantfeeding_reconmendation/en/index.html)

大多数腭裂儿童会经历鼻反流,特别是酸奶类型浓度的固体。父母应该明白这在腭部完全修复之前是正常的,大多数儿童对于鼻反流没有明显的困扰和危害。

对于一些经历显著的早期喂养困难和(或)生长迟缓的儿童,CNS 或营养师会建议考虑高热量的饮食或早期断奶。然而,早期断奶应该是一个团队在婴儿 17 周后的决策,因为胃肠道发育不成熟(Agostoni 等,2008)

◇ **什么是喂养板?**

使用矫形板(正畸板或喂养闭孔)协助喂养腭裂婴儿是有争议的,其使用不同的裂隙之间。使用喂养板的研究已经很少,尤其是那些鼓吹这些设备的好处。喂养板使用背后的基本原理是假体覆盖裂隙,恢复正常的口腔结构,使其更有效的喂养,减少鼻腔反流,消除喂养困难,并改善生长(Turner 等,2001;Jones 等,1982)。然而,这未能解决口内吮吸时负压不足的问题。父母也许会质疑,一个喂养板会使婴幼儿进行母乳喂养? 医师能够解释这一板块并没有解决腭裂婴儿吮吸困难的问题是很重要的。

虽然喂养板通常是可以耐受的,但即使由经验丰富的正畸团队操作时,情况却并非总是如此,婴儿可能需要几套上腭的喂养板,因为他们的成长和喂养板偶尔会引起口腔黏膜的刺激。重要的是,要注意喂养板的使用与修复重建外科的使用有不同的原理,对于手术前的修复重建外科的喂养板是用来帮助上颌骨段手术做准备的。

由于一系列不同的瓶和奶嘴的可用性,辅助和补充喂养技术的实施,许多中心很少会考虑喂养板的使用。

◇ **腭裂修复后婴儿的喂养会改善吗?**

许多伴有非综合征型唇腭裂儿童,腭裂修复将使其获得成功和更有效的喂养,辅助喂养技术的使用减少,鼻腔返流也逐渐减少。手术以后还可以观察到患儿固体食物的摄入和体重均有增加(Prahl 等,2005)。事实上,父母经常反映患儿对固体食物越来越有兴趣,但偶尔也会反映拒绝接下来进一步的手术。

在一个伴有共同发生的综合征或复杂需求的孩子,特别是儿童的神经系统,呼吸道或胃肠道为基础的喂养困难,腭裂很少是喂养问题的主要原因。临床医师在与患儿家长讨论腭裂手术时必须注意不能给患儿家长带来不切实际的期望,即腭裂手术一定会改善孩子的喂养状况。

📖 *推荐阅读*

Masarei,A.G.,Sell,D.,Habel,A,Mars,M.,Sommerlad,B.C.&Wade,A(2007).The nature of feeding in infants with unrepaired cleft lip and/or palate compared with healthy noncleft infants. The Cleft Palate-Craniofacial Journal,44(3),321-328.

非腭裂患儿进食困难的处理

正如前面所讨论的,在英国婴幼儿腭裂相关喂养困难的管理得到 CNS 团队很好的支持,但关于吮吸或神经学基础的味觉功能障碍、脑神经障碍的婴儿,在腭裂的情况下,可以也受益于类似的技术:

- 在一个直立、弯曲和中间位置进行喂养,减少鼻腔反流和促进稳定的吮吸。
- 使用一个大的、广泛的正畸形乳头让宝宝有一个更大的表面积来吮吸,这将最大限度地通过压力的正面作用提高牛奶的获得量。
- 使用十字开口的奶嘴可能是有益的,因为这可以帮助宝宝调节乳汁流量并提高吸吮 - 吞咽 - 呼吸的协调性。
- 将奶嘴尽可能地向非裂侧挤压。
- 经常旋转奶瓶。
- 使用辅助喂养技术。如教会家长压迫乳头或者使用软式可挤压的奶瓶。
- 按照同步宝宝的吮吸,轻轻地连续辅助挤压。

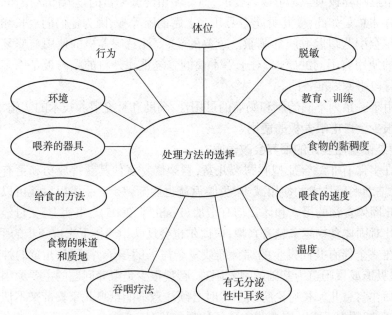

图 14-1-4　有特殊喂养需要的腭裂患儿的喂养治疗的可选方式

喂养器具

商业市场上充斥着食物;然而,由于裂隙的性质和腭咽闭合功能障碍相关的喂养困难经常需要专家给予喂养设备。

　　大部分唇腭裂患儿都可以通过使用软式奶瓶改善喂养状况,但伴有其他异常或腭裂相关综合征的孩子往往需要额外的支持。

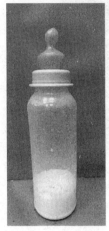 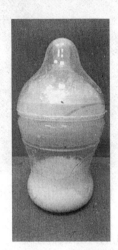 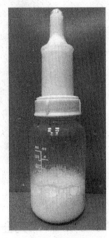

图 14-1-5　MAM 软胶"挤压式"奶瓶,附有正畸奶嘴　　图 14-1-6　市售的软硅胶奶瓶　　图 14-1-7　Haberman™ 奶瓶

表 14-1-2　喂养器具

软式奶瓶(挤压式奶瓶,可压缩奶瓶,硅胶奶瓶,可从 CLAPA 购得)
奶瓶柔软,可挤压,帮助液体流入患儿口中
适用多种奶嘴
能够提高喂养效率
减轻患儿疲劳
慎用于功能不良的吮吸方式和吞咽困难的患儿

Haberman™ 奶瓶(Medela 特需喂奶瓶,可从 CLAPA 购得)
可以调节流速,利于吮吸 - 吞咽 - 呼吸循环,以便于患儿进食
有单向阀门以便于吸力较弱的患儿喂食,同时防止患儿吞入过多空气
长奶嘴便于形成正压力,使吮吸稳定有力,尤其适用于 PRS 患儿
需要学习正确的灌装方法
没有盖子
价格高

Pigeon 奶嘴(多用于英国、美国及澳大利亚地区)
仅允许患儿通过挤压奶嘴才能获得较多的液体流入口内
需要 CNS/SLT 协助评估患儿的吮吸和吞咽功能
奶嘴有一侧较硬,可以充当"假上腭";另一侧较软便于挤压
单向阀门促进液体流出
可以通过旋紧 / 放松瓶颈来调节液体流速
只有在患儿吮吸时,液体才能顺利流出。不需要挤压奶瓶

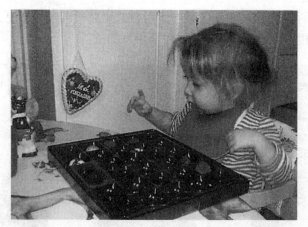

图 14-1-8　Roseanne 发现了圣诞节的意义

与 Pierre Robin 序列征（PRS）相关的喂养困难

　　PRS 本身并不是一个综合征，但往往是一种综合征的部分，最常见的是 Stickler 综合征（图 14-1-8）。它一再被描述为在早期发育中下颌骨发育的一系列的不良事件的产生。这被认为是在胚胎发育的 8~10 周，引发并导致舌头位置改变。PRS 患儿的喂养较之于那些单纯腭裂的患儿更为困难，而同时伴有其他症状的 PRS 患儿的困难更加严重（Tan 和 Farlie，2012；Glynn 等，2011；Smith 和 Senders，2006；Baujat 等，2001；Holder-Espinasse 等，2001；Renault 等，2000）。喂养困难最常见于前六个月，但是可以扩展到整个儿童早期，这个时间有很大的不确定性，这决定于患儿是否合并其他的综合征。喂养困难通常是由于现有的各因素相结合，不是因为腭裂本身，可能需要告知父母，即使裂缝被修复，困难仍可能会持续。

　　医师可以观察到：

- 口咽分泌物。
- 吞咽呼吸同步失调或混乱。
- 喂养引起的窒息。
- 进食时间的延长。
- 食物团块的形成缓慢。
- 在 VFSS 中可以观察到舌体运动减弱。
- 误吸，常常是无声的，会导致进一步的呼吸系统损害、体重增加缓慢和厌食行为。
- 咽肌张力低下。
- 咽部残留。

- 食管运动障碍引起的反流等不适,那些回流药物影响不大。
- 生长缓慢。
- 进餐时间增加。
- 行为性的喂养困难源于早期的喂养困难,与大年龄孩子的吞咽困难和窒息有关。

鼻饲管喂养,或在更严重的情况下,对患儿进行胃造瘘术等手段,经常用来支持 PRS 婴儿的生长增长和营养(Miller,2011;Glynn 等,2011;Smith 和 Senders,2006;Baujat 等,2001)。CNS 和 SLT 的重要性在于能够给予明确的信息,在进食过程中给予患儿父母更多的支持。在早期,可以鼓励患儿家长多给孩子进行适当的口部运动的模拟,以尽量减少患儿口腔的超敏反应和厌食。

> "直到他五周时,我仍不能够养活他,虽然这是令人心碎的,我仍然能够与他紧密联系,让他练习吸吮运动。他爱他的脸被接触。这只是好过被告知有一些事情我们可以做的而不是总是告诉我们不能做。"
>
> 生于 34/40 周的约翰的妈妈,确诊为 PRS 和 Stickler 综合征

早期喂养问题常与气道协调程度直接相关(Bookman,2012;Smith 和 Senders,2006;Wagener 等,2003;Arvedson 和 Brodsky,2002)。在婴儿引发呼吸窘迫的症状可能包括:

- 呼噜声
- 喘鸣(当呼吸时带有大声的高亢的声音,通常在吸入时)
- 气管索
- 颜色变化
- 心率增加
- 缓慢或快速呼吸
- 氧气不足
- 胸部后缩
- 鼻翼扇动

用呼吸支持喂养和吞咽可能会进一步损害过早出生的伴有腭裂婴儿生长健康,使其心脏异常。这是各学科团队管理清楚地表明的。PRS 婴儿的呼吸困难由耳鼻喉专家进行管理。这可能是通过俯卧或侧位治疗,以促进早期改善更多的向前的舌位置。俯卧位只应由医疗团队建议。如果这是不成功的,团队可能会考虑使用鼻咽气道,舌固定、氧疗、气管插管、气管切开或下颌牵张。

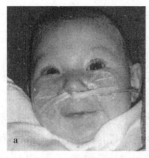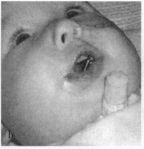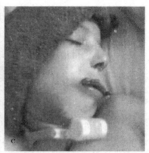

图 14-1-9 （a）鼻咽通气道;（b 和 c）内置牵张器

○ 名词

舌固定术（glossopexy）:将舌与下唇固定在一起,以防止舌体阻塞上呼吸道的手术。

气管切开术（tracheosteomy）:手术切开声带下方的气管并将通气导管置入,以利于患儿呼吸 / 通气。

下颌骨牵引 / 牵张成骨术（mandibular distraction/distraction osteogenesis,DOG）:用骨牵张技术促进新骨生长和改善上呼吸道通畅。在手术中需要切开皮质,牵引两部分逐渐分离。这会导致骨痂在骨面之间形成并生长,产生新骨。牵引装置可放在口内或口外。

○ 相关研究

Baujat 等（2001）探讨因食管运动障碍喂养困难需要入院评估的 35 例 PRS 阳性或阴性患儿,斯蒂克勒综合征婴幼儿。通过测压评估、他们确定 50% 的短暂障碍的儿童,包括食管下端括约肌张力增高,运动障碍,或上、下食管括约肌不松弛。他们还发现,传统的胃反流调查中,80% 液体回流的评估没有与 pH 的研究和钡的研究报告相结合。

也有喂养困难的儿童有足够的气道,可能是由于其额外的复杂性吞咽和呼吸,喂养发生的地方在一个气道的边缘（Glynn 等,2011）。替代假说表明,PRS 患者口咽肌张力低下的病因确实可能导致下颌骨发育不良（Tan 和 Farlie,2012）。

由于高频率的困难,一些作者对此的结论是,PRS 的进食障碍,虽然短暂,但不能由一个单纯腭裂的力学效应解释。这些进食障碍可能因为迷走神经过度反应,在脑干吞咽中枢模式发生器失调等观点已被提出(Abadie 等,2002;Baujat 等,2001;Renault 等,2000)。

Wagner 等(2003)报告说,鼻咽通气道可以有效地改善患儿的气道状态,可以促进体重增加和改善喂养情况。但是 Marques 等(2010)发现,有63%的婴儿在吮吸时必须去除鼻咽通气道以避免误吸的发生。去除鼻咽通气道以后患儿的误吸明显减少。这些患儿对去除和重新放置鼻咽通气道的耐受性都很好。

○ **名词**

误吸(又名肺吸入):将异物(通常是食物、饮料、分泌物)进入气道和下呼吸道,这可能导致胸腔感染或肺炎。

一旦婴儿的呼吸道是稳定的,医疗团队很乐于进行口服喂养,用传统的管理技术改善吮吮、吞咽、呼吸同步,这是非常有效的。许多婴儿将受益于:

- 积极的口腔颌面部的刺激,练习吮吸父母的手指,或由家长引导孩子用嘴吮吸送管,得益于此,他们可以在吮吸食物时感到满足。
- 为父母和婴儿提供皮肤与皮肤接触的时间,这被证明可以帮助母亲增加乳汁分泌。
- 当婴儿全身情况稳定时,可以进行带有牛奶味的非营养性吮吮刺激。
- 用手套套在手指在舌头上进行按摩,在奶瓶喂食之前,沿舌头在前后方向上牢牢地按摩,以帮助舌头前移。
- 偶尔使用较长的、软的乳头,提供乳头可以稳定地向下就可以接触到舌头上。
- 一些婴儿需要逐渐过渡,从带有小流量奶嘴的奶瓶开始,然后过渡到使用挤压瓶和流速较大的奶嘴。
- 使用增稠的流质食物。
- 使用面颊、下巴支撑来改善奶嘴周围的唇形密封,稳定颌位用于吮吮并使下颌骨进入前部位置。
- 喂食的位置选择直立或斜躺着的。
- 限制喂养时间到最多30分钟,婴儿不应消耗过多的体能在喂养过程中。
- 如果 PRS 婴儿有误吸的风险。可以使用荧光电视摄像技术来观察吞咽过程。
- 多学科小组讨论,以确定需要添加辅食或管饲。

幼儿和大孩子可能因此受益:

- 定时定量的少吃多餐
- 细嚼慢咽
- 使用吸管
- 饮食建议和监测

○ **案例研究:Frankie**

诊断:足月出生,Pierre Robin 序列征,宽大的软腭裂,舌后坠,严重的下颌后缩,反流。

处理: Frankie 的 CNS 要求言语语言治疗师在患儿 6 天大时再次给出会诊意见。Frankie 更换了奶瓶并开始使用滴管,但是表现出对进食的兴趣不高。因此,CNS 建议用一种正常的硬质奶瓶和正畸奶嘴而不是挤压式奶瓶,使他不会不堪奶流的重负。

初始评估总结: Frankie 的喂养是由 STL 和 CNS 共同回顾。他的下颌后缩明显,使他仰面躺着时呼吸困难,俯卧时才能使呼吸道通畅一些。他采取每一瓶 3~4ml 喂养。在非营养性吸吮评价,Frankie 能够实现较好的唇部密封,尽管舌系带位置尚好,但是舌头后坠明显。他的吮吸压力很弱并且很难维持,舌后坠又进一步加重了这种情况。当使用奶瓶进食时,他会表现出忽动忽停的下颌运动,无法协调自己的吞咽和呼吸。尽管没有观察到咳嗽,但每次当他吞咽时,上呼吸道就会被阻塞,监视器上的血氧饱和度都会下降。

建议: Frankie 的妈妈改变了喂养姿势,以帮助把他的舌头向前。不建议修剪舌系带,这是因为对于许多患 PRS 的孩子,修剪舌系带会加重上呼吸道梗阻。使用长而柔软的奶嘴能够帮助他的舌头与奶嘴接触更为广泛,让喂养更有效。轻轻地挤压奶瓶帮助 Frankie 协调他的吮吸、吞咽、呼吸模式,让他可以及时吮吸到牛奶,而不是持续地往他嘴里滴加牛奶。

回顾评价:运用以上方法,Frankie 最初能用他的瓶子喂养 25ml 牛奶,在喂养时没有明显的缺氧。然而,当他 11 天大时,由于愈发严重的呼吸困难而不得不使用鼻咽通气道。虽然专业人士参与了 Frankie 的照顾,期望这样会改善通气并对喂养有帮助,但他的情况在进食过程中却变得不稳定,在喂养时发出一些哽咽和杂乱的声音。于是安排 Frankie 做了一个荧光电视摄像检查,发现他进食时有误吸的情况。误吸发生在他吞咽开始之前,原因被认为是由于他没有完全使舌头接触到咽壁。误吸还可能发生在吞咽开始后,由于少量液体残留在咽腔内而导致误吸。各种方法,比如调整体位,不挤压奶嘴,增稠的液体食物以及使用较短的鼻咽通气道,都没有消除误吸。然而,当去除鼻咽通气道时,Frankie 能够更好地协调他的吞咽和呼吸,他的咽腔排空也显著改善。经与他的呼吸和耳鼻喉科医师的讨论,同意 Frankie 的母亲在喂食时去除鼻咽通气道。在后面的 5 天内,Frankie 耐受了经口腔喂给的强化和增稠食物,于是胃饲管就也被去除了。

这说明:改善气道不会自动改善喂养。每个孩子都需要单独进行 MDT 评估,言语语言治疗师应当具备关于吞咽功能的知识,而不是猜测或臆想患儿的吞咽困难。

Treacher Collins 综合征伴发的喂养困难

Treacher Collins 综合征(TCS)有着一个复杂的颅面畸形情况,其经常影响呼吸、进食、语言和听力。患儿胚胎时期在子宫内就可能会被检测到异常,但其严重程度变异巨大(见第十二章的主要特点总结)。孩子们通常需要在童年过程中多次住院治疗和手术。

由于小颌畸形和随之而来的舌后坠,上气道梗阻成为本综合征的一种常见的特征。有一部分儿童需要行气管切开术(Trainor 等,2008;Vallino 等,2006)。Vallino 等(2006)报告说,Treacher Collins 综合征伴发腭裂的儿童,气管切开置入的可能性提高到 80% 以上。虽然这个数字可能有一定程度的偏倚。即便如此,这可能是言语语言治疗师遇到的非常具有挑战性的儿童。

伴有 TCS 的儿童可能出现多发的颅面畸形,包括对口腔运动功能的影响。(Miller,2011;Trainor 等,2009;Ortega 等,2007;Vallino 等,2006):

- 腭裂作为 Pierre Robin 序列和(或)先天 VPD 的一部分。
- 面中部发育不良,可能会导致前牙开殆。
- 一个明显变小的颅底角度,结合典型的舌后坠,使咽腔体积进一步减少。颅底角度的变化显著影响口腔对食物的处理,并破坏吮吸、呼吸、吞咽同步进行。
- 颧骨颧弓发育不良或缺失,使咬肌失去支持,从而严重影响咬合力。
- 牙齿少,排列稀疏,或各种错位萌出。
- 颞下颌关节窝发育异常。
- 咽腔狭小且发育不全。

下颌骨牵张成骨或"DOG"(见"舌固定术"所在名词框)可以用来促进孩子的呼吸道通畅。延长下颌骨向前从而增加舌体在口咽部空间(Sesenna 等,2012;Bookman 等,2011;Vallino 等,2006)。然而,一个显著的下颌骨离断的风险是下牙槽神经损伤。

○ 案例研究：Ava

诊断：腭裂、Treacher Collins 综合征（TCOF1 negative-see Chapter 12 on aetiology of Treacher Collins syndrome），明显的下颌后缩，气管食管瘘，双侧中度传导性听力损失但是使用助听器可以获得明显改善，食管反流，反复罹患肺炎，厌食，颧骨发育不全，无下颌支。

病史：由于担心她无法安全地吞咽，Ava 自出生以来曾主要靠胃管进食。在她 10 个月大时，荧光电视摄像吞咽评估（VFSS）表明，无论是吞咽牛奶还是果泥，Ava 都会发生反复误吸。在 Ava12 个月大时，Ava 接受了胃造瘘术并一直保持非口服状态，而且每隔几个月就会有胸部感染。3 个月后，Ava 所在社区的言语语言治疗师对她进行了检查并建议她的父母利用玩具对 Ava 进行口腔训练，以减少 Ava 发生口腔超敏反应的风险，并且为了好玩，还让她尝尝果泥的味道。几个月以后，Ava 的家人希望可以给她经口喂养。然而，她的医师更关注她的胸部感染病史，并称她曾在尝试几勺酸奶的几分钟后发出咕咕声。Ava 有重度反流且正在接受治疗。于是大家一致认为，VFSS 可以为 Ava 的吞咽功能提供客观评价，是帮助父母了解她吞咽能力的有用的工具，使他们能够对自己的喂养管理做出明智的选择。

评价：Ava 最初是由腭裂言语语言治疗师、社区言语语言治疗师和颌面外科专家共同参与会诊。临床评估和 CT 扫描显示颧骨和上下颌颌骨发育不全（正在发育中），没有下颌支。Ava 很乐于用勺子挖一些液体或一些饼干放在自己的嘴里咀嚼。VFSS 显示液体食物和固体食物在她口内流转困难，因为 Ava 无法充分收缩舌头以便引发吞咽行为。大家猜测这可能是因为缺乏下颌支导致的舌根无法固定并且咬肌功能不全，而不是由于她罹患有腭裂或 TCOF。这导致了延迟吞咽，食物和液体在咽腔堆积，必须经过 2~3 次吞咽才可以完全消除食物。当给予 Ava 的食物比较少且放慢吞咽速度时，VFSS 就没有观察到误吸。然而 3~4 分钟后，可以看到一些液体从食管回到咽部，然后发生误吸，导致一阵微弱的呛咳。

结论：VFSS 可以帮助鉴别诊断 Ava 的胸部感染。她被转回到胃肠病小组，改变了食管反流的治疗方案。Ava 的家人和团队成员一致同意，她最初可以开始增加口服固体食物的摄入量，要求这种食物的质地比液体稍浓稠，不太可能回流。她的喂养方案也由营养师审查，所以每次喂食的奶量逐渐减少。不幸的是,Ava 在几个月后发生了另一种胸部感染,并且治疗团队进一步讨论达到了一致同意的观点,即 Ava 将从胃底折叠术手术中受益,这可以防止她的反流。手术成功进行,在过去 14 个月内 Ava 没有发生过胸部感染,现在正在进食果泥和浓稠的液体食物。试图通过口腔运动锻炼来发展她的咀嚼能力并不合适,因为 Ava 的颌骨还没有发育到足够充分以允许她去咀嚼食物。

这显示: 跨学科工作的重要性在于能够促进言语语言治疗师对进食困难有关的结构异常的理解,并鉴别诊断喂养困难。吞咽困难需要由多学科团队定期复查。

CHARGE 综合征相关的喂养困难

CHARGE 综合征的主要特征包括眼和心脏缺陷,狭窄的鼻腔气道,生长不良,泌尿生殖系统问题和耳部异常。CHARGE 综合征在第十二章进一步描述。大约 90%CHARGE 综合征的儿童在早期喂养时需要胃管进食。这些喂养困难中的许多患儿是由于与如上所述的 Pierre Robin Sequence 重叠,另外还有在 CHARGE 中发现的一些特殊风险。

对胃管喂养的难点长期以来主要是由于误吸、胃食管反流以及由此而引起的拒食。虽然喂养困难在第一年最常见,但在大多数患儿进入学校后,包括生长缓慢在内的问题仍然发生。但是,喂养困难的严重程度通常随着减少(Dobbelsteyn 等,2008)。

误吸被认为发生在约 60% 的 CHARGE 综合征儿童中(White 等,2005),在具有以下吞咽功能障碍的儿童比例较高,包括:

- 吮吸 - 吞咽 - 呼吸不协调。
- 咽部的分泌物积聚。
- 喉部侵入。
- 食管运动障碍。

误吸的高发生率可能与需要气管切开的儿童数量有关;然而气管切开对吞咽功能的影响仍然有争议。

脑神经损伤是 CHARGE 儿童的额外风险,可以导致误吸和反流,是导致进食功能障碍最大的两个因素。然而,关于 CHARGE 综合征的特定临床特征和进食问题之间的相关性尚未达成一致共识。

Blake 和 Prasad(2006)报道,在他们的研究中,大多数儿童有面神经损伤,也有进食困难和胃食管反流。但是,Dobbelsteyn 等(2008)发现他们列入研究的 39 个孩子没有相关性。表 14-1-3 中列出的是 CHARGE 综合征的儿童中的最常见的脑神经损伤后的表现(Blake 等,2008;Dobbelsteyn 等,2008;Lawland 等,2003)。

患有 CHARGE 综合征的儿童可能难以过渡到固体食物,并且可能偏爱平滑的食物,特别是具有较强味道的食物,同时拒绝粗纤维的食物。虽然患儿咀嚼技能发展延迟很常见,但是更重要的是区分口腔运动发育延迟或基于感觉的喂养问题。在年轻的婴儿/儿童中经常观察到厌食,这可能是由于早期未检测到的误吸发作、反流、胃管喂养和延迟经口进食而导致的负面的口腔关联体验。然而,这些因素虽然明显存在,但单独提出来似乎都不能令人满意地解释临床上观察到的厌恶进食现象。

患儿的感觉处理可以受眼部缺损的影响,从而影响孩子的视野,影响进食的重要准备阶段。Brown(2005)的假设,低肌肉张力与降低的感觉器官联系在一起,孩子可能会出现明显的触觉防御、本体感意识波动并可能因此拒绝食物。不过,通过言语语言治疗师和职业治疗师的通力合作,经由仔细分级的感官恢复方案,患儿都可以取得积极的进展。

表 14-1-3 脑神经及其支配

脑神经	关键作用	可能受到损害的标志
面神经 CN Ⅶ	面部表情 舌前份的味觉 分泌唾液 控制唇和面部肌肉的运动 在吮吸和上食管括约肌开放时控制舌骨运动	面部肌肉瘫痪或麻痹 味觉丧失 口干
舌咽神经 CN Ⅸ	舌后 1/3 的味觉 舌腭咽壁的感觉	味觉丧失 无咽反射
迷走神经 CN Ⅹ	控制咽和喉的肌肉和感觉 上腭抬高	吞咽困难 嗓音嘶哑 反流 咳嗽反射丧失

CHARGE 儿童也被证明嗅觉减少或缺乏,也被称为嗅觉减退或嗅觉缺失。(Floery 等,2010;Blake 和 Prasad,2006)。尽管 Chalouhi 等(2005)没有发现他与喂养困难之间的紧密联系,但是由于一系列共同发生的因素,这仍有可能是导致患儿喂养问题的原因。然而,众所周知,气味可以显著影响食欲和早期婴儿喂养行为。

由于 CHARGE 综合征相关问题的特点,患儿可能会经历一系列的喂养困难。因为误吸的高发病率,CHARGE 综合征患儿接受正式吞咽评估是极为重要的。言语语言治疗师同时需要给予积极的口腔刺激,并且与患儿的父母和其他专业人员紧密合作,以最优化的方式促进 CHARGR 综合征患儿喂养潜力的发展。

○ 案例研究:Piotr

诊断: CHARGE 综合征,面神经麻痹,心脏缺陷(法洛四联症)、后鼻孔狭窄、肌张力低下。

鼻饲管可以为 Piotr 喂食,但是患儿无法吞咽分泌物。患儿虽然没有明显的腭裂,但是在吮吸评估过程中只能产生微弱的负压。给予药物以减少唾液又导致患儿口腔太干燥,让患儿感到不舒服,并且由于没有唾液保护来对抗口腔细菌,增加了感染的风险。

干预: 包括家长在内的团队同意在这个阶段进行经口喂养是不安全的。父母用玩具和手指或面部按摩对面部进行刺激,每天 2~3 次,降低 Piotr 对口面部刺激过敏的危险,同时小心地避免对唾液腺的刺激。与团队讨论反流是否可能增加他的口腔和咽部分泌物。从一个模拟的较小的奶嘴开始,Piotr 进入了抗反流治疗过程中。因为 CHARGE 综合征儿童误吸的风险增加,这一过程中他将受到仔细的监测。

(王雨辰 译)

参考文献

Abadie, V., Morisseau-Durand, M.P., Beyler, C., Manach, Y. & Couly, G. (2002). Brainstem dysfunction: A possible neuroembryological pathogenesis of isolated Pierre Robin sequence. *European Journal of Pediatrics*, 161(5), 275–280.

Arvedson, J.C. & Brodsky, L. (Eds) (2002). *Pediatric Swallowing and Feeding: Assessment and Management*. San Diego, CA: Singular.

Baujat, G., Faure, C., Zaouche, A., Viarme, F., Couly, G. & Abadie, V. (2001). Oroesophageal motor disorders in Pierre Robin syndrome. *Journal of Pediatric Gastroenterology and Nutrition*, 32(3), 297–302.

Bessell, A., Hooper, L., Shaw, W.C., Reilly, S., Reid, J. & Glenny, A.M. (2011). Feeding interventions for growth and development in infants with cleft lip, cleft palate or cleft lip and palate. *Cochrane Database System Reviews*, 2.

Blake, K.D. & Prasad, C. (2006). CHARGE syndrome. *Orphanet Journal of Rare Diseases*,

1(1), 34.

Blake, K.D., Hartshorne, T.S., Lawand, C., Dailor, A.N. & Thelin, J.W. (2008). Cranial nerve manifestations in CHARGE syndrome. *American Journal of Medical Genetics Part A*, *146*(5), 585–592.

Bookman, L.B., Melton, K.R., Pan, B.S., Bender, P.L., Chini, B.A., Greenberg, J.M. & Elluru, R.G. (2012). Neonates with tongue-based airway obstruction: A systematic review. *Otolaryngology-Head and Neck Surgery*, *146*(1), 8–18.

Brown, D. (2005). CHARGE syndrome "behaviors": Challenges or adaptations? *American Journal of Medical Genetics Part A*, *133*(3), 268–272.

Chalouhi, C., Faulcon, P., Le Bihan, C., Hertz-Pannier, L., Bonfils, P. & Abadie, V. (2005). Olfactory evaluation in children: Application to the CHARGE syndrome. *Pediatrics*, *116*(1), e81–e88.

Dobbelsteyn, C., Peacocke, S.D., Blake, K., Crist, W. & Rashid, M. (2008). Feeding difficulties in children with CHARGE syndrome: Prevalence, risk factors, and prognosis. *Dysphagia*, *23*(2), 127–135.

ESPGHAN Committee on Nutrition: Agostoni, C., Decsi, T., Fewtrell, M., Goulet, O., Kolacek, S., Koletzko, B., van Goudoever, J. (2008). Complementary feeding: A commentary by the ESPGHAN Committee on Nutrition. *Journal of Pediatric Gastroenterology & Nutrition*, *46*(1), 99–110.

Floery, D., Ginthoer, C., Fellner, F.A. & Povysil, B. (2010). CHARGE syndrome: Neuroradiological findings. *European Journal of Radiology Extra*, *73*(2), e45–e48.

Geddes, D.T., Sakalidis, V.S., Hepworth, A.R., McClellan, H.L., Kent, J.C., Lai, C.T. & Hartmann, P.E. (2012). Tongue movement and intra-oral vacuum of term infants during breastfeeding and feeding from an experimental teat that released milk under vacuum only. *Early Human Development*, *88*(6), 443–449.

Glynn, F., Fitzgerald, D., Earley, M.J. & Rowley, H. (2011). Pierre Robin sequence: An institutional experience in the multidisciplinary management of airway, feeding and serous otitis media challenges. *International Journal of Pediatric Otorhinolaryngology*, *75*(9), 1152–1155.

Holder-Espinasse, M., Abadie, V., Cormier-Daire, V., Beyler, C., Manach, Y., Munnich, A. & Amiel, J. (2001). Pierre Robin sequence: A series of 117 consecutive cases. *The Journal of Pediatrics*, *139*(4), 588–590.

Jones, J.E., Henderson, L. & Avery, D.R. (1982). Use of a feeding obturator for infants with severe cleft lip and palate. *Special Care in Dentistry*, *2*(3), 116–120.

Lawland, C.M.D., Blake, K.D., Prasad, C. & Graham Jr., J.M. (2003). The cranial nerve anomalies of CHARGE association/syndrome (A/S). *Pediatric Child Health*, *8*, 26B.

Marques, I.L., Prado-Oliveira, R., Leirião, V.H.V., Jorge, J.C. & de Souza, L. (2010). Clinical and fiberoptic endoscopic evaluation of swallowing in Robin Sequence treated with nasopharyngeal intubation: The importance of feeding facilitating techniques. *The Cleft Palate-Craniofacial Journal*, *47*(5), 523–529.

Masarei, A.G., Sell, D., Habel, A., Mars, M., Sommerlad, B.C. & Wade, A. (2007). The nature of feeding in infants with unrepaired cleft lip and/or palate compared with healthy noncleft infants. *The Cleft Palate-Craniofacial Journal, 44*(3), 321–328.

Masarei, A.G., Wade, A., Mars, M., Sommerlad, B.C. & Sell, D. (2007). A randomized control trial investigating the effect of presurgical orthopedics on feeding in infants with cleft lip and/or palate. *The Cleft Palate-Craniofacial Journal, 44*(2), 182–193.

Mei, C., Morgan, A.T. & Reilly, S. (2009). Benchmarking clinical practice against best evidence: An example from breastfeeding infants with cleft lip and/or palate. *Evidence-Based Communication Assessment and Intervention, 3*(1), 48–66.

Miller, C.K. (2011). Feeding issues and interventions in infants and children with clefts and craniofacial syndromes. *Seminars in Speech and Language, 32*(2), 115.

de Oliveira Lira Ortega, A., Liarte Figueiredo Zwir, L.M., Ciamponi, A.L., Guimarães, A.S. & Alonso, L.G. (2007). Radiological findings and dynamic aspects of stomatognathic structures in Treacher Collins syndrome: Clinical case report. *The Cleft Palate-Craniofacial Journal, 44*(6), 678–682.

Prahl, C., Kuijpers-Jagtman, A.M., Van't Hof, M.A. & Prahl-Andersen, B. (2005). Infant orthopedics in UCLP: Effect on feeding, weight, and length: A randomized clinical trial (Dutchcleft). *The Cleft Palate-Craniofacial Journal, 42*(2), 171–177.

Reid, J., Reilly, S. & Kilpatrick, N. (2007). Sucking performance of babies with cleft conditions. *The Cleft Palate-Craniofacial Journal, 44*(3), 312–320.

Renault, F., Flores-Guevara, R., Soupre, V., Vazquez, M.P. & Baudon, J.J. (2000). Neurophysiological brainstem investigations in isolated Pierre Robin sequence. *Early Human Development, 58*(2), 141–152.

Sesenna, E., Magri, A.S., Magnani, C., Brevi, B.C. & Anghinoni, M.L. (2012). Mandibular distraction in neonates: Indications, technique, results. *Italian Journal of Pediatrics, 38*(1), 7.

Smith, M.C. & Senders, C.W. (2006). Prognosis of airway obstruction and feeding difficulty in the Robin sequence. *International Journal of Pediatric Otorhinolaryngology, 70*(2), 319–324.

Tan, T.Y. & Farlie, P.G. (2012). Rare syndromes of the head and face—Pierre Robin sequence. *Wiley Interdisciplinary Reviews: Developmental Biology*. Available at: http://onlinelibrary.wiley.com/doi/10.1002/wdev.69/abstract.

Trainor, P.A., Dixon, J. & Dixon, M.J. (2008). Treacher Collins syndrome: Etiology, pathogenesis and prevention. *European Journal of Human Genetics, 17*(3), 275–283.

Turner, L., Jacobsen, C., Humenczuk, M., Singhal, V.K., Moore, D. & Bell, H. (2001). The effects of lactation education and a prosthetic obturator appliance on feeding efficiency in infants with cleft lip and palate. *The Cleft Palate-Craniofacial Journal, 38*(5), 519–524.

Vallino, L.D., Peterson-Falzone, S.J. & Napoli, J.A. (2006). The syndromes of Treacher Collins and Nager. *International Journal of Speech-Language Pathology, 8*(1), 34–44.

Wagener, S., Rayatt, S.S., Tatman, A.J., Gornall, P. & Slator, R. (2003). Management of infants with Pierre Robin sequence. *The Cleft Palate-Craniofacial Journal, 40*(2), 180–185.

White, D.R., Giambra, B.K., Hopkin, R.J., Daines, C.L. & Rutter, M.J. (2005). Aspiration in children with CHARGE syndrome. *International Journal of Pediatric Otorhinolaryngology, 69*(9), 1205–1209.

Wolf, L.S., Glass, R.P. & Carr, A.B. (1992). *Feeding and Swallowing Disorders in Infancy: Assessment and Management.* Tucson, AZ: Therapy Skill Builders. .

参考书目

Abraham, S.S. & Wolf, E.L. (2000). Swallowing physiology of toddlers with long-term tracheostomies: a preliminary study. *Dysphagia, 15*(4), 206–212.

Arvedson, J.C. & Brodsky, L. (Eds) (2002). *Pediatric Swallowing and Feeding: Assessment and Management.* San Diego, CA: Singular.

Baudon, J.J., Renault, F., Goutet, J.M., Biran-Mucignat, V., Morgant, G., Garabedian, E.N. & Vazquez, M.P. (2009). Assessment of dysphagia in infants with facial malformations. *European Journal of Pediatrics, 168*(2), 187–193.

Cheng, A.T.L., Corke, M., Loughran-Fowlds, A., Birman, C., Hayward, P. & Waters, K.A. (2011). Distraction osteogenesis and glossopexy for Robin sequence with airway obstruction. *ANZ Journal of Surgery, 81*, 320–325.

Delaney, A.L. & Arvedson, J.C. (2008). Development of swallowing and feeding: Prenatal through first year of life. *Developmental Disabilities Research Reviews, 14*, 105–117.

Evans Morris, S. & Dunn Klein, M. (2000). *Pre-Feeding Skills: A Comprehensive Resource for Mealtime Development.* Tucson, AZ: Therapy Skill Builders.

Gross, R.D. (2009). Subglottic air pressure and swallowing. *Perspectives on Swallowing and Swallowing Disorders (Dysphagia), 18*(1), 13–18.

Hong, P., Brake, M.K., Cavanagh, J.P., Bezuhly, M. & Magit, A.E. (2012). Feeding and mandibular distraction osteogenesis in children with Pierre Robin sequence: A case series of functional outcomes. *International Journal of Pediatric Otorhinolaryngology, 76*(3), 414–418.

Owens, J. (2008). Parents' experiences of feeding a baby with cleft lip and palate. *British Journal of Midwifery, 16*(12), 778–784.

Rommel, N., De Meyer, A.M., Feenstra, L. & Veereman-Wauters, G. (2003). The complexity of feeding problems in 700 infants and young children presenting to a tertiary care institution. *Journal of Pediatric Gastroenterology and Nutrition, 37*(1), 75–84.

Sullivan, P.B. (Ed.) (2009). *Feeding and Nutrition in Children with Neurodevelopmental Disability.* London: Mackeith Press.

Wolf, L.S., Glass, R.P. & Carr, A.B. (1992). *Feeding and Swallowing Disorders in Infancy: Assessment and Management.* Tucson, AZ: Therapy Skill Builders.

第十四章　患儿喂养

第二节　22q11 微缺失综合征患儿进食困难的问题

Zoe Gordon

本章目的

本章概括提出关于患有 22q11 微缺失综合征的儿童及其家庭所面临的患儿喂养困难的问题,并且进一步论证了为什么需要多学科专业团队共同参与这些患儿的治疗。

引言

患有 22q11 微缺失综合征的儿童会遇到一系列进食方面的困难,需要一批有关儿童喂养的专业人员来帮助和支持。进食困难是综合征相关的问题之一,婴幼儿及儿童的发生率可达到 30%~96%。这些差异巨大的数据可能是因为对进食困难的定义不同,这种定义在婴儿期和儿童早期经常不确定(Boyer 等,2012;Habel,2012;Bassett 等,2011;McDonald-McGinn 和 Sullivan,2011;Shprintzen 和 Golding-Kushner,2008;Eicher 等,2000;Rommel 等,1999)。大部分关于这类儿童进食困难的处理措施不是以随机对照试验为基础,而是以专业的观点为依据并且是建立在回顾性研究的基础上的。

在英国,伴有腭裂的 22q11 微缺失综合征的患儿早期进食困难问题主要是由腭裂门诊的专门护理人员负责。然而,不是所有这种诊断为 22q11 微缺失综合征的孩子都同时罹患有明显的腭裂并受到腭裂方面的照顾。如果 22q11 微缺失综合征儿童具有潜在的进食困难,对言语语言治疗师来说,理解这些患儿的喂养困难有助于确保家庭获得及时、适当的帮助。

22q11 微缺失综合征患者常见的进食与吞咽困难

口腔期

22q11 微缺失综合征儿童的鼻腔反流问题经常被认为是因为腭咽功能障碍所致。许多腭裂或腭咽功能障碍患儿在开始吞咽时会有食物或液体进入鼻腔。但是另有一些 22q11 微缺失综合征儿童由于咽部及食管异常而导致食物反流,Eicher 等和 Rommel 等(2008)已经证实了这种情况的存在,逆行的食物和液体从咽部进入鼻腔。但是我们也不能想当然地认为有食物和液体反流的孩子就有腭咽功能障碍。当然,如果治疗师能考虑到鼻腔反流与腭部功能之间的联系,与当地的腭裂团队进行讨论将是正确的选择。

咽与食管期

十年前,咽部及食管障碍伴有进食问题最容易漏诊,多数是因为患儿同时患有心脏和呼吸疾病而被忽视。然而,咽部疾病对于 22q11 微缺失综合征并伴有吞咽困难的儿童来说是主要因素,尤其是婴幼儿,容易在吞咽之前或之后发生误吸:

- 在吞咽开始之前的误吸,与口腔动力延迟或吞咽不协调有关。
- 在吞咽之后的误吸,与咽部食物未排空、动力不足或环形食管开放不协调有关。

22q11 微缺失综合征儿童咽部动力不足与食管功能障碍有很高的发生率(Bassett 等,2011;Either 等,2000;Rommel 等,2008),这些表现包括:

- 食物通过咽部的运动受阻。
- 在开始吞咽时,环状的食管括约肌、异常的咽部收缩或异常的食管上端括约肌松弛。

对言语语言治疗师来说,可以看到的是反流、不协调的阻塞症状。

任何咽部与食管不协调或动力障碍都应通过多学科综合治疗(multidisciplinary treatment,MDT)来确保最合适的处理。护理团队、儿童胃肠病学家与外科医师之间的紧密合作可以促进这种 MDT。在这些案例中,我们可以通过荧光电视摄像来观察食物的吞咽过程。尽管荧光电视摄像与压力计(接近食管内的压力)的检查确实可以获得重要的诊断信息,但是在有些地区是被限用的。

言语语言治疗师有时会发现患儿一些食管动力障碍或功能紊乱的重要信号,比如成长期中的孩子不愿意多吃、不愿意使用奶瓶甚至拒食、进食不适或不喜欢食物的质地等,这些情况都要与多学科综合治疗组的成员分享。

Eicher 等(2000)和 Cuneo(2001)是众多主张主动干预食管期进食障碍的研究人员,与单独地进行喂养补偿治疗的患者相比,他们的患者都改善了进食状况并明显增加了体重。许多孩子可能从这种治疗方式中受益,改善可能发生的误吸、营养不良以及妨碍生长的括约肌功能紊乱的问题,这些干预措施包括:

- 注射肉毒素。
- 外科球囊扩张法——扩张咽环部位的肌肉。
- 肌切开术——手术方法切断咽环肌肉来增加咽部的开放度。

有报道称,22q11 微缺失综合征儿童由于胃肠动力欠佳或肌张力减退也能导致便秘(Angkustsiri 与 Simon,2012)。此类不适也会导致患儿饱腹感或反流增加进而造成喂食困难。尽管言语语言治疗师并不擅长治疗便秘,但是在治疗团队中的有关成员可以采取相应措施。这些因素也能成为患儿喂养困难的征兆,言语语言治疗师在了解患儿喂养情况时,应如实记录患儿便秘的问题。

导致进食困难的其他原因

一些队列研究已经证实,进食困难也可以独立于腭裂、先天性心脏病而发生,也可能与先天性心脏病或腭裂有着典型的联系(Either 等,2000;Hopkin 等,2000)。

呼吸困难

如果在 22q11 微缺失综合征患儿身上同时存在下颌后缩或 Pierre Robin 序列征,那么由于呼吸问题导致的进食困难也会很普遍。这种情况在本书第十二章有详细的讨论。

免疫力发生变化

如果 22q11 微缺失综合征儿童的免疫系统中 T 淋巴细胞功能低下,那么可能更容易罹患呼吸系统感染,这是 22q11 微缺失综合征患儿另一个特征(Bassett 等,2011;Sundram 与 Murphy,2011)。

在进食时过多的能量消耗

由于口、咽、食管之间的协调障碍,22q11 微缺失综合征患儿经常进食很慢。在婴儿时期,许多孩子呈现吸吮模式的紊乱及障碍而导致进食时间延长,进而影响到他们进食的持久能力、能量消耗以及进食量。此外,同时存在的心脏问题会提高代谢率,并且使孩子更加易于疲劳。因此,言语语言治疗师需要与饮食和医疗团队维持紧密的联系,以实现最大限度地提高进食效率和促进生长发育。牛奶及食物的量需要仔细调整增加,因为过多进食会给 22q11 微缺失综合征患儿带来负担,导致进食不适与呕吐,还会加重便秘。

发育不良与生长模式改变

发育不良,Hopkin 等(2000)认为缺乏吸吮技巧与食物反流是婴儿无法健康成长和延长住院治疗时间的主要原因。Either 等(2000)对 75 例 22q11 微缺失综合征患儿做了评估,认为 50% 有进食困难的婴儿需要长期带管进食。

理解 22q11 微缺失综合征患儿的进食困难

文献中很少报道 22q11 微缺失综合征患儿的进食困难的描述,而且这些孩子的进食困难也没有表现出固定的模式。许多孩子更喜欢自己进食,并且父母普遍表示出对他们进食方面的担心,尤其是如果他们的孩子体重增加缓慢。虽然 22q11 微缺失综合征患儿初期拒食是非常普遍的,但是患儿的不顺从或拒食可能是进食困难的早期表现,需要专业人士的干预。因此,言语语言治疗师有必要与儿童喂养团队紧密合作来搞清楚患儿拒食、挑食或进食恐惧的内在原因。

当 22q11 微缺失综合征患儿上学后,教育工作人员也可能需要从言语语言治疗师处获得帮助,了解这些患儿进食困难的原因并不是因为调皮。22q11 微缺失综合征学龄儿童可能无法清楚地辨识进食有关的情绪反应,因此有关进食的行为治疗并不总是有效。

○ 注释

因为咖啡因可能会导致躁动或焦虑并且加剧进食问题的发生,所以建议减少使用。咖啡因存在许多软饮中,比如可乐、柠檬水与流行的功能饮料中,也存在巧克力与一些儿童用药中。同时,这些种碳酸饮品也能加剧低钙血症,有报道称,有高达 60% 的 22q11 微缺失综合征患儿会发生这种情况。

对 22q11 微缺失综合征患儿进食的建议

这种综合征表现的多样性意味着对 22q11 缺失综合征患儿进食困难的处理没有固定的最好的方法。在本章的前几部分已有关于进食行为治疗的讨论,以下技巧对这部分患儿可能会有帮助。

婴儿期

- 父母要注意观察进食困难的信号,尤其是当患儿罹患有心脏疾病时。
- 减少外部环境刺激。
- 保持进食姿势直立,减少鼻腔反流。
- 如果是奶瓶喂养,父母应在与护理专业人员讨论后,使用柔软与牢固的奶嘴;
- 有节奏地进食,让孩子在进食过程中有暂停,这能帮助维持进食需要的耐力并且提升吸吮-吞咽-呼吸的协同能力。
- 尽量短时间、多频率地进食,以缓解进食相关的疲劳、反流与进食不适。
- 遵照儿童营养师的建议,进食高热量的牛奶与补给品。
- 有规律的拍背打嗝,排出胃中的气体。
- 对有可能罹患食管动力紊乱的儿童,应早期检查食管功能;如果确定有误吸风险,则需要改变患儿喂养方式和内容。
- 如果孩子存在较高的误吸与营养不良的风险,为了孩子的健康成长,可以考虑采用一段时间的带管进食。

幼儿与更大一些的孩子

- 幼儿/更大一些的孩子需要添加辅食。
- 更大一些的孩子更容易接受柔软的、湿润的、没有黏性的食物。
- 鼓励更大一些的孩子交替进食固体食物与流质,确保咽部排空。
- 鼓励独立进食,安排结构化的进食时间即按时吃饭。
- 为了增加营养、维持健康成长,对存在严重吞咽困难的孩子需要一段时间带管进食。

不管孩子多大或进食困难的原因如何,以家庭为中心的多学科护理都很必要。

（韩源　译）

参考文献

Angkustsiri, K. & Simon, T. (2012). Chromosome 22q11. 2 Deletion Syndrome. *Autism and Other Neurodevelopmental Disorders, 83.*

Bassett, A.S., McDonald-McGinn, D.M., Devriendt, K., Digilio, M.C., Goldenberg, P., Habel, A. & Vorstman, J. (2011). Practical guidelines for managing patients with 22q11. 2 deletion syndrome. *The Journal of Pediatrics, 159*(2), 332.

Boyer, V.E., Fullman, L.I. & Bruns, D.A. (2012). Velocardiofacial syndrome and early intervention providers: Recommendations for intervention. *Infants & Young Children*, *25*(1), 83.

Cuneo, B.F. (2001). 22q11. 2 deletion syndrome: DiGeorge, velocardiofacial, and conotruncal anomaly face syndromes. *Current Opinion in Pediatrics*, *13*(5), 465.

Eicher, P.S., McDonald-McGinn, D.M., Fox, C.A., Driscoll, D.A., Emanuel, B.S. & Zackai, E.H. (2000). Dysphagia in children with a 22q11. 2 deletion: Unusual pattern found on modified barium swallow. *The Journal of Pediatrics*, *137*(2), 158–164.

Gerdes, M., Solot, C., Wang, P.P., McDonald-McGinn, D.M. & Zackai, E.H. (2001). Taking advantage of early diagnosis: Preschool children with the 22q11. 2 deletion. *Genetics in Medicine*, *3*(1), 40–44.

Habel, A., McGinn, M.J., Zackai, E.H., Unanue, N. & McDonald-McGinn, D.M. (2012). Syndrome specific growth charts for 22q11. 2 deletion syndrome in Caucasian children. *American Journal of Medical Genetics Part A*, *158*(11), 2665–2671.

Hopkin, R.J., Schorry, E.K., Bofinger, M. & Saal, H.M. (2000). Increased need for medical interventions in infants with velocardiofacial (deletion 22q11) syndrome. *The Journal of Pediatrics*, *137*(2), 247–249.

McDonald-McGinn, D.M. & Sullivan, K.E. (2011). Chromosome 22q11. 2 deletion syndrome (DiGeorge syndrome/velocardiofacial syndrome). *Medicine*, *90*(1), 1.

Reilly, C. (2012). Behavioural phenotypes and special educational needs: Is aetiology important in the classroom? *Journal of Intellectual Disability Research*, *56*(10), 929–946.

Rommel, N., Vantrappen, G., Swillen, A., Devriendt, K., Feenstra, L. & Fryns, J.P. (1999). Retrospective analysis of feeding and speech disorders in 50 patients with velo-cardio-facial syndrome. *Genetic Counselling (Geneva, Switzerland)*, *10*(1), 71.

Rommel, N., Davidson, G., Cain, T., Hebbard, G. & Omari, T. (2008). Videomanometric evaluation of pharyngo-oesophageal dysmotility in children with velocardiofacial syndrome. *Journal of Pediatric Gastroenterology and Nutrition*, *46*(1), 87–91.

Shprintzen, R. & Golding-Kushner, K. (2008) *Velocardiofacial Syndrome*, Vol 1. San Diego, CA: Plural Publishing.

Sundram, F. & Murphy, K.C. (2011). Velo-Cardio-Facial Syndrome/22q11 Deletion Syndrome. In P. Howlin, T. Charman & M. Ghaziuddin (Eds), *The SAGE Handbook of Developmental Disorders*, p.219. London: Sage.